共用試験対策シリーズ

10 感染症 第2版

著／東田 俊彦　MAC (Medical Academy Corporation)

画／永井 恒志、泉本 典彦

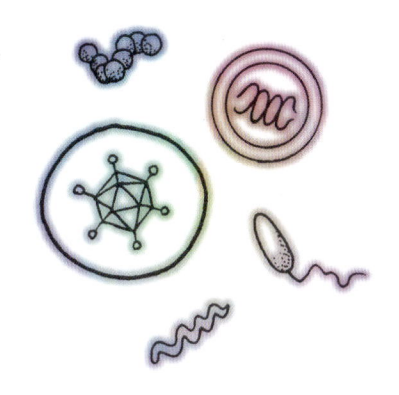

LibroScience

カラー口絵 1

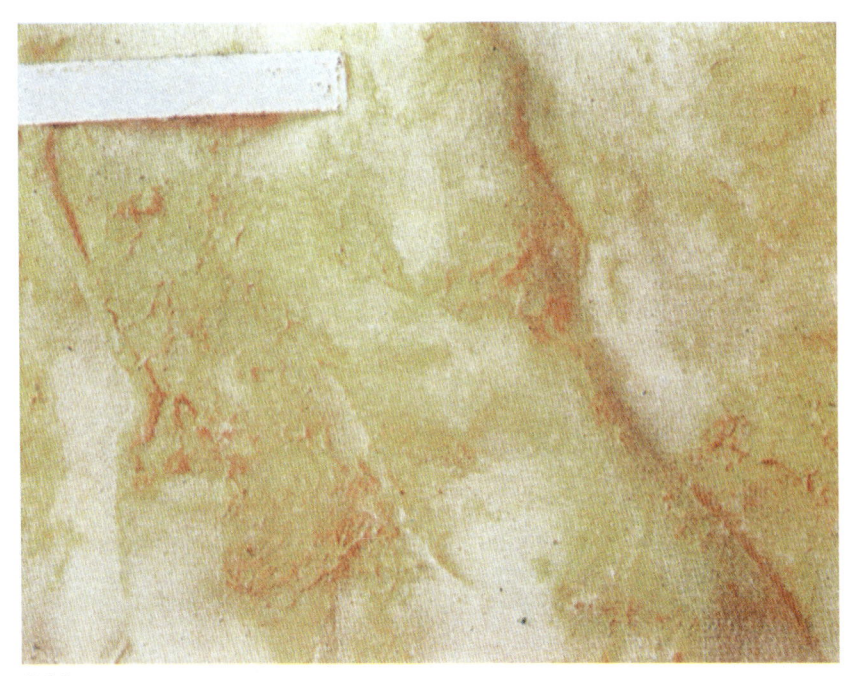

Q 20 ☞ p.31

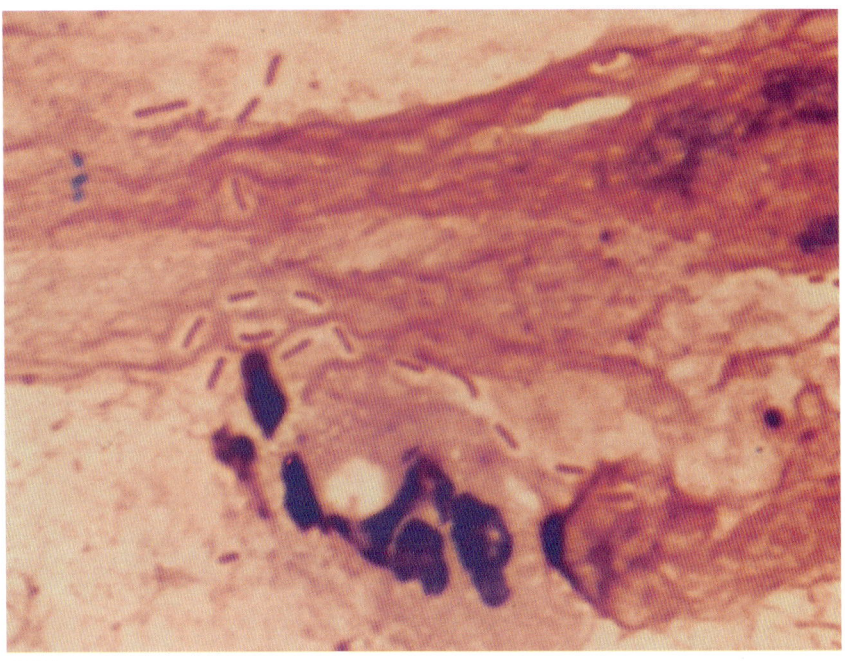

Q 35 ☞ p.55

カラー口絵 2

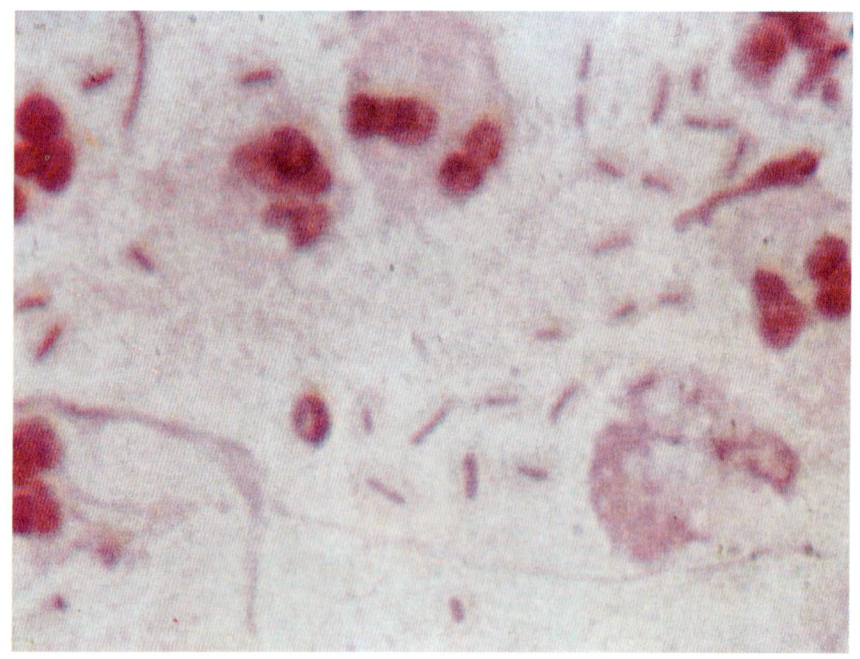

Q 36 ☞ p.56

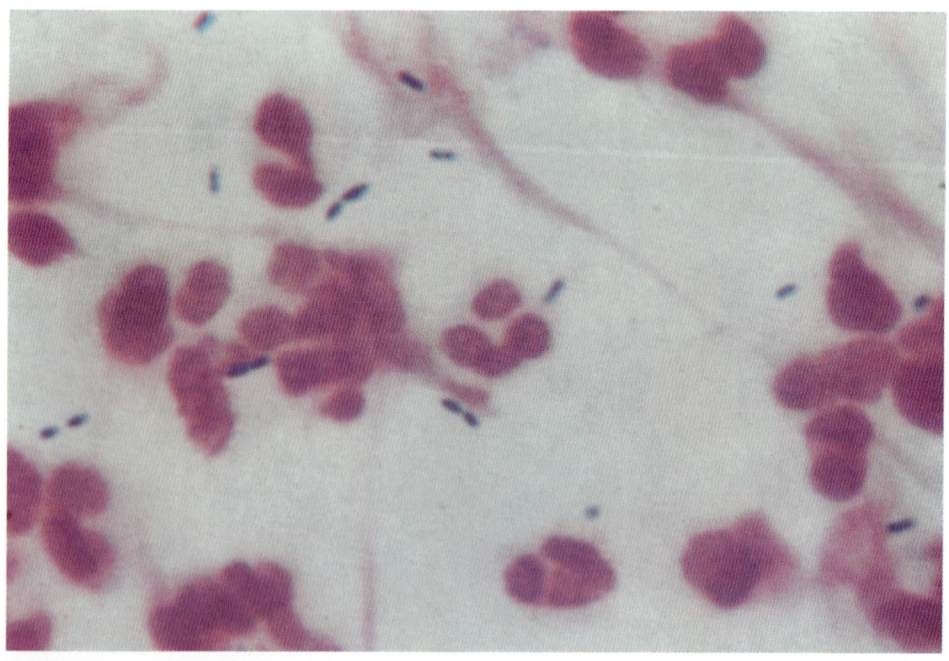

Q 37 ☞ p.57

カラー口絵 3

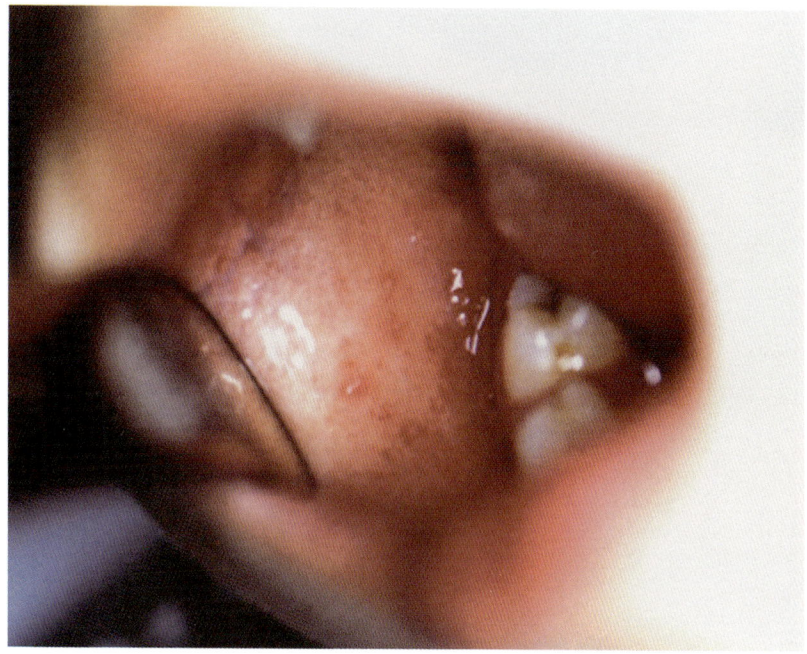

Q56a ☞ p.84

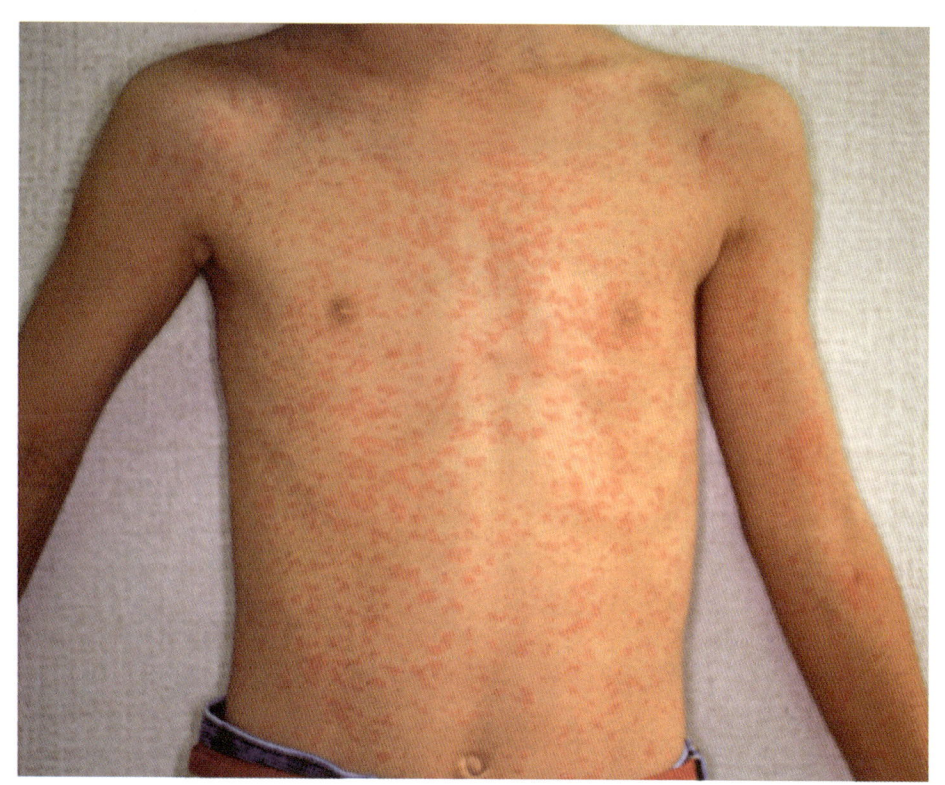

Q56b ☞ p.84

カラー口絵 4

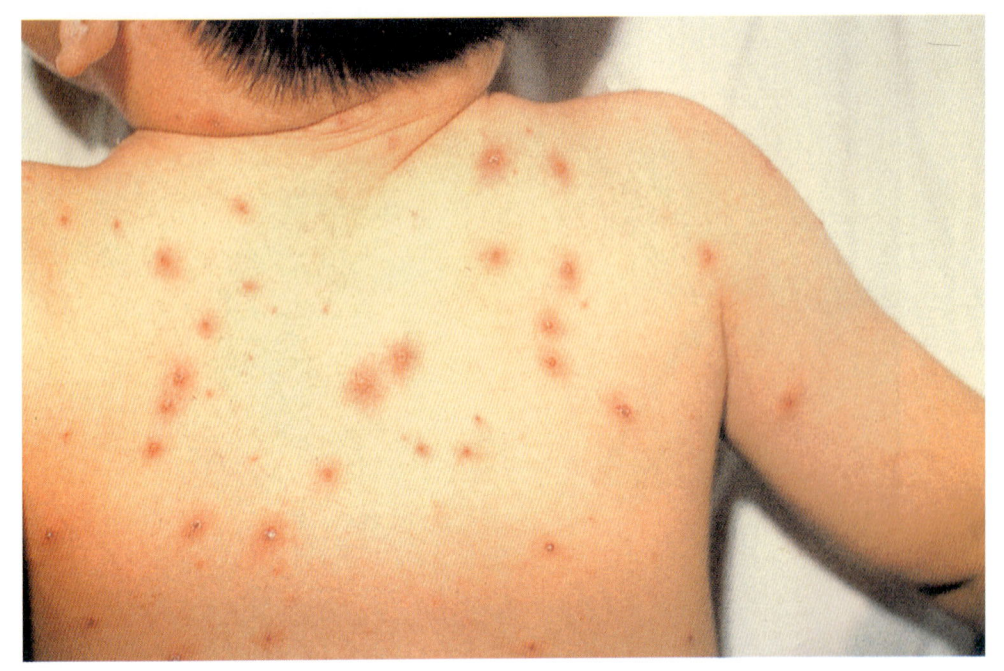

Q66 ☞ p.99

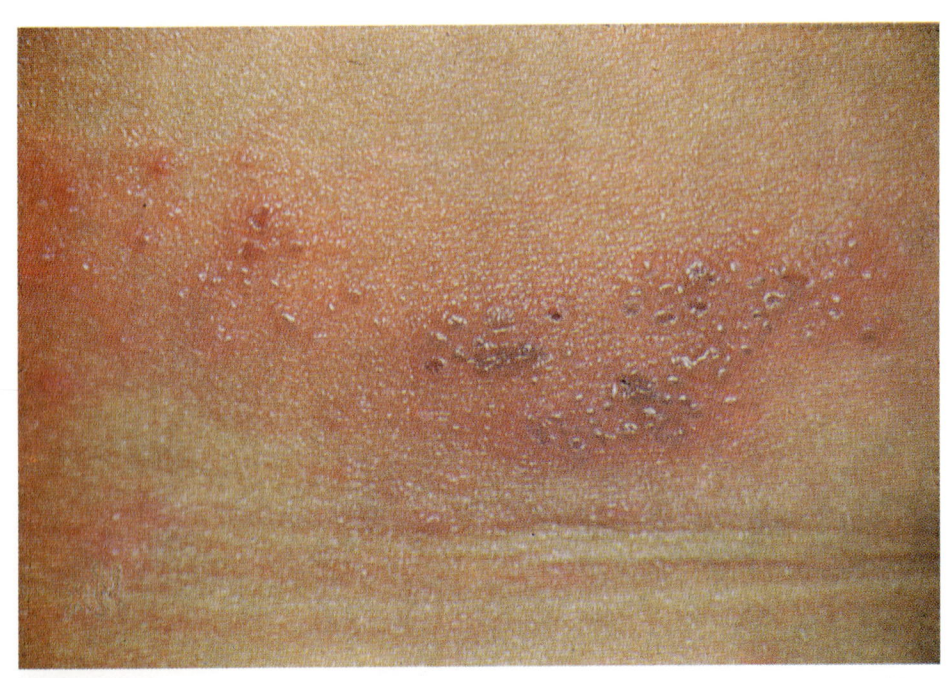

Q69 ☞ p.103

カラー口絵 5

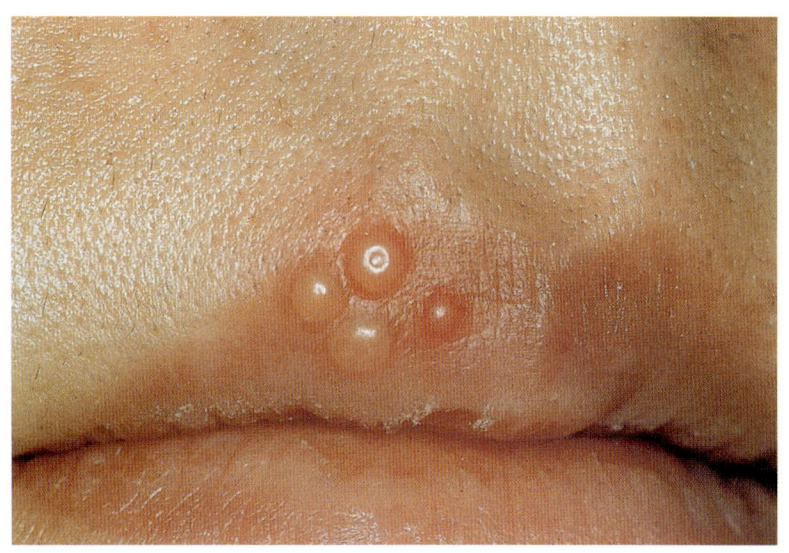

Q73 ☞ p.110

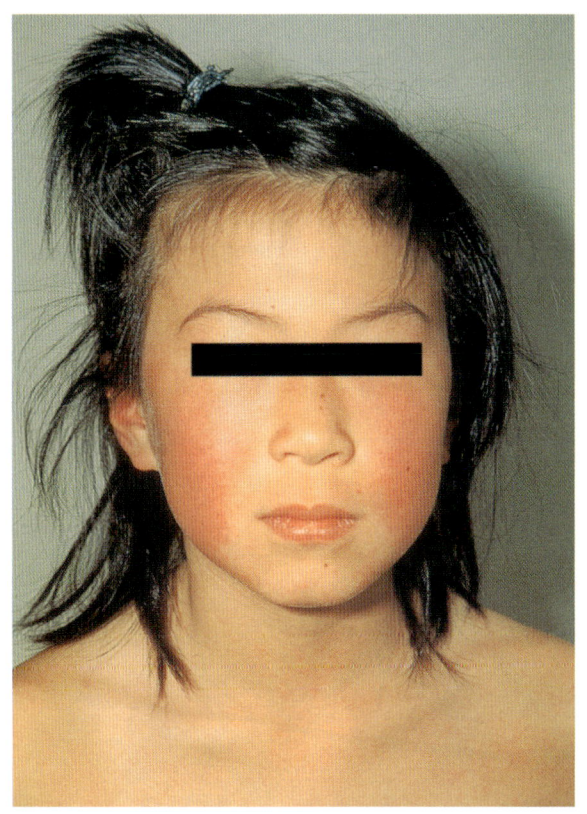

Q74 ☞ p.111

カラー口絵 6

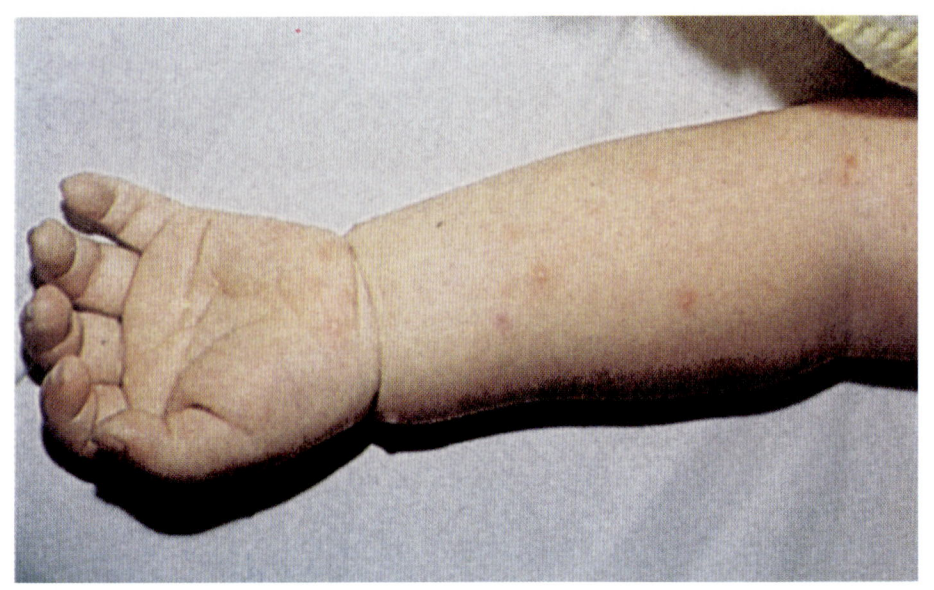

Q76a ☞ p.114

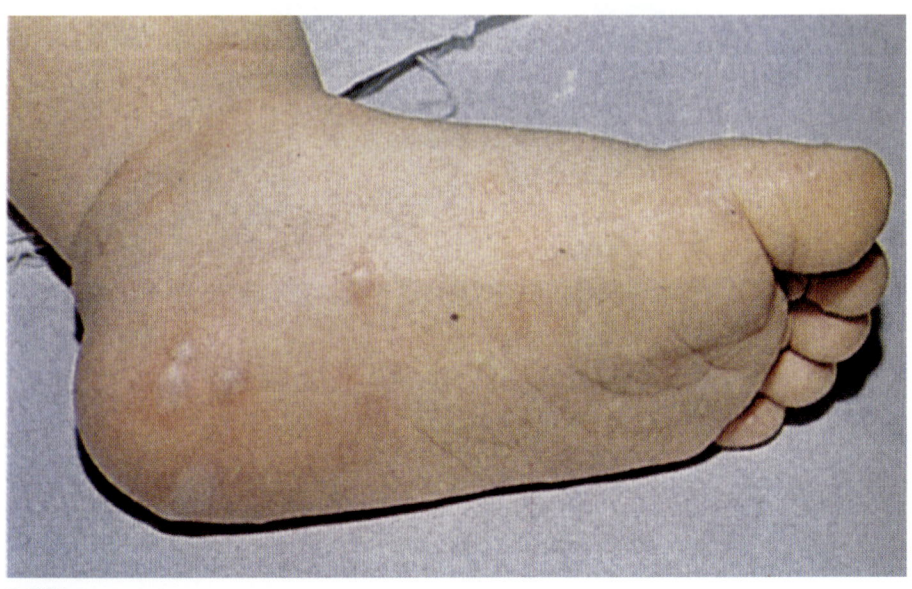

Q76b ☞ p.114

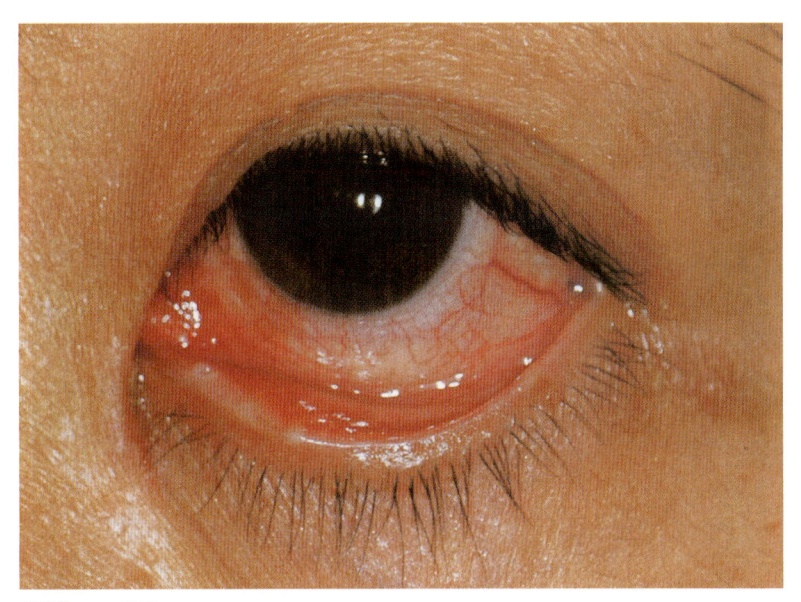

Q89 ☞ p.133

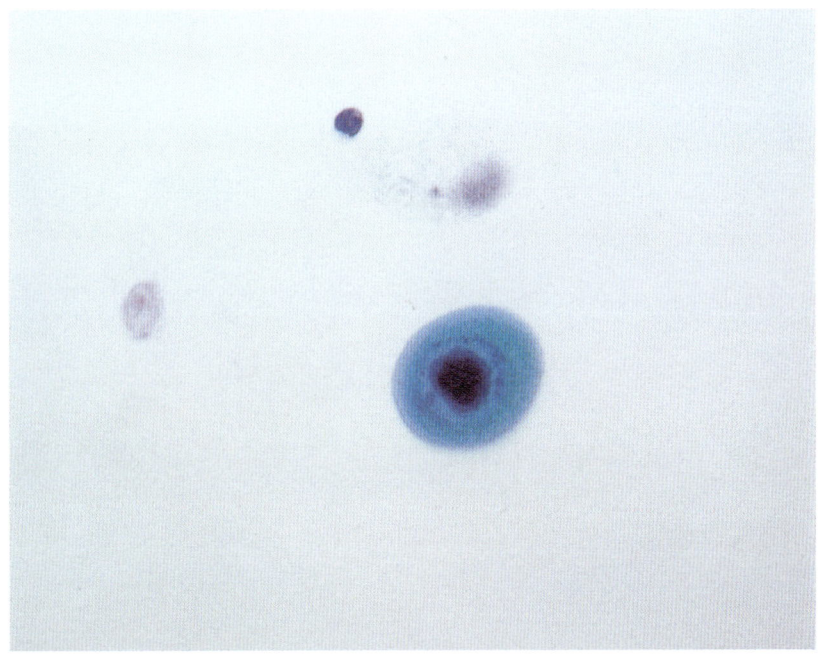

Q92b ☞ p.139

カラー口絵 8

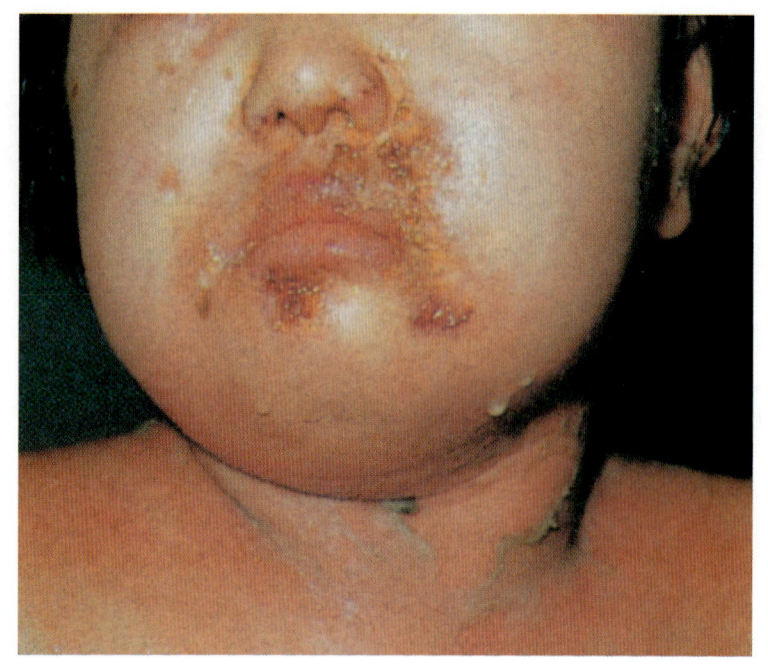

Q 106 ☞ p.165

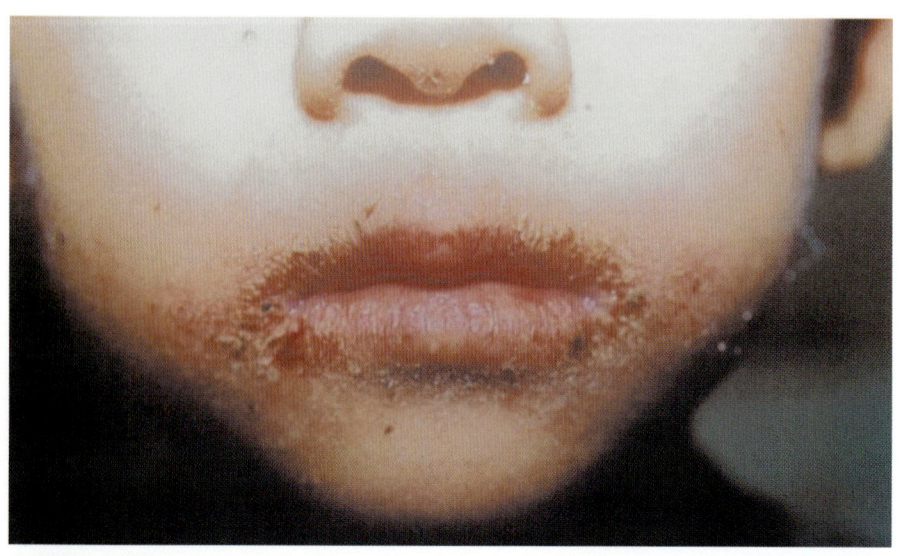

Q 107 ☞ p.166

カラー口絵 9

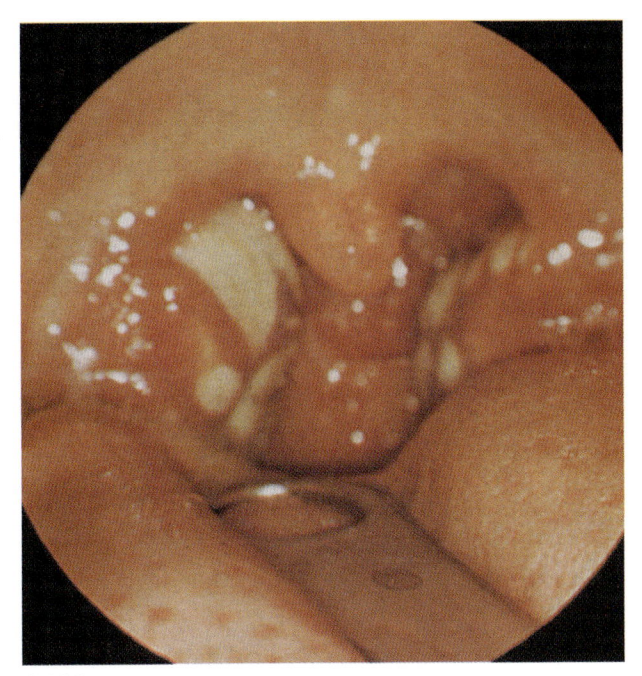

Q 108 ☞ p.169

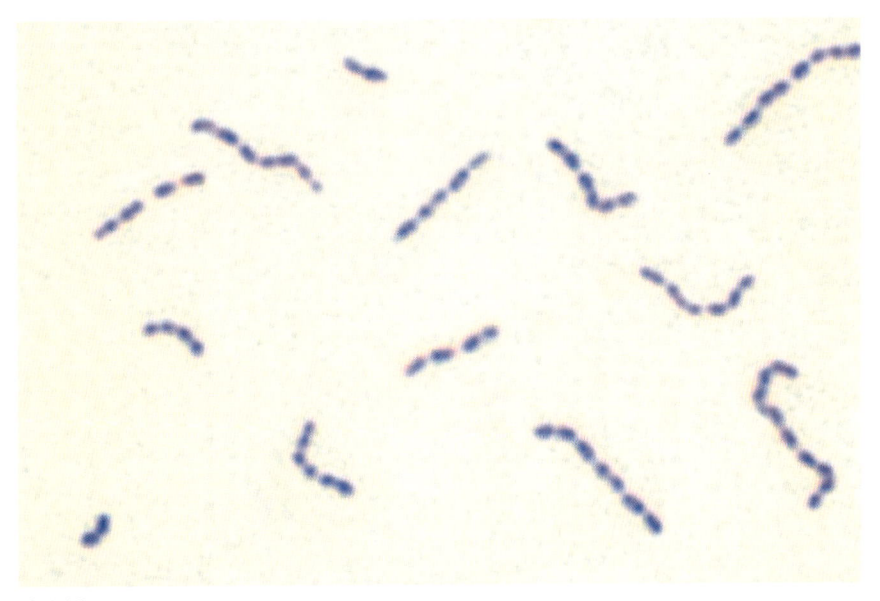

Q 109 ☞ p.170

カラー口絵 10

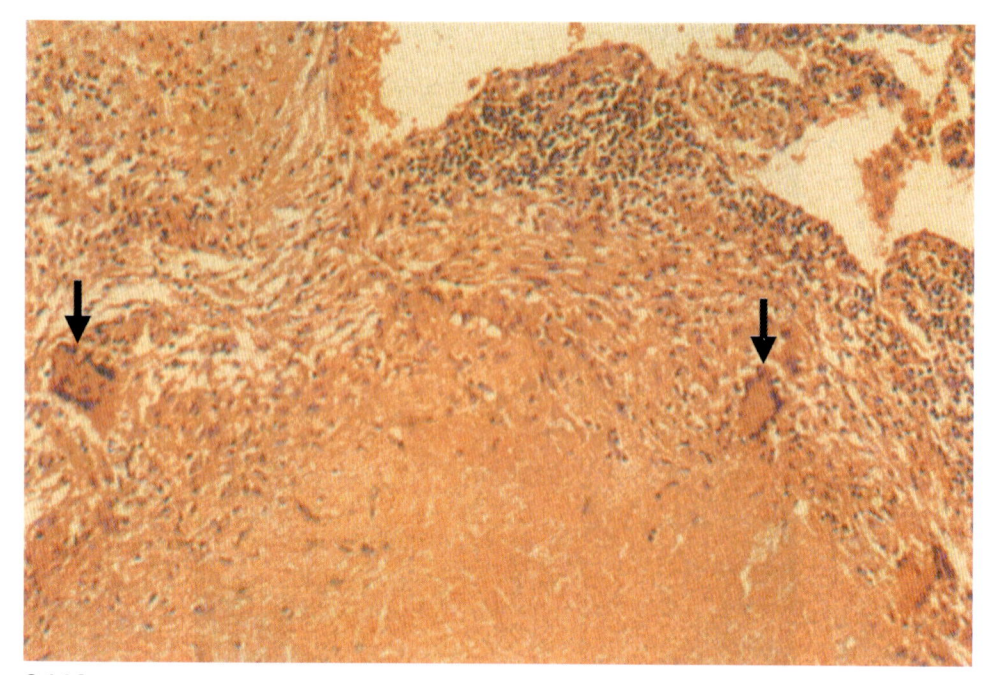

Q118 ☞ p.182

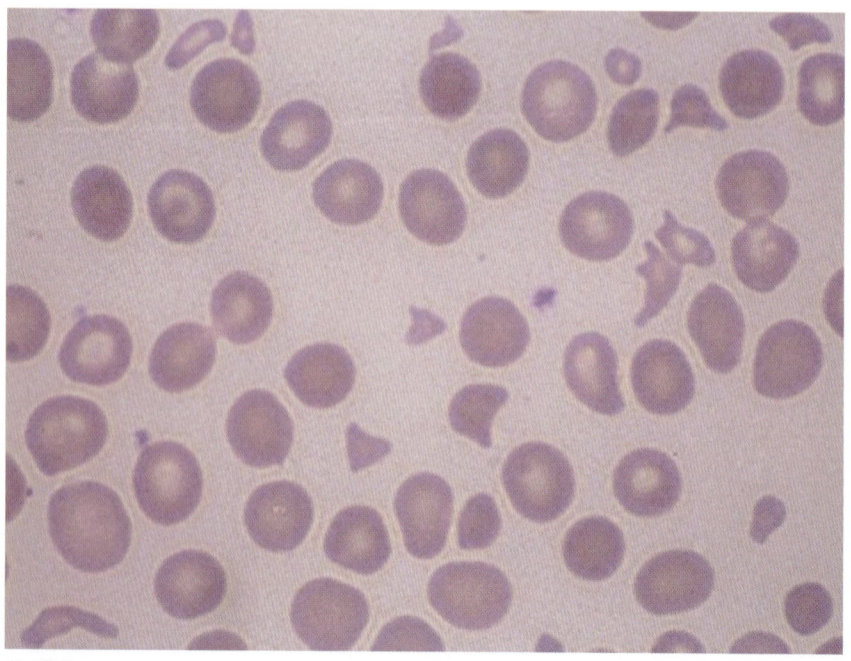

Q123 ☞ p.191

カラー口絵 11

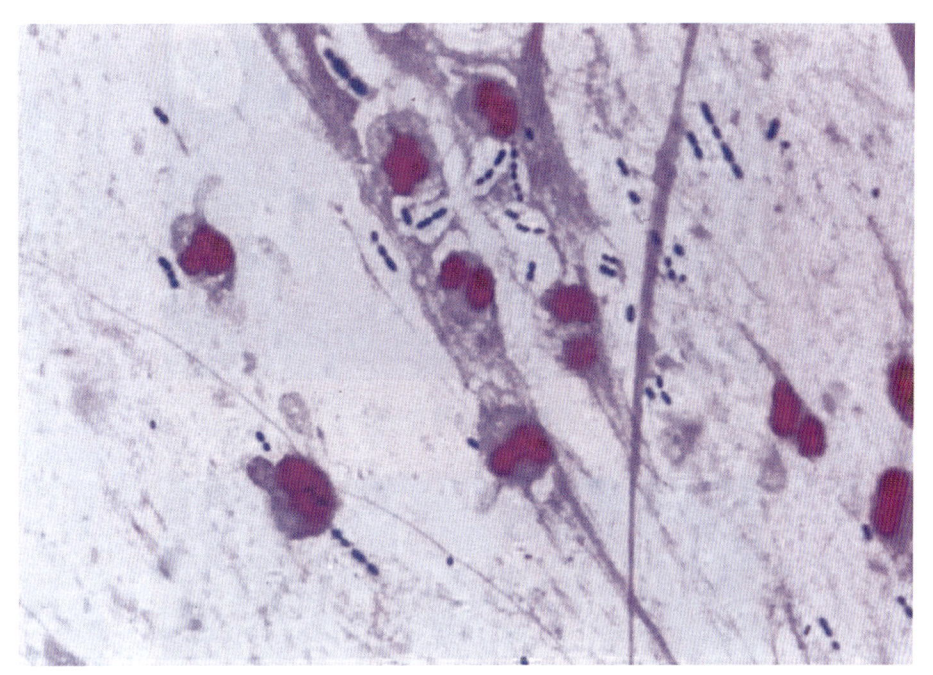

Q132 ☞ p.207

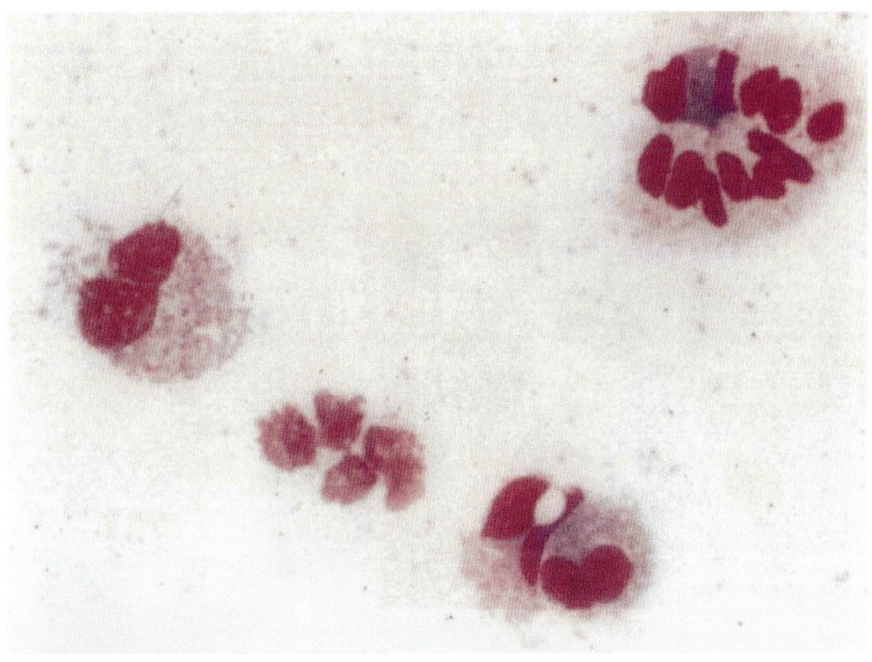

Q137 ☞ p.217

カラー口絵 12

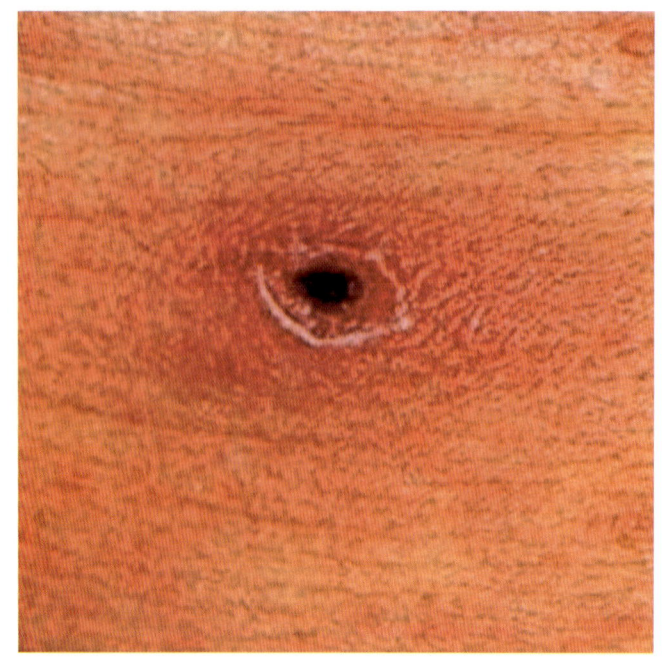

Q 139 ☞ p.221

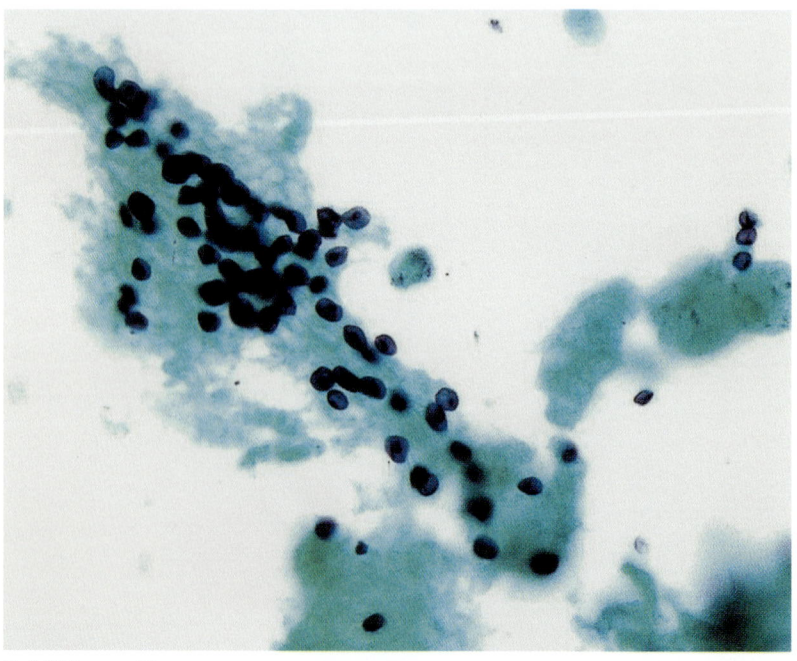

Q 143 b ☞ p.231

カラー口絵 13

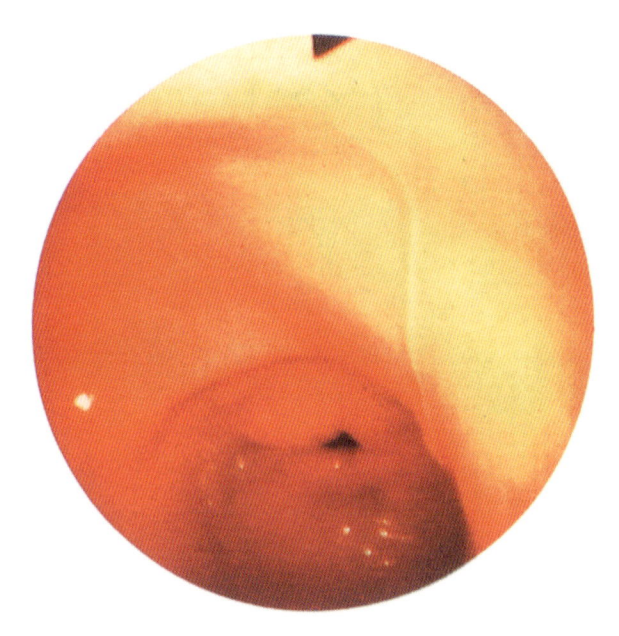

Q 145 ☞ p.237

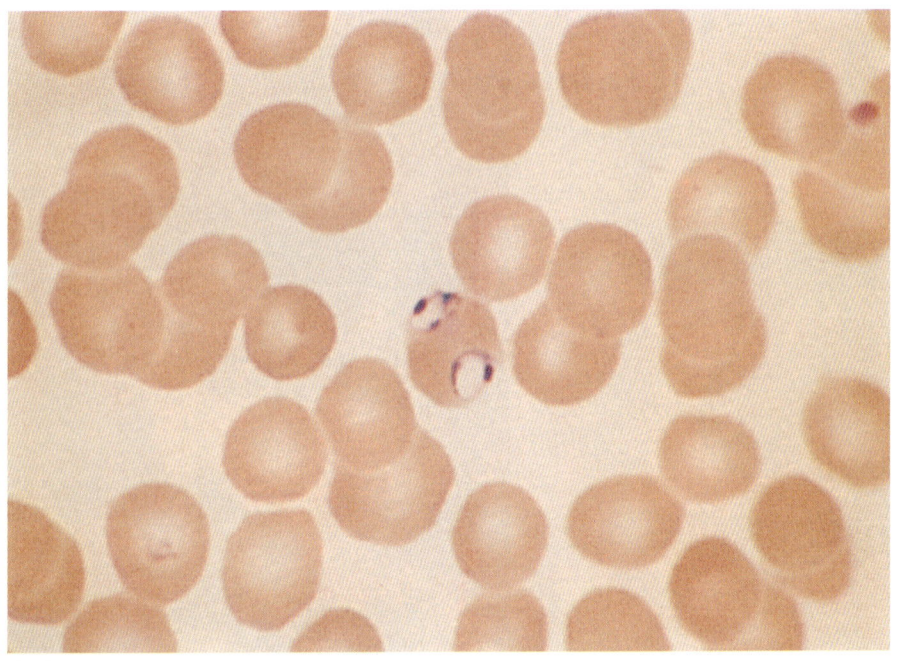

Q 151 ☞ p.247

カラー口絵 14

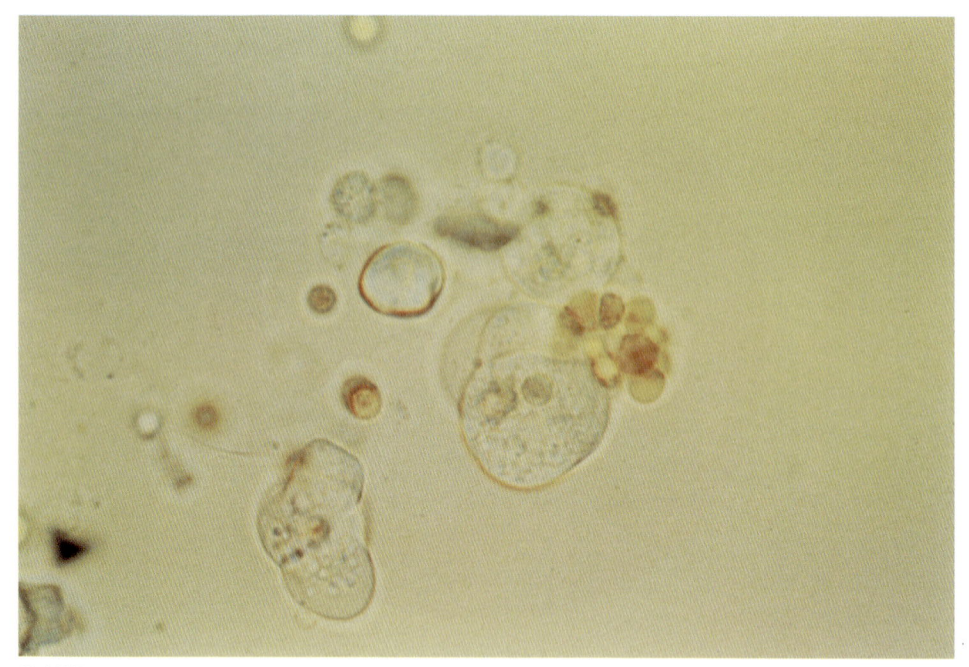

Q 153 ☞ p.250

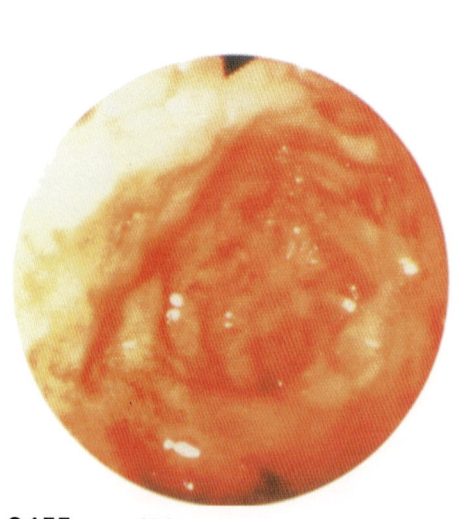

Q 155 a ☞ p.253

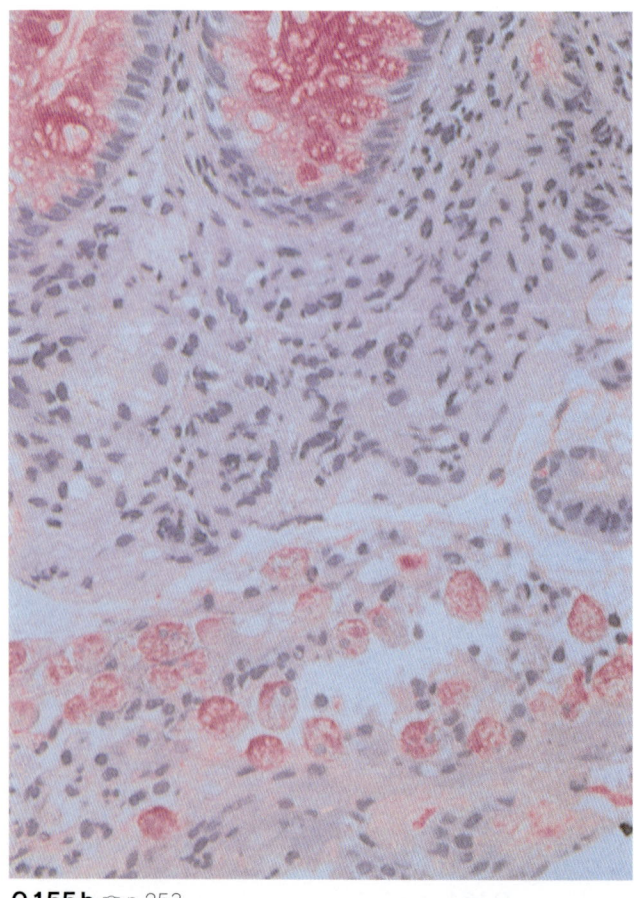

Q 155 b ☞ p.253

共用試験対策シリーズの特徴

　共用試験とは、医学生が臨床実習（クリニカル・クラークシップ）へ進む前の到達度をチェックするための評価試験です。数年のトライアルの段階を経て、2005年度より全国の医科大学・大学医学部において本格導入されました。

　臨床実習が始まるまでに医学生が習得しておくべき基本的態度・知識・技能は『医学教育モデル・コア・カリキュラム（平成22年度改訂版）』（文部科学省のWebサイト）にその詳細が示されており、下記よりダウンロードが可能です。

　　　http://www.mext.go.jp/b_menu/shingi/chousa/koutou/033-1/toushin/1304433.html

　本シリーズは、そのカリキュラムの「C. 人体各器官の正常構造と機能、病態、診断、治療」を各テーマ毎に復元問題とオリジナル問題を交えながら編集したものです。

　本書の特徴は、**①模擬トレーニングができる付録のNetCBT**、**②理解を助けるユニークなイラスト**、そして**③質の高いオリジナル問題**の3点に集約されます。

---

①CBT (computer-based testing) 対策：共用試験は全問題がコンピュータを使って出題されます。「問題を解いて解説を読む」という従来の書籍だけの勉強法では限界があります。そこで、本シリーズでは、本試験をシミュレーションできるように、書籍に収載された問題のうち180題をNetCBTに収録し、本番と同じ形式で、毎回シャッフルされて出題されるようデザインしました。さらに、本試験以上に工夫を加えた点としては、正答率がその場で表示されることと、解いた問題の掲載ページがNetCBTにも表示されるため、書籍と連動（⚡マークで表示）しながら知識を習得できる点にあります。

②ビジュアルな編集：コア・カリキュラムの各章の目次を網羅し、要点解説と復元問題・オリジナル問題を付けています。そして、視覚的にインパクトを与えるため、各テーマ毎にユニークで印象に残るイラストを配置し、要点整理（ポイント）とイラストを見ればそれぞれのテーマの全体像を把握できるように工夫されています。

③オリジナル問題：学んだ知識を血肉とするために腐心して作成されたオリジナル演習問題および復元問題を200〜250題、各巻毎に収載しました。共用試験はもちろん、卒業試験や国家試験対策の基礎力養成にも最適です。

　本書を共用試験対策の教材として存分に活用して頂ければ幸いです。

　　　　　　　　　　　　　　　　　　　　　　　　　　　　リブロ・サイエンス編集部

本書の使い方

❏ 本書は「復元問題」+「クォリティの高いオリジナル予想問題」から構成されています。

❏ NetCBTにアクセスしていただくことで（巻末にアクセスナンバーが綴じ込んであります）、インターネット上で行うCBT（computer-based testing）を利用できます。本書の中から150問（30問×5セット）、さらに復元問題を30問収録しました。

正答率が表示されるので、理解度をその場で確認できます。解答画面には本書の掲載ページが併せて表示されるので、書籍で直ちに再確認し、確実に知識を習得することができます。

❏ **共用試験対策用の格好の自習教材**であると同時に、卒業試験・医師国家試験対策にも活用できます。

❏ NetCBTは、巻末綴じ込み内にあるアクセスナンバーを入力すればすぐにご利用いただけます。

NetCBTに収録した問題を表します。

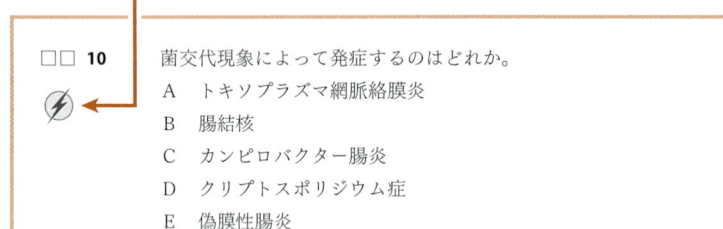

☐☐ **10**　菌交代現象によって発症するのはどれか。
　A　トキソプラズマ網脈絡膜炎
　B　腸結核
　C　カンピロバクター腸炎
　D　クリプトスポリジウム症
　E　偽膜性腸炎

❏ **解法ガイド**　　菌交代現象は、抗菌薬の投与により、その抗菌薬に対して感受性をもつ菌は死滅するが、使用した抗菌薬のスペクトラムから外れている菌が残存し、それが増殖していることを指す。

設問テーマについての概論、解法のポイントを解説。

一般に菌交代現象は細菌に対する化学療法により生じるが、それにより出現する菌は弱毒菌であることが多く、当然、菌交代現象は院内感染に伴って生じることが多い。臨床的には多剤耐性のメチシリン耐性黄色ブドウ球菌（MRSA）や緑膿菌、偽膜性腸炎の原因となる *Clostridium difficile* などによるものが多い。

❏ **選択肢考察**　　A　トキソプラズマは *Toxoplasma gondii* という胞子虫に属する原虫であり、ネコ科動物を主宿主とする。ブタの生肉やネコの糞に含まれる嚢子の経口感染により感染が成立しうるが、細胞性免疫不全がない場合にはほとんどが無症状のまま推移する。妊娠中の初感染では流早産を認めることもあるが、出生した場合には先天性トキソプラズマ症として網脈絡膜炎などを認めることもある。しかし、抗菌薬による菌交代現象で発症するのではない。(×)

　E　偽膜性腸炎はセフェム系抗菌薬やABPC（アンピシリン）やリンコマイシン、クリンダマイシンなどの広域抗菌薬投与により菌交代現象を生じ、グラム陽性嫌気性桿菌の *C. difficile* が消化管内で増殖し、その産生する毒素によって消化管粘膜が障害され、黄白色で類円形の偽膜が散在して形成されるものである。(○)

選択肢についての詳細な解説は、本書の最大の特徴です。

医学教育モデル・コア・カリキュラム
－教育内容ガイドライン（平成 22 年度改訂版）－

A．基本事項

1. 医の原則
    (1) 医の倫理と生命倫理
    (2) 患者の権利
    (3) 医師の義務と裁量権
    (4) インフォームドコンセント
2. 医療における安全性確保
    (1) 安全性の確保
    (2) 医療上の事故等への対処と予防
    (3) 医療従事者の健康と安全
3. コミュニケーションとチーム医療
    (1) コミュニケーション
    (2) 患者と医師の関係
    (3) 患者中心のチーム医療
4. 課題探求・解決と学習の在り方
    (1) 課題探求・解決能力
    (2) 学習の在り方
    (3) 医学研究への志向の涵養
    (4) 生涯学習への準備
    (5) 医療の評価・検証

B．医学・医療と社会

(1) 社会・環境と健康
(2) 地域医療
(3) 疫学と予防医学
(4) 生活習慣と疾病
(5) 保健、医療、福祉と介護の制度
(6) 死と法
(7) 診療情報
(8) 臨床研究と医療

C．医学一般

1. 生命現象の科学
    (1) 生命現象の物質的基礎
    (2) 生命の最小単位－細胞
    (3) 生物の進化と多様性
    (4) 生態と行動

2. 個体の構成と機能
  (1) 細胞の構成と機能
  (2) 組織・各臓器の構成、機能と位置関係
  (3) 個体の調節機構とホメオスタシス
  (4) 個体の発生
  (5) 生体物質の代謝
  (6) 遺伝と遺伝子

3. 個体の反応
  (1) 生体と微生物
  (2) 免疫と生体防御
  (3) 生体と放射線・電磁波・超音波
  (4) 生体と薬物

4. 病因と病態
  (1) 遺伝子異常と疾患・発生発達異常
  (2) 細胞傷害・変性と細胞死
  (3) 代謝障害
  (4) 循環障害
  (5) 炎症と創傷治癒

D. 人体各器官の正常構造と機能、病態、診断、治療
  (1) 血液・造血器・リンパ系
  (2) 神経系
  (3) 皮膚系
  (4) 運動器（筋骨格）系
  (5) 循環器系
  (6) 呼吸器系
  (7) 消化器系
  (8) 腎・尿路系（体液・電解質バランスを含む）
  (9) 生殖機能
  (10) 妊娠と分娩
  (11) 乳房
  (12) 内分泌・栄養・代謝系
  (13) 眼・視覚系
  (14) 耳鼻・咽喉・口腔系
  (15) 精神系

E. 全身におよぶ生理的変化、病態、診断、治療
  (1) 感染症　← **本書で取り扱ったテーマ（viページをご覧下さい）**
  (2) 腫瘍
  (3) 免疫・アレルギー疾患
  (4) 物理・化学的因子による疾患

(5) 成長と発達
(6) 加齢と老化
(7) 人の死

F. 診療の基本

1. 症候・病態からのアプローチ
ショック、発熱、けいれん、意識障害・失神、チアノーゼ、脱水、全身倦怠感、肥満・やせ、黄疸、発疹、貧血、出血傾向、リンパ節腫脹、浮腫、動悸、胸水、胸痛、呼吸困難、咳・痰、血痰・喀血、めまい、頭痛、運動麻痺・筋力低下、腹痛、悪心・嘔吐、嚥下困難・障害、食思（欲）不振、便秘・下痢、吐血・下血、腹部膨隆（腹水を含む）・腫瘤、蛋白尿、血尿、尿量・排尿の異常、月経異常、関節痛・関節腫脹、腰背部痛

2. 基本的診療知識
(1) 薬物治療の基本原理
(2) 臨床検査
(3) 外科的治療と周術期管理
(4) 麻酔
(5) 食事と輸液療法
(6) 医用機器と人工臓器
(7) 放射線等を用いる診断と治療
(8) 内視鏡を用いる診断と治療
(9) 超音波を用いる診断と治療
(10) 輸血と移植
(11) リハビリテーション
(12) 介護と在宅医療
(13) 緩和医療・慢性疼痛

3. 基本的診療技能
(1) 問題志向型システム
(2) 医療面接
(3) 診療記録
(4) 臨床判断
(5) 身体診察
(6) 基本的臨床手技

G. 臨床実習

1. 診療の基本
2. 診察法
3. 基本的臨床手技
4. 診療科臨床実習
5. 地域医療臨床実習

感染症

> 一般目標
>
> 主な感染症の病因、病態生理、症候、診断と治療を学ぶ。

【病　態】

到達目標：

(1) 病原体に対する生体の反応を説明できる。……………………………………………… 2
(2) 敗血症の症候、診断と治療の基本を説明できる。……………………………………… 7
(3) 菌交代現象・菌交代症を概説できる。…………………………………………………… 14
(4) 日和見感染症〈opportunistic infection〉を説明できる。……………………………… 17
(5) 下痢症、食中毒を起こす病原体を列挙し、診断と治療の基本を説明できる。…… 23
(6) 新興感染症・再興感染症を列挙できる。………………………………………………… 34
(7) 全身性炎症（性）反応症候群〈SIRS〉を概説できる。………………………………… 38

【診断・検査・治療の基本】

到達目標：

(1) 主な感染症の原因となる病原体を分類できる。………………………………………… 42
(2) 細菌学的診断と血清学的診断を概説できる。…………………………………………… 50
(3) 感染症の化学療法を概説できる。………………………………………………………… 62
(4) 感染症のDNA診断法を概説できる。…………………………………………………… 69
(5) 予防接種の適応と意義を説明できる。…………………………………………………… 72

【病態と疾患】

①ウイルス感染症・プリオン病 ……………………………………………… 75
到達目標：
(1) インフルエンザの症候、診断と治療を説明できる。……………………… 76
(2) 麻疹の症候と診断を説明できる。…………………………………………… 81
(3) 風疹の症候、診断と合併症を説明できる。………………………………… 86
(4) 流行性耳下腺炎〈ムンプス〉の症候、診断と合併症を説明できる。…… 93
(5) 水痘・帯状疱疹の症候、診断と治療を説明できる。……………………… 98
(6) ウイルス性皮膚疾患（単純ヘルペス感染症、伝染性紅斑、手足口病、ウイルス性ゆうぜい）を概説できる。…………………………………… 106
(7) ヒト免疫不全ウイルス〈HIV〉感染症の感染経路、自然経過、症候、診断、治療と感染対策を説明できる。…………………………………… 117
(8) 突発性発疹の症候と診断を説明できる。…………………………………… 127
(9) 咽頭結膜炎の症候と診断を説明できる。…………………………………… 131
(10) サイトメガロウイルス〈CMV〉感染症の症候、診断と治療を説明できる。……… 135
(11) 伝染性単核（球）症の症候と診断を説明できる。………………………… 142
(12) プリオン病（Creutzfeldt-Jakob病、牛海綿状脳症、狂牛病）を概説できる。…… 148
(13) ヒトT細胞白血病ウイルス〈HTLV-1〉感染症の症候、診断と治療を説明できる。………………………………………………………………… 155

②細菌感染症 ………………………………………………………………… 161
到達目標：
(1) ブドウ球菌感染症の症候、診断と治療を説明できる。…………………… 162
(2) A群レンサ球菌感染症の症候、診断、治療とリウマチ熱との関連を説明できる。…………………………………………………………………… 167
(3) 結核の病因、症候、診断、治療と予防を説明できる。…………………… 177
(4) 病原性大腸菌感染症を概説できる。………………………………………… 188
(5) ジフテリア、破傷風と百日咳の症候、診断と予防を説明できる。……… 193
(6) 劇症型A群β溶レン菌感染症を概説できる。……………………………… 203
(7) インフルエンザ（桿）菌症と肺炎球菌感染症を概説できる。…………… 205
(8) 新生児B群レンサ球菌感染症を概説できる。……………………………… 209

③クラミジア・リケッチア感染症 ………………………………………… 211
到達目標：
(1) クラミジア感染症を概説できる。…………………………………………… 212
(2) リケッチア感染症を概説できる。…………………………………………… 219

④真菌感染症と寄生虫症 ……………………………………………………… 223

到達目標：

(1) カンジダ症の症候、診断と治療を説明できる。………………………………… 224
(2) ニューモシスチス肺炎の症候、診断と治療を説明できる。…………………… 228
(3) 主な寄生虫症（回虫症、アニサキス症、吸虫症）を説明できる。……………… 233
(4) 主な原虫疾患（マラリア、トキソプラズマ症、アメーバ赤痢）を説明できる。… 241
(5) クリプトスポリジウム症、ランブル鞭毛虫症、エキノコックス症を概説できる。……………………………………………………………………… 255
(6) クリプトコックス症とアスペルギルス症の症候、診断と治療を説明できる。… 261

⑤性感染症 ……………………………………………………………………… 273

到達目標：

(1) 性感染症を概説できる。………………………………………………………… 274

⑥院内感染 ……………………………………………………………………… 283

到達目標：

(1) 院内感染の原因となる病原体を列挙し、対策を説明できる。………………… 284
(2) メチシリン耐性黄色ブドウ球菌〈MRSA〉の特徴、病院内での対応の方法を説明できる。……………………………………………………………………… 284

index ………………………………………………………………………………… 291

● core curriculum

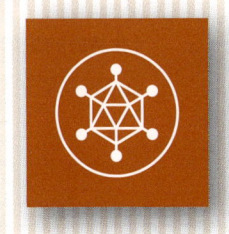

Chapter 1

病 態

到達目標 1 病原体に対する生体の反応を説明できる。

Point

- 病原体（寄生体）が生体（宿主 host）の防御を破って侵入し、生体内で増殖することを感染という。
- 病原体による傷害と宿主の防御反応により臨床症状を呈するようになったものを顕性感染といい、臨床症状を呈することなく感染が成立したものを不顕性感染という。
- 病原体を持続的に保持しているものをキャリアというが、それには臨床症状を伴っている有症候性キャリアと、病原体が体内に存在しても症状を呈さない無症候性キャリアがある。ともに病原体を保有しているので感染源となりうる。
- 宿主と寄生体の間の相互反応により感染症の成立は決定されるが、これを宿主－寄生体関係という。

- 宿主の感染防御因子には、非特異的なもの（自然抵抗性）と、特異的な獲得免疫によるものがある。

[非特異的防御機構]

- 解剖学的防壁や液性因子などによる生理学的防壁、補体や多核白血球、マクロファージによる防御などがある。
  - ①解剖学的防壁：皮膚、粘膜、正常細菌叢による防御、内部防壁（髄膜、漿膜、筋膜など）。
  - ②生理学的防壁：
    - 分泌物による洗浄（涙、鼻汁、唾液）、リゾチームやラクトフェリン、IgAによる殺菌。
    - pHによる防御：胃酸、皮脂腺による脂肪酸など。
    - streamによる洗浄：尿流や胆汁流、腸蠕動運動などで菌を体外に排泄する。
  - ③好中球・マクロファージ系（貪食細胞系）による防御：遊走性をもち、異物を貪食し、殺菌する。
  - ④補体：オプソニン作用（補体が細菌表面に結合することで食細胞に貪食されやすくすること）、溶血・溶菌作用をもつ。
  - ⑤インターフェロン（IFN）：細胞と結合することにより、ウイルス感染細胞の蛋白合成が抑えられる。
  - ⑥NK（natural killer）細胞：腫瘍細胞やウイルス感染細胞に対し、非特異的に作用する。

[特異的防御機構（免疫系）]

- 液性および細胞性免疫により感染が防御される。

①細胞性感染に対する免疫作用

- 細胞外寄生菌：毒素性病変（例：ジフテリア、破傷風）に対しては抗毒素抗体で、滲出性病変（例：ブドウ球菌、レンサ球菌）に対しては免疫食菌作用で感染を防御する。
- 細胞内寄生菌：増殖性病変（例：結核、チフス、ブルセラ、リステリア）に対しては、細胞性免疫（活性化マクロファージ）で感染を防御する。

②ウイルス感染に対する免疫作用

- ウイルス感染に対しては、IFN→NK細胞→T細胞→免疫グロブリン（B細胞）の順に免疫を生じる。
- 免疫グロブリンは細胞内に入れないため、ウイルスが細胞内に存在している状態では、免疫グロブリンのウイルスに対する直接の効果はなく、感染細胞が細胞性免疫などで破壊されてウイルスが細胞外に放出された段階で、中和抗体などによる抗ウイルス作用が出現する。したがって、ウイルスの増殖・伝播形式が細胞外液を介するものか否かが、免疫グロブリンの抗ウイルス作用において重要な因子となる。

図1　発熱を伴う臓器別感染症

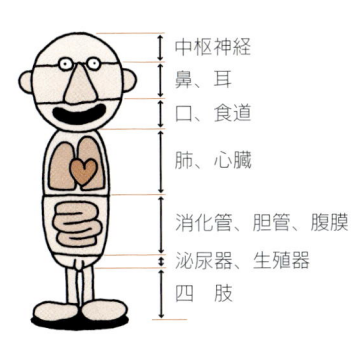

- 中枢神経
- 鼻、耳
- 口、食道
- 肺、心臓
- 消化管、胆管、腹膜
- 泌尿器、生殖器
- 四　肢

発熱を伴う臓器別感染症
- 発熱を伴わない感染症も多く、発熱を伴う他の疾患（悪性腫瘍、膠原病など）もあるが、発熱患者をみたらまずこれらの疾患を頭に浮かべる必要がある。

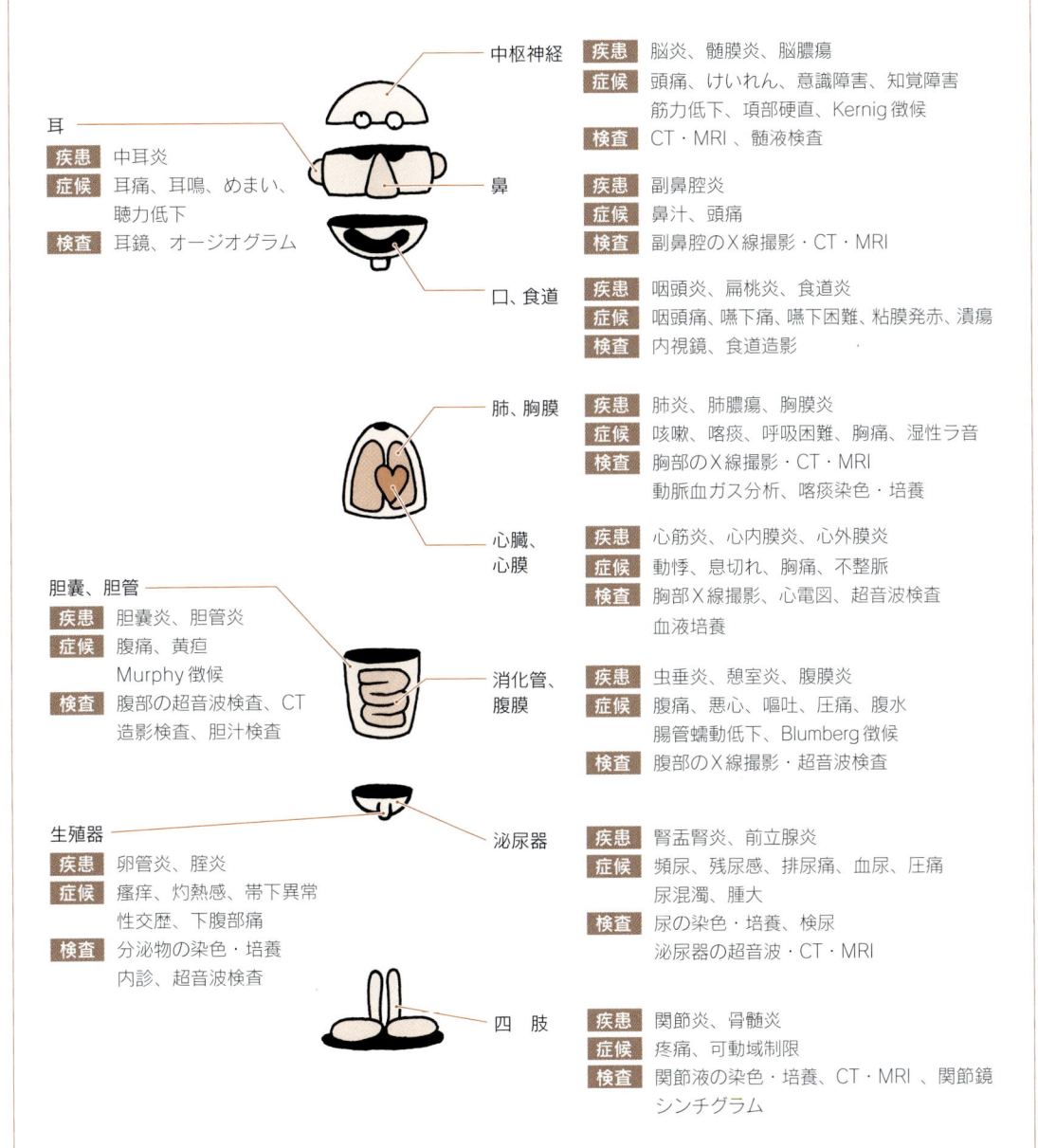

中枢神経
- 疾患：脳炎、髄膜炎、脳膿瘍
- 症候：頭痛、けいれん、意識障害、知覚障害、筋力低下、項部硬直、Kernig徴候
- 検査：CT・MRI、髄液検査

耳
- 疾患：中耳炎
- 症候：耳痛、耳鳴、めまい、聴力低下
- 検査：耳鏡、オージオグラム

鼻
- 疾患：副鼻腔炎
- 症候：鼻汁、頭痛
- 検査：副鼻腔のX線撮影・CT・MRI

口、食道
- 疾患：咽頭炎、扁桃炎、食道炎
- 症候：咽頭痛、嚥下痛、嚥下困難、粘膜発赤、潰瘍
- 検査：内視鏡、食道造影

肺、胸膜
- 疾患：肺炎、肺膿瘍、胸膜炎
- 症候：咳嗽、喀痰、呼吸困難、胸痛、湿性ラ音
- 検査：胸部のX線撮影・CT・MRI、動脈血ガス分析、喀痰染色・培養

心臓、心膜
- 疾患：心筋炎、心内膜炎、心外膜炎
- 症候：動悸、息切れ、胸痛、不整脈
- 検査：胸部X線撮影、心電図、超音波検査、血液培養

胆囊、胆管
- 疾患：胆囊炎、胆管炎
- 症候：腹痛、黄疸、Murphy徴候
- 検査：腹部の超音波検査、CT造影検査、胆汁検査

消化管、腹膜
- 疾患：虫垂炎、憩室炎、腹膜炎
- 症候：腹痛、悪心、嘔吐、圧痛、腹水、腸管蠕動低下、Blumberg徴候
- 検査：腹部のX線撮影・超音波検査

生殖器
- 疾患：卵管炎、腟炎
- 症候：瘙痒、灼熱感、帯下異常、性交歴、下腹部痛
- 検査：分泌物の染色・培養、内診、超音波検査

泌尿器
- 疾患：腎盂腎炎、前立腺炎
- 症候：頻尿、残尿感、排尿痛、血尿、圧痛、尿混濁、腫大
- 検査：尿の染色・培養、検尿、泌尿器の超音波・CT・MRI

四肢
- 疾患：関節炎、骨髄炎
- 症候：疼痛、可動域制限
- 検査：関節液の染色・培養、CT・MRI、関節鏡、シンチグラム

[液性免疫と細胞性免疫]

- 末梢血液中に存在するリンパ球には、細胞性免疫を司るTリンパ球（T細胞）および液性免疫を司るBリンパ球（B細胞）、非特異的に標的細胞を破壊するNK細胞の3種類があり、Tリンパ球が約80%、Bリンパ球が15%、NK細胞が5%存在している。

①液性免疫

- 骨髄や脾臓、リンパ節などのリンパ濾胞ではBリンパ球が優位であり、Bリンパ球は形質細胞に分化し、免疫グロブリンを分泌する。
- Bリンパ球の膜表面には免疫グロブリンが存在しており、そこに抗原が結合することによりBリンパ球が形質細胞へと分化・増殖し、その抗原に特異的な抗体（免疫グロブリン）を産生することにより液性免疫を形成する。産生された抗体は、血漿蛋白ではグロブリン分画（多くはβ〜γ）に属するので、γ-グロブリン（免疫グロブリン）と呼ばれている。

②細胞性免疫

- 細胞性免疫はTリンパ球を介する免疫であり、マクロファージによって提示された抗原をTリンパ球膜表面の抗原受容体（TCR）で結合して認識するが、これには胸腺での選択（トレーニング）でMHC分子を自己と認識することを学習しているので、抗原提示細胞が抗原をMHC分子に結合させることによってはじめて抗原としてTリンパ球が認識できるようになる。
- Tリンパ球の中で細胞膜表面のCD4抗原をもつものはMHCクラスⅡ分子と結合し、CD8抗原をもつものはMHCクラスⅠと結合することで抗原を認識する。抗原を認識したTリンパ球はリンホカインと呼ばれる液性因子を分泌し、Bリンパ球における抗体産生を調節したり、マクロファージの活性化を促進したりするとともに、細胞傷害性Tリンパ球が活性化されることによって免疫反応を生じるようになる。

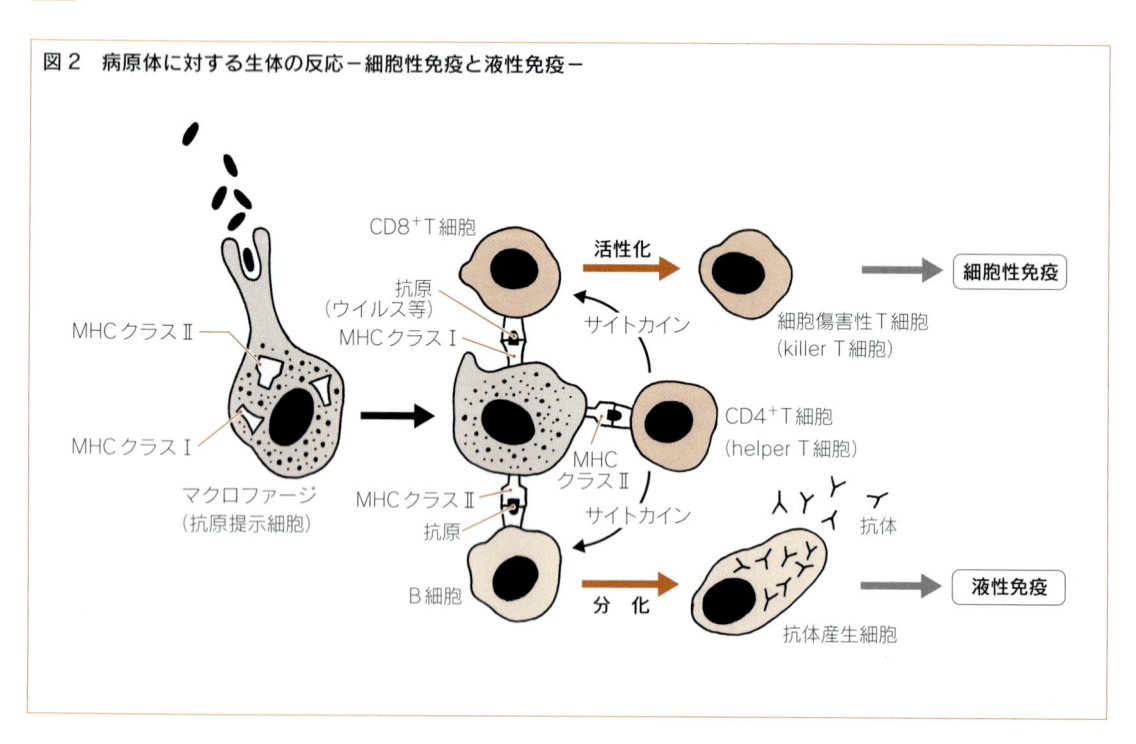

図2 病原体に対する生体の反応－細胞性免疫と液性免疫－

☐☐ **1** 末梢血好酸球の増加を認める感染症の原因はどれか。
　A　好気性菌
　B　嫌気性菌
　C　真　菌
　D　ウイルス
　E　寄生虫

❏ 解法ガイド　　一般に感染症に対する反応としては、マクロファージやリンパ球などからの炎症性サイトカインにより、末梢血白血球増加や炎症反応性蛋白であるフィブリノーゲンやセルロプラスミン、CRPなどの蛋白の増加を認める。
　好酸球は細胞内に大量の塩基性蛋白をもつ顆粒球で、その顆粒が寄生虫に傷害を与え、(*in vitro*で)寄生虫感染に対する防御として重要で、インターロイキン-5により増加・活性化される。
　好酸球の増加は寄生虫感染やⅠ型アレルギー疾患、造血器腫瘍性疾患などで認められる。

❏ 選択肢考察
　A　好気性菌では好中球増加による白血球増加を認める。(×)
　B　嫌気性菌では好中球増加による白血球増加を認める。(×)
　C　真菌感染時の生体防御は主に細胞性免疫であり、白血球減少時には日和見感染として真菌感染を生じることが多くなる。(×)
　D　ウイルス感染では、一般には末梢血白血球の変化は認めないが、感染初期には炎症反応として好中球が増加することもある。また、ウイルス感染は細胞性免疫により防御されているので、白血球(特にリンパ球)減少時には日和見感染として弱毒ウイルス(サイトメガロウイルスや水痘・帯状疱疹ウイルスなど)の感染が生じたり、また重篤化する。(×)
　E　寄生虫感染では、IgEや好酸球増加が認められる。逆に、IgEや好酸球は寄生虫に対する免疫として発達してきたと考えられる。(○)

解答：E

☐☐ **2** 好中球の著明な増加を認める感染症の病原体はどれか。

A 肺炎球菌
B マイコプラズマ
C ヘルペスウイルス
D 回　虫
E クリプトコックス

❏ **解法ガイド**　　感染が生じると生体の反応として、サイトカインによる炎症反応が認められる。原則として、肺炎球菌やブドウ球菌などの一般細菌に対しては、好中球の著明な増加による末梢血白血球が増加する反応が認められる。「化膿性」病巣は、これらの細菌感染で好中球や細菌、壊死組織などによって形成される場合をいう。

一方、ウイルス感染は細胞性免疫で防御されるといわれるが、現実的には末梢血の白血球数に変化がないことが多く、寄生虫感染では好酸球が増加するのが特徴となっている。

❏ **選択肢考察**

A 肺炎球菌はグラム陽性球菌であり、一般細菌なので好中球の著明な増加による末梢血白血球増加を認める。(○)

B マイコプラズマはDNAもRNAも有するので一般細菌であるが、細胞壁を有さない。マイコプラズマはほとんどが間質性肺炎を認めるが、その場合にも一般細菌と異なり、好中球を含め白血球増加は特徴的ではない。しかし、感染初期に反応性の白血球増加を認めることはある。(×)

C ヘルペスウイルスはウイルス感染なので、原則として末梢血の白血球数に変化はない。ただし、EBウイルスによる伝染性単核球症などでは、異型リンパ球増加を伴った末梢血白血球増加を認める。(×)

D 回虫は寄生虫感染なので、好酸球が増加することはあっても著明な好中球増加は認めない。(×)

E クリプトコックスは真菌感染であり、肺と髄膜が主な感染臓器となる。原則として末梢血の白血球数に変化はない。(×)

解答：A

到達目標 2　敗血症の症候、診断と治療の基本を説明できる。

Point

- 菌血症とは流血中より菌を検出しうる状態のことであるが、敗血症とは持続的もしくは間欠的に起こる菌血症を伴い、かつ菌種に特異な病理学病変をほとんど示さない全身感染症で、放置すれば死亡することの多い重篤な状態を示す一つの症候群であるといえる。

[症　状]
- 発熱（重篤感を伴う）、頻脈、意識障害、消化器症状（悪心、嘔吐、下痢、黄疸）、乏尿、発疹など。
- 敗血症では肺・肝・腎不全を生じやすい。

[診　断]
- 血液培養（1時間ごとに2～3回採血）により、起炎菌を同定することが重要であるが、抗菌薬投与後は陰性となることが多い。この場合は、もし可能であれば、抗菌薬を一時中止して、2～3日後に血液培養を行うことで病原体の検出率を上昇させることが可能である。
- 原因菌：グラム陰性桿菌、真菌（カンジダなど）、肺炎球菌、ブドウ球菌、髄膜炎菌などが多い。
- その他、基礎疾患（糖尿病、白血病、肝硬変、悪性腫瘍、アルコール、高齢者、免疫不全など）や誘因（カテーテル、抜歯など）を確認しておくことも大切である。

[治　療]
- 抗菌薬療法（感受性のある殺菌性のものを投与）が中心。必要があれば、外科的治療（切開排膿など）。

[合併症]
- 敗血症性ショック（グラム陰性桿菌のエンドトキシンショックやブドウ球菌、髄膜炎菌）、DIC。

図3　敗血症を疑わせる臨床所見と主な侵入門戸・原因菌

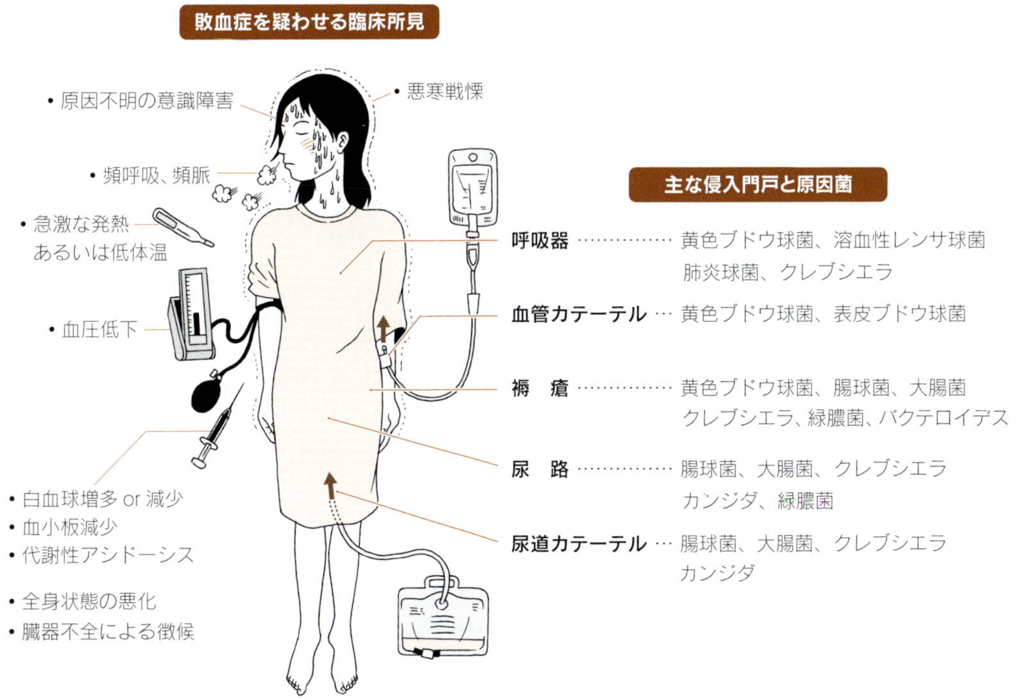

敗血症を疑わせる臨床所見

- 原因不明の意識障害
- 悪寒戦慄
- 頻呼吸、頻脈
- 急激な発熱あるいは低体温
- 血圧低下
- 白血球増多 or 減少
- 血小板減少
- 代謝性アシドーシス
- 全身状態の悪化
- 臓器不全による徴候

主な侵入門戸と原因菌

侵入門戸	原因菌
呼吸器	黄色ブドウ球菌、溶血性レンサ球菌、肺炎球菌、クレブシエラ
血管カテーテル	黄色ブドウ球菌、表皮ブドウ球菌
褥瘡	黄色ブドウ球菌、腸球菌、大腸菌、クレブシエラ、緑膿菌、バクテロイデス
尿路	腸球菌、大腸菌、クレブシエラ、カンジダ、緑膿菌
尿道カテーテル	腸球菌、大腸菌、クレブシエラ、カンジダ

☐☐ 3 　敗血症で**認められない**のはどれか。
　　A　乏尿
　　B　間欠熱
　　C　血圧低下
　　D　出血傾向
　　E　呼吸不全

❏ 解法ガイド　　菌血症とは血液中に菌が存在する状態をいい、敗血症とは血液中に細菌が増殖することにより重篤な症状を示す状態のことで、肺・肝・腎障害などを認める。敗血症では、TNF-αなどの炎症性サイトカインにより、ARDS（acute respiratory distress syndrome、急性呼吸促迫症候群）による呼吸不全やショックによる腎不全など、さまざまな病態を呈する。また、グラム陰性桿菌の菌体内毒素で、敗血症性ショックやDIC（disseminated intravascular coagulation、播種性血管内凝固）を認めることもある。

❏ 選択肢考察
　A　敗血症ではショックなどで腎血流量が低下したり、急性尿細管壊死で急性腎不全となり、乏尿を認めることも多い。(○)
　B　間欠熱は、1日の体温差が1℃以上の変化をとり、37℃以下にまで下がるものをいう。マラリアなどで認められる。稽留熱は1日の体温差が1℃以内で、38℃以上の高熱が持続するもので、腸チフス、つつが虫病などで認める。弛張熱は1日の体温差が1℃以上の変化をとるが、37℃以下にまでは下がらないものを指す。敗血症では弛張熱を認めることが多い。(×)

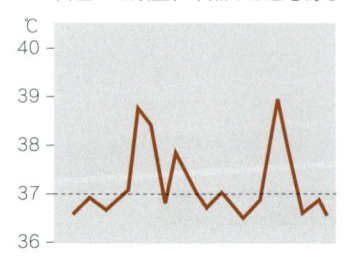

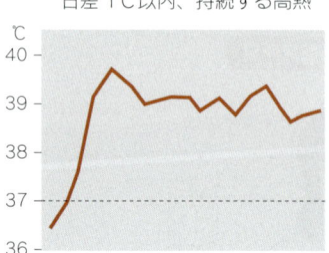

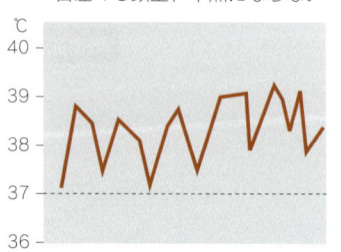

間欠熱　日差1℃以上、平熱のこともある
稽留熱　日差1℃以内、持続する高熱
弛張熱　日差1℃以上、平熱にならない

　C　敗血症では菌体内毒素によるショックで血圧低下を認めるが、初期にはwarm shockとして末梢血流が増加することもある。(○)
　D　グラム陰性桿菌の菌体内毒素によってDICを合併して出血傾向を認めることも多い。(○)
　E　炎症性サイトカインにより、血管透過性が亢進して、ARDSによる呼吸不全を認めることがある。(○)

解答：B

□□ **4** 敗血症性ショック〈warm shock〉でみられるのはどれか。
　A　心拍出量増加
　B　末梢血管抵抗増加
　C　呼吸性アシドーシス
　D　血圧上昇
　E　チアノーゼ

❏ **解法ガイド**　敗血症性ショックはエンドトキシンショック（endotoxin shock）ともいわれ、グラム陰性桿菌の菌体内毒素（エンドトキシン）によって起きる。その初期はwarm shock（hyperdynamic state）と呼ばれ、末梢血管拡張により血圧が低下し、交感神経の興奮による代償で心拍出量が増大し、血流増加によって四肢末梢は暖かくなる。この時期はまだ可逆性があるが、進行してcold shockになると、不可逆なことも多い。

　エンドトキシンは、グラム陰性桿菌の菌体内毒素（リピドA）で、ショックやDICの原因になり、腸内細菌（大腸菌、バクテロイデス、緑膿菌、クレブシエラ、セラチアなど）が原因のことが多い。

❏ **選択肢考察**
　A　エンドトキシンショックでは末梢血管拡張により血圧が低下し、交感神経の興奮による代償で心拍出量が増加してくる。(○)
　B　エンドトキシンショックでは末梢血管拡張により四肢末梢は暖かくなる。末梢血管抵抗増加はwarm shockでは生じないが、warm shock以外の二次性ショックにおける交感神経の興奮で生じる。(×)
　C　一般にショックでは、末梢循環不全によって細胞レベルの酸素欠乏を生じ、嫌気性解糖の亢進によって乳酸アシドーシス（代謝性アシドーシス）をきたし、その代償として、呼吸性にはアルカローシスになる（Kussmaul大呼吸）。(×)
　D　末梢血管拡張により血圧は低下する。(×)
　E　チアノーゼは、毛細血管中の還元型Hbが5g/dl以上になって生じるのであり、warm shockのように末梢血流が多い状態では生じにくい。(×)

解答：A

> **5** 消化管手術後の中心静脈栄養で注意しなければならないのはどれか。
> A 肝不全
> B 尿毒症
> C 急性膵炎
> D 敗血症
> E 副腎不全

❏ 解法ガイド　カテーテル感染を疑った場合は、以下の処置を行う。

> ①まず、カテーテルの抜去→カテーテル先端の培養
> ②血液培養
> ③必要に応じ抗菌薬投与

❏ 選択肢考察
A 消化管手術後に、輸血や薬剤を含むさまざまな原因で肝不全を認めることもあるが、中心静脈栄養で生じるのは、脂肪肝のほうが多い。(×)
B 中心静脈栄養では特別な合併症がない限り、尿毒症となることはない。(×)
C 急性膵炎の原因はアルコールや胆石であり、中心静脈栄養で急性膵炎となることはまれである。(×)
D 中心静脈栄養ではカテーテルという異物が静脈内に留置されているため、細菌感染の温床となり、敗血症を認めることも多い。その場合には、血液培養とともに、まずカテーテルの抜去を行う。(○)
E 髄膜炎菌の敗血症によるWaterhouse‒Friedrichsen症候群では、DICとともに出血性副腎不全を合併することもあるが、一般の中心静脈栄養の合併症ではない。(×)

解答：D

□□ 6 59歳の女性。膵頭部癌で手術を施行した。術後4日目、悪寒戦慄を伴う40.2℃の発熱があった。意識障害はなく、血圧の低下がみられたが、四肢の冷感はなかった。
この疾患の原因となることが少ないのはどれか。
- A 大腸菌
- B セラチア
- C クレブシエラ
- D バクテロイデス
- E メチシリン耐性黄色ブドウ球菌

❑ **解法ガイド** 　身体所見
- ＃1 59歳の女性。膵頭部癌に対する手術が施行された⇒膵頭部十二指腸切除を行ったのであろう。
- ＃2 術後4日目に悪寒戦慄を伴う40.2℃の発熱⇒感染症を考えたい。胆管-空腸吻合部からの感染で、大腸菌などによる敗血症をきたしたものと考えられる。
- ＃3 意識障害はない。血圧の低下を認め、四肢の冷感はなかった⇒血圧低下があるにもかかわらず冷感を認めないことから、グラム陰性桿菌（Gram-negative rods；GNR）からのエンドトキシンによるwarm shockである判断される。

❑ **診　　断**　エンドトキシンによるwarm shock。

❑ **解法サプリ**　グラム陰性桿菌（GNR）からのエンドトキシンによるwarm shockの診断をして、その原因となるGNRを選ぶ問題である。臨床的診断能力と細菌に関する基礎知識が問われている。

❑ **選択肢考察**
- A 大腸菌はGNRで、腸内細菌の代表である。胆道感染や尿路感染などから敗血症となり、DICやエンドトキシンショックをきたす。(×)
- B セラチアは腸内細菌のGNRであり、大腸菌と同様、胆道感染や尿路感染などから敗血症となり、DICやエンドトキシンショックの原因となる。しかし、健康者には生じにくく、日和見感染で院内感染として認められる。(×)
- C クレブシエラも腸内細菌のGNRであり、胆道感染や尿路感染では大腸菌に次いで頻度が高く、敗血症となりDICやエンドトキシンショックの原因となる。(×)
- D バクテロイデスは嫌気性のGNRで、腸内細菌で最も多いといわれている。GNRなのでエンドトキシンを産生し、DICやエンドトキシンショックの原因となる。治療にはリンコマイシンやクリンダマイシンが用いられる。(×)
- E メチシリン耐性黄色ブドウ球菌はグラム陽性球菌なので、外毒素によるショックは生じることがあるが、エンドトキシンによるwarm shockを認めることはない。(○)

解答：E

7 65歳の男性。腸閉塞のため中心静脈栄養を施行中、突然高熱を発した。カテーテル刺入部位に軽度の発赤を認める。胸部Ｘ線写真では異常を認めない。
直ちに行うべきことはどれか。
　A　喀痰培養
　B　中間尿の培養
　C　鼻腔の細菌検査
　D　カテーテル抜去
　E　カテーテル刺入部位の消毒

❏ 解法ガイド　[身体所見] #1　中心静脈栄養を施行中、突然高熱を発した。カテーテル刺入部位に軽度の発赤がみられる⇒カテーテル刺入部位からの感染で、菌血症をきたしたのであろう。

　　　　　　　[画像所見] #1　胸部Ｘ線写真では異常を認めない⇒カテーテルによる無気肺や気胸、肺炎などは否定されている。

❏ 診　　断　　カテーテル刺入部位からの感染による菌血症。

❏ 解法サプリ　中心静脈栄養のように長期にわたるカテーテル留置で、カテーテル刺入部位からの感染による菌血症をきたしたものである。

❏ 選択肢考察　A　胸部Ｘ線写真で異常を認めないことから、喀痰培養が優先されることはない。(×)
　　　　　　　B　中間尿培養は尿路感染ではないので否定的である。(×)
　　　　　　　C　鼻腔の細菌検査も、気道感染や耳鼻科的感染が疑われていないので否定的である。(×)
　　　　　　　D　この患者では何よりもまず、血液培養とともにカテーテルの抜去を行い、抜去したカテーテルの先端を培養する必要がある。(○)
　　　　　　　E　カテーテル刺入部位の消毒は意味がない。というのは感染源となっているのは、カテーテルの先端だからである。(×)

解答：D

□□ 8 新生児敗血症の**特徴ではない**のはどれか。
A 出血斑
B 腹部膨満
C 不整脈
D 無呼吸発作
E 低体温

❏ 解法ガイド　　小児、特に新生児では同じ疾患でも成人と異なった症状を呈することが多く、それが小児科で注意すべきポイントとなっている。これも、その一つである。

❏ 選択肢考察
A 新生児敗血症においても、グラム陰性桿菌による場合はエンドトキシンの作用でDICを合併することがあり、そのような場合には出血斑を認めることがある。(○)
B 新生児敗血症では消化管運動の障害も合併し、麻痺性イレウス類似の鼓腸による腹部膨満を認めることが多い。(○)
C 新生児敗血症では時に頻脈や徐脈を認めることもあるが、特に脈の不整をきたすことはなく、不整脈は新生児敗血症の特徴とはいえない。(×)
D 新生児敗血症では呼吸の不整を認めることが多く、時に無呼吸発作をきたすこともあり、それが死因となりうる。新生児期は延髄などの呼吸中枢が十分成熟していないため、低酸素状態に対して反応することができず、むしろ呼吸が障害されてくるのであろう。(○)
E 新生児敗血症は、乳児期以降の年齢とは異なり、発熱を認めるよりもむしろ体温は低下する傾向にある。これは内因性・外因性発熱因子に対する反応性が弱いことや、新生児期には体温を上昇させるのに必要なエネルギーの貯蔵が十分にないことなどが原因と考えられている。(○)

解答：C

到達目標 3 菌交代現象・菌交代症を概説できる。

Point

- 体表の皮膚や粘膜には、宿主の抵抗力と微生物にとっての環境条件などにより、常にほぼ定まった微生物が存在している。これを常在菌叢という。常在菌叢は平常時は宿主に害を与えず他の病原菌からの防御に役立っているが、宿主抵抗力の低下や化学療法薬などにより変化したり（菌交代現象）、常在部位以外の場所への侵入により感染症を生じることがある。
- 抗菌薬などの長期投与により、常在菌叢の中で感受性のあるものが除去され、その代わりに感受性のない菌の増殖を生じることを菌交代現象という。
- 例①：びまん性汎細気管支炎で、インフルエンザ菌感染症を生じ、それにABPCを投与した結果、菌交代現象を生じ、難治性の（多剤耐性）緑膿菌感染を生じた。
- 例②：第3世代セフェム薬の乱用によりMRSAが院内感染として誘発され、腸炎や肺炎を起こした。
- 例③：ABPC、リンコマイシン、クリンダマイシンなどの長期投与により、*Clostridium difficile*が増殖して、外毒素により偽膜性大腸炎を生じた。

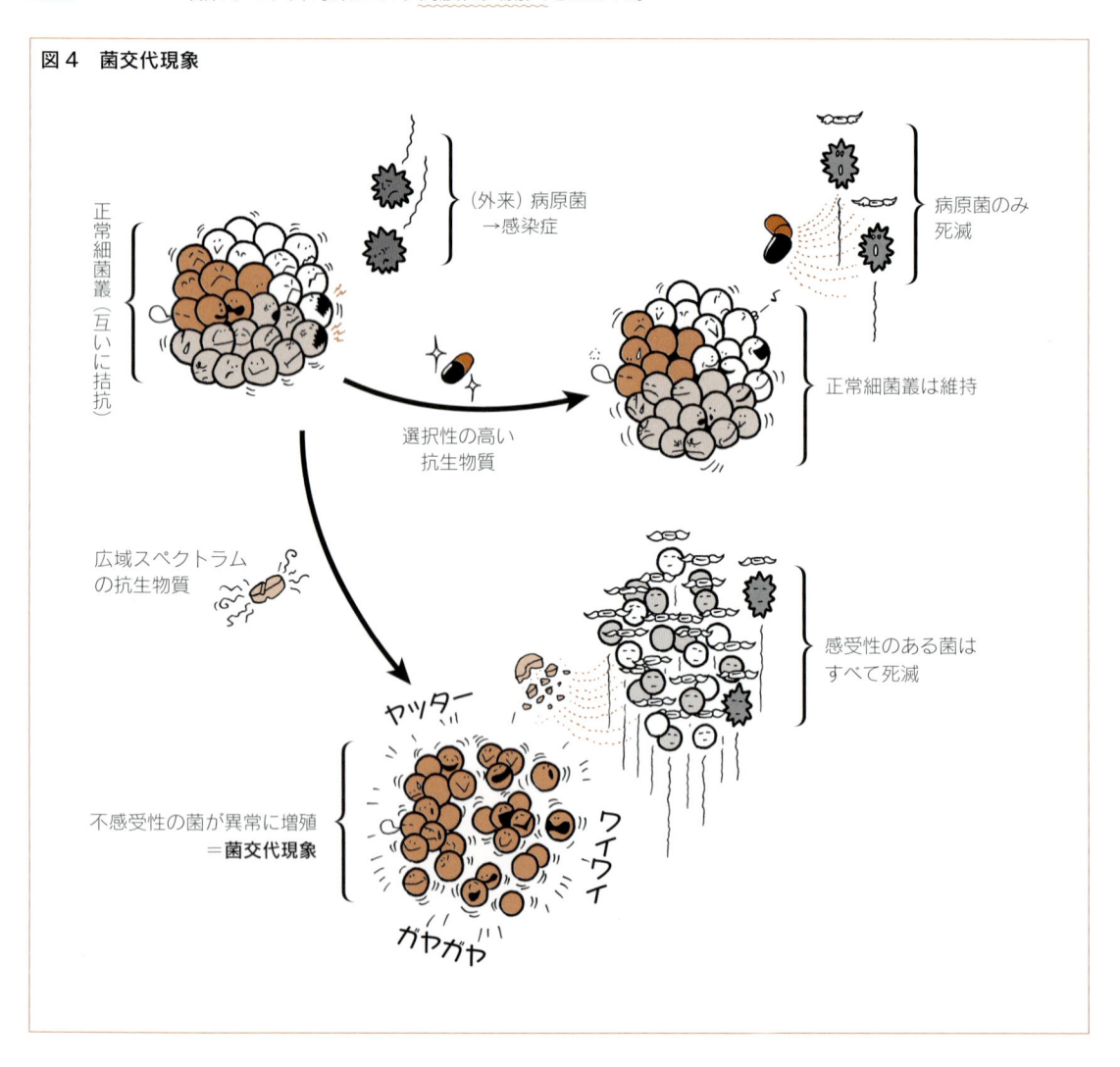

図4 菌交代現象

□□ **9**	菌交代現象の原因として正しいのはどれか。
	A　液性免疫低下
	B　細胞性免疫低下
	C　カテーテル挿入
	D　γ-グロブリン投与
	E　広域抗菌薬投与

❏ **解法ガイド**　　抗菌薬の投与により、その抗菌薬に対して感受性をもつ菌は死滅するが、使用した抗菌薬のスペクトラムから外れている菌は残存し、それが増殖していることを菌交代現象と呼ぶ。

❏ **選択肢考察**
- A　伴性劣性無γ-グロブリン血症などの液性免疫低下では、一般細菌を中心とする易感染性が存在するが、菌交代現象の原因となるのではない。(×)
- B　細胞性免疫低下では、ウイルスや細胞内寄生細菌、真菌などを中心とする易感染性が存在するが、菌交代現象の原因となるのではない。(×)
- C　カテーテル挿入は異物が生体のバリアを超えて体内に存在しているので、易感染性を示すが、菌交代現象の原因となるのではない。(×)
- D　γ-グロブリン投与は無γ-グロブリン血症患者や自己免疫疾患などに行われるが、菌交代現象の原因となるのではない。(×)
- E　広域抗菌薬投与により、生体内に存在する腸内細菌などの常在菌でその抗菌薬に感受性のある菌が死滅し、使用した抗菌薬に感受性のない細菌が増殖することで、正常細菌叢（flora）が変化し、さまざまな症状をきたすようになる。(○)

解答：E

10 菌交代現象によって発症するのはどれか。

A　トキソプラズマ網脈絡膜炎
B　腸結核
C　カンピロバクター腸炎
D　クリプトスポリジウム症
E　偽膜性腸炎

❏ **解法ガイド**　　菌交代現象は、抗菌薬の投与により、その抗菌薬に対して感受性をもつ菌は死滅するが、使用した抗菌薬のスペクトラムから外れている菌が残存し、それが増殖していることを指す。

　一般に菌交代現象は細菌に対する化学療法により生じるが、それにより出現する菌は弱毒菌であることが多く、当然、菌交代現象は院内感染に伴って生じることが多い。臨床的には多剤耐性のメチシリン耐性黄色ブドウ球菌（MRSA）や緑膿菌、偽膜性腸炎の原因となる *Clostridium difficile* などによるものが多い。

❏ **選択肢考察**
A　トキソプラズマは *Toxoplasma gondii* という胞子虫に属する原虫であり、ネコ科動物を主宿主とする。ブタの生肉やネコの糞に含まれる囊子の経口感染により感染が成立しうるが、細胞性免疫不全がない場合にはほとんどが無症状のまま推移する。妊娠中の初感染では流早産を認めることもあるが、出生した場合には先天性トキソプラズマ症として網脈絡膜炎などを認めることもある。しかし、抗菌薬による菌交代現象で発症するのではない。(×)

B　腸結核は抗酸菌の一つであるヒト型結核菌による消化管感染で、肺結核などの病巣を基礎とし、喀痰が嚥下され、それが回盲部のリンパ節に侵入し、リンパ流に沿って輪状帯状潰瘍を形成するものである。発症は生体の細胞性免疫と結核菌の菌量や菌の毒力によって決定されるのであり、菌交代現象により出現するのではない。(×)

C　カンピロバクターは不十分に調理された肉類や生乳などから感染し、3〜5日の潜伏期ののち発熱、腹痛、水様性下痢で発症する食中毒としてのカンピロバクター腸炎が代表的である。カンピロバクターは組織侵入性があり、小腸および大腸の粘膜に障害を与え、粘血便から菌血症をきたすこともある。菌交代現象により生じるのではない。(×)

D　クリプトスポリジウム症は原虫である *Cryptosporidium parvum* という胞子虫による感染症で、そのオーシストが経口的に摂取されて小腸の微絨毛に侵入し、持続性の水様性下痢をきたすのが特徴である。クリプトスポリジウム症は日和見感染症となることもあるが、菌交代現象により発症するのではなく、汚染された水源からの経口感染で発症する。(×)

E　偽膜性腸炎はセフェム系抗菌薬やABPC（アンピシリン）やリンコマイシン、クリンダマイシンなどの広域抗菌薬投与により菌交代現象を生じ、グラム陽性嫌気性桿菌の *C. difficile* が消化管内で増殖し、その産生する毒素によって消化管粘膜が障害され、黄白色で類円形の偽膜が散在して形成されるものである。(○)

解答：E

到達目標 4 日和見感染症〈opportunistic infection〉を説明できる。

Point
- 抵抗力の減弱した易感染性宿主に対する、正常な宿主では病原性を示さない（弱毒）寄生体による感染を日和見感染という。
- 原因となる病原体は日和見病原体といい、宿主はcompromised host（易感染宿主）と呼ばれる。
- 日和見感染は、常在菌を含む弱毒性（内因感染）による複数菌感染が多く、典型的な症状を呈さず、難治性のことが多い。

[compromised hostと易感染性]

①液性免疫不全で易感染性を呈するもの
　　ウイルスの一部　――――― ポリオ、コクサッキーウイルス
　　細胞外寄生細菌　――――― レンサ球菌、ブドウ球菌、インフルエンザ菌

②細胞性免疫不全で易感染性を呈するもの
　　ウイルス　　　―――――― ヘルペス群、麻疹、水痘、サイトメガロウイルス
　　細胞内寄生細菌　――――― 結核、サルモネラ、ブルセラ、リステリア
　　真　　菌　　　―――――― クリプトコックス、アスペルギルス、ニューモシスチス
　　原　　虫　　　―――――― トキソプラズマ

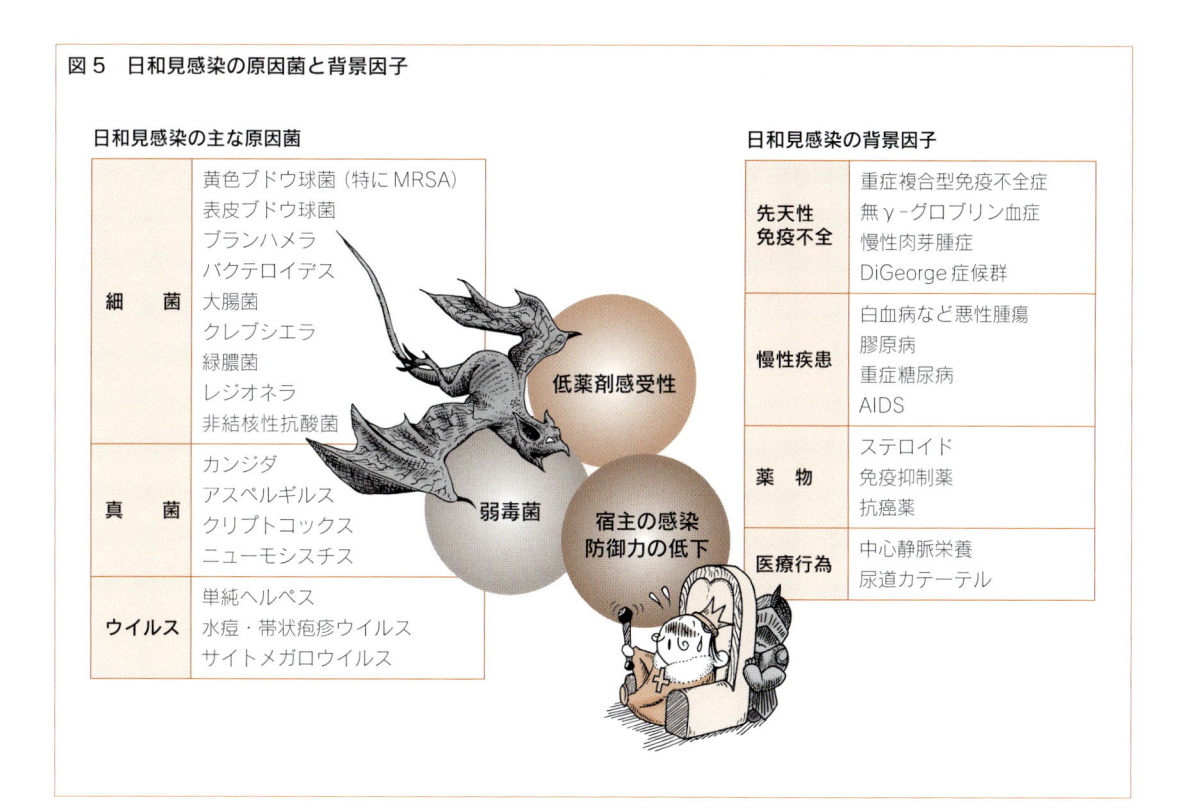

図5　日和見感染の原因菌と背景因子

日和見感染の主な原因菌

細菌	黄色ブドウ球菌（特にMRSA） 表皮ブドウ球菌 ブランハメラ バクテロイデス 大腸菌 クレブシエラ 緑膿菌 レジオネラ 非結核性抗酸菌
真菌	カンジダ アスペルギルス クリプトコックス ニューモシスチス
ウイルス	単純ヘルペス 水痘・帯状疱疹ウイルス サイトメガロウイルス

低薬剤感受性／弱毒菌／宿主の感染防御力の低下

日和見感染の背景因子

先天性免疫不全	重症複合型免疫不全症 無γ-グロブリン血症 慢性肉芽腫症 DiGeorge症候群
慢性疾患	白血病など悪性腫瘍 膠原病 重症糖尿病 AIDS
薬物	ステロイド 免疫抑制薬 抗癌薬
医療行為	中心静脈栄養 尿道カテーテル

☐☐ **11**　日和見感染をきたす病原体はどれか。
　A　A型肝炎ウイルス
　B　サイトメガロウイルス
　C　ポリオウイルス
　D　ライノウイルス
　E　B型インフルエンザウイルス

❏解法ガイド　　感染防御機能が低下している compromised host（易感染性宿主）にのみ生じる感染症を日和見感染と呼ぶ。

❏選択肢考察
　A　肝炎ウイルスにはA型、B型、C型、D型、E型、G型などがあるが、A型肝炎ウイルスは経口感染により感染し、急性肝炎を認める。キャリア化や慢性化は認めないので、肝硬変や肝細胞癌には至らない。中和抗体（IgG型抗HAV抗体）のない若年者に好発する。健康人にも感染するので日和見感染ではない。(×)
　B　サイトメガロウイルスは健康人でも感染していることが多いが、細胞性免疫により抑制されることで、初感染でも症状を呈することはまれである。また、初感染後には細胞の核内に存在するが、細胞性免疫機能が正常のときには特に症状を呈することはない。細胞性免疫機能が低下したときには間質性肺炎や間質性腎炎、網脈絡膜炎などの症状を呈し、また妊婦の初感染時には子宮内感染で巨細胞封入体症を認める。(○)
　C　ポリオウイルスは急性灰白髄炎の原因となる腸管ウイルスで、感染力は強く2類感染症に分類され、健康人（特に小児）にも感染するので日和見感染ではない。(×)
　D　ライノウイルスは成人の鼻かぜの原因となる感冒の原因ウイルスの一つである。日和見感染ではない。(×)
　E　インフルエンザウイルスにはA型、B型、C型があるが、A型インフルエンザウイルスが最も毒性が強く、ヒトに飛沫感染して流行する。B型インフルエンザウイルスはA型よりも軽症であるが、健康人にも感染するので日和見感染ではない。(×)

解答：B

☐☐ **12**　日和見感染による肺炎はどれか。
　　A　ニューモシスチス肺炎
　　B　肺炎球菌性肺炎
　　C　ブドウ球菌性肺炎
　　D　マイコプラズマ肺炎
　　E　インフルエンザ菌性肺炎

❏ **解法ガイド**　感染とは体内で微生物が増殖することで、感染症とは感染により臨床症状を呈することである。

　病院内において発生した感染症は院内感染と呼ばれ、市中感染（市井感染）と対比される概念である。一般に、院内感染は日和見感染が多く、市中感染は日和見でない感染が多い。

白血球障害による日和見感染

好中球障害	緑膿菌などのグラム陰性桿菌、黄色ブドウ球菌、真菌感染
液性免疫不全	一般細菌（特に肺炎球菌やヘモフィルス）などの感染
細胞性免疫不全	弱毒ウイルスの重篤化（水痘・帯状疱疹ウイルス、サイトメガロウイルスによる間質性肺炎） 真菌感染（カンジダ、クリプトコックス、ニューモシスチス肺炎） 細胞内寄生細菌感染（非結核性抗酸菌感染）

❏ **選択肢考察**
A　一般に深在性真菌感染は日和見感染が多く、ニューモシスチス肺炎などの真菌性肺炎も多くは細胞性免疫不全の患者に限って好発する日和見感染である。ただし、真菌性肺炎の一部は健康人にも発症する。（○）

B　肺炎球菌性肺炎は市中肺炎の原因としてマイコプラズマ肺炎とともに最も多いものである。誤嚥性肺炎や肺気腫などのCOPD（chronic obstructive pulmonary disease、慢性閉塞性肺疾患）患者の肺炎としても頻度が高いが、健康人の肺炎でもあるので、日和見感染症ではない。（×）

C　ブドウ球菌性肺炎は黄色ブドウ球菌による肺炎で、肺膿瘍や膿胸を合併することが特徴で、乳児や糖尿病患者に好発する。黄色ブドウ球菌は毒力が強いので健康人の肺炎でもあり、日和見感染症ではない。（×）

D　マイコプラズマ肺炎は市中肺炎の原因として最も多く、特に学童期の肺炎として頻度が高い。日和見感染症ではない。（×）

E　インフルエンザ菌性肺炎は肺気腫などのCOPD患者の肺炎として最も頻度が高いが、健康小児における気管支肺炎の原因でもあるので、日和見感染症ではない。（×）

解答：A

☐☐ 13　AIDSに好発する感染症**でない**のはどれか。

　A　ニューモシスチス肺炎
　B　サイトメガロウイルス網膜炎
　C　口腔カンジダ症
　D　クリプトコックス髄膜炎
　E　緑膿菌菌血症

解法ガイド　　AIDSすなわち後天性免疫不全症候群（acquired immunodeficiency syndrome）はヒト免疫不全ウイルス（human immunodeficiency virus；HIV）が性行為や血液製剤、母子感染などにより体内に侵入し、CD4陽性のリンパ球に感染し、数年〜十数年間の無症候期を経て、次第にCD4陽性のリンパ球数が破壊され、減少してくるのに伴って、AIDS関連症候群や、細胞性免疫不全による日和見感染および日和見腫瘍などを呈する疾患である。

　一般にAIDSでは、細胞性免疫不全は認めるが、液性免疫不全は中心とならないことが多く、さらに好中球などの顆粒球には異常を認めないので、AIDSでは好中球や液性免疫により感染が防御されている病原体に対しては易感染性を認めない。

選択肢考察
　A　ニューモシスチス肺炎は主として細胞性免疫不全時に間質性肺炎を起こす病原体として重要であり、健常人に感染を生ずることはまれであり、AIDSを代表とする細胞性免疫不全の患者に発症することが特徴的である。（○）
　B　サイトメガロウイルスは弱毒ウイルスなので健康人には不顕性感染で発症することは少ないが、細胞性免疫不全患者では間質性肺炎とともにサイトメガロウイルスによる網膜症や間質性腎炎、肝障害などを呈するので、AIDSにおいては失明の原因にもなる。サイトメガロウイルスに対してはガンシクロビルを投与する必要がある。（○）
　C　AIDSでは細胞性免疫不全の結果、口腔内カンジダ症をはじめとして食道カンジダ症や気管支・肺感染症を呈することもある。（○）
　D　AIDSでは細胞性免疫不全により真菌感染を生じることが多く、特にクリプトコックス髄膜炎はその代表的感染症の一つである。主として肺病巣からの血行性播種により生じるが、肺病変を認めないことも少なくない。（○）
　E　一般にAIDSでは細胞性免疫障害は認められるが、好中球などの機能に異常はないため、一般細菌の感染は生じやすいというわけではない。したがって、特に好中球減少時や液性免疫不全時に発症することの多い緑膿菌感染はAIDSで好発する感染症とはいえない。（×）

解答：E

□□ 14

細胞性免疫が低下している患者に口腔内潰瘍を認めた。
原因として最も考えられるのはどれか。

A アスペルギルス
B カンジダ
C ムコール
D クリプトコックス
E ニューモシスチス

❏解法ガイド

細胞性免疫不全をきたすと、弱毒ウイルスの重篤化（水痘・帯状疱疹ウイルスやサイトメガロウイルスなど）や真菌感染（カンジダ、クリプトコックス、ニューモシスチス肺炎）、細胞内寄生細菌感染（非結核性抗酸菌感染）を発症しやすい。

宿主の生体防御機構が低下し口腔内や消化管、皮膚などに常在する真菌によって起こる内因性真菌感染として、カンジダ症や放線菌症がある。また、環境中に存在し外因性感染を起こす外因性真菌感染にはアスペルギルス症やクリプトコックス症、ムコール菌症、ノカルジア症がある。

カンジダ感染症には以下のものがある。

【カンジダ感染症】
- 鵞口瘡、口腔内潰瘍
- 食道炎
- 腟　炎
- カンジダ性皮膚炎、陰股部カンジダ症
- 皮膚粘膜カンジダ症：HAM症候群
- 深部カンジダ症：菌血症、心内膜炎、眼炎

❏選択肢考察

A アスペルギルスは常在真菌で、菌球症や気道感染、抗原として作用してアレルギー性気管支肺アスペルギルス症の原因となる。口腔内潰瘍を認めることはまれである。(×)

B カンジダは皮膚表面などに存在する常在真菌で、細胞性免疫低下時に口腔内の炎症や潰瘍などを形成する。口腔内のカンジダ感染は鵞口瘡と呼ばれ、糖尿病患者や細胞性免疫不全のほか、乳児にも認められる。(○)

C ムコールは糖尿病患者などに好発する日和見感染の原因となる真菌で、血管に沿って進展し、眼球突出や顔面の潰瘍などを認める。口腔内潰瘍を認めることはまれである。(×)

D クリプトコックスはハトの糞や土の中に存在する真菌で、気道感染や髄膜炎の原因となる。口腔内病変をきたすことはまれである。(×)

E ニューモシスチスは消化管などにも存在する常在真菌で、AIDSやATL、悪性リンパ腫などの細胞性免疫不全患者で間質性肺炎を生じる。治療および予防に、ST合剤やペンタミジンが用いられる。間質性肺炎以外の症状はない。(×)

解答：B

☐☐ **15** compromised host〈易感染性宿主〉に限局してみられる感染の原因微生物で**ない**のはどれか。

　A　緑膿菌
　B　*Pneumocystis jirovecii*
　C　サイトメガロウイルス
　D　カンジダ
　E　ヒト免疫不全ウイルス〈HIV〉

❏ 解法ガイド　　compromised hostとは感染防御機能が低下している宿主のことをいい、一般病原菌の感染はもちろん、健康時には病気を起こさない弱毒病原菌による感染、すなわち日和見感染を生じるようになったものである。

　好中球の障害では緑膿菌をはじめとするグラム陰性桿菌の感染や黄色ブドウ球菌、真菌感染を受けることが多く、液性免疫不全では一般細菌感染（特に肺炎球菌やヘモフィルス）などの感染を、細胞性免疫不全では弱毒ウイルスの重篤化（水痘・帯状疱疹ウイルスやサイトメガロウイルスなど）、真菌感染（カンジダ、クリプトコックス、*P. jirovecii*）、抗酸菌感染などを合併してくるのが特徴である。

❏ 選択肢考察
　A　緑膿菌はグラム陰性桿菌で、時には健康人にも感染を認めることはあるが、大部分は好中球減少時などの生体防御機構障害時や全身状態の悪い患者に好発する。(○)
　B　*P. jirovecii*は自然界に広く存在し、ヒトにおいても肺や消化管に認められている。健常人に発症することはほとんどなく、白血病や悪性リンパ腫、癌腫、膠原病などの基礎疾患が存在する場合や、後天性免疫不全症候群（AIDS）や臓器移植後、免疫抑制薬やステロイド薬投与時などに多く認められる。特に細胞性免疫不全時に発症するが、B細胞免疫不全でも認められることがある。間質性肺炎による肺拡散障害をきたし、著明な低酸素血症を認めることが多い。(○)
　C　サイトメガロウイルスは健常人では感染を受けても不顕性で経過することが多く、成人では半数以上に感染の既往がある。また、サイトメガロウイルスがリンパ球などに潜伏感染を認める場合があり、そのような場合では細胞性免疫が障害されるとウイルスが再活性化され、回帰感染を生じ、全身性感染となることも少なくない。(○)
　D　カンジダは皮膚表面や消化管、会陰部などの正常細菌叢（flora）の一部を形成しているため、広域抗菌薬の長期投与やステロイドおよび免疫抑制薬投与、また細胞性免疫不全や肝硬変が存在する場合に菌交代現象を生じることなどを誘因として、日和見感染や終末感染として認められることがある。(○)
　E　HIVはAIDSの原因となり、細胞性免疫不全によるcompromised hostとして日和見感染の原因となる。しかし、HIV自体は健康人にも感染し、compromised hostに限局してみられるのではない。(×)

解答：E

到達目標 5　下痢症、食中毒を起こす病原体を列挙し、診断と治療の基本を説明できる。

Point
- 食中毒の原因としてはノロウイルスなどによるウイルス性のものや、細菌感染によるものがある。細菌性食中毒では毒素型、生体内毒素型、感染型の3種類がある。

[ノロウイルス（ノーウォークウイルス）]
- 近年の食中毒の患者数として最も多い。
- 原因：食品では生カキなどの経口感染で急性感染性胃腸炎を生じる。
- 特別養護老人ホームなどで集団発生することがある。
- 冬季に好発する。
- 症状：潜伏期間は24〜48時間で、発熱は軽度で、主症状は吐気・嘔吐、下痢、腹痛である。通常、これら症状が1〜2日続いた後、治癒し、後遺症もない。しかし、非常に感染性が高く、ヒトからヒトへの感染も生じうる。
- 治療：輸液（初期輸液は利尿がつくまでカリウムを含まない比較的低張液とする）。
- 予防：手洗い、消毒（塩素系消毒薬）。

[黄色ブドウ球菌性食中毒]
- 黄色ブドウ球菌の産生する耐熱性エンテロトキシンを摂食することにより発症する毒素型食中毒である。潜伏期間は2〜6時間と短い。
- 症状：嘔吐、下痢、腹痛をきたす。発熱は呈さない。
- エピソード：運動会で仕出し弁当を食べ、3時間後に腹痛・下痢、熱はない。
- 届け出：食中毒またはその疑いと診断した場合、直ちに保健所に届け出る。
- 治療：輸液などの対症療法が行われる。大部分の症例は12時間以内に回復し、予後良好である。
- 予防：調理時に使い捨て手袋を使用する。外毒素は耐熱性であるので、食前加熱は無効。

[腸管出血性大腸菌感染症]
- 腸管出血性大腸菌感染症とは、病原性大腸菌（血清型O157、O111、O104など）に汚染された食品や水を経口摂取することで発症する生体内毒素型食中毒である。病原性大腸菌は消化管内で増殖し、ベロ毒素を産生することによって腸管上皮細胞における蛋白合成を抑制する。
- 無症候性から死に至る者まで臨床症状は多彩である。多くの場合、潜伏期を経て、激しい腹痛と下痢（初め水様性、のち血便）、腎障害（溶血性尿毒症症候群）を呈する。発熱は軽度である。
- 潜伏期間は2〜7日と長い。抵抗力の弱い小児や高齢者に好発する。
- 治療：輸液や急性腎不全・中枢神経系症状に対する対症療法を行う。止痢薬や鎮痙薬は消化管運動を抑制し、O157やベロ毒素を腸管内に停滞させてしまうため**禁忌**★である。

Point

[サルモネラ菌食中毒]
- *Salmonella* Enteritidisによる感染型食中毒が多い。汚染された鶏卵や食肉を介し発症する。現在では細菌性食中毒の原因として最も多く認められる。
- 潜伏期間は平均12時間であるが、個体および摂取菌量によって相違がある。発熱、悪心・嘔吐、腹痛、血便などの急性胃腸症状をきたし、サルモネラによる菌血症を認める。
- 治療：ニューキノロン系薬やABPCなどが用いられる。

[カンピロバクター食中毒]
- カンピロバクター食中毒は主として*Campylobacter jejuni*による食中毒で、カンピロバクターにより汚染された食肉や生乳、井戸水などの摂取により経口感染する。
- 感染型食中毒であり、発熱、腹痛、下痢（水様性）、粘血便や、時に菌血症を認めることもある。
- 潜伏期は2〜5日と比較的長いのが特徴である。
- 治療：エリスロマイシンやニューキノロン系薬、テトラサイクリン系薬などが用いられる。

[腸炎ビブリオ食中毒]
- 腸炎ビブリオは好塩性で、夏季にエビなどの新鮮海産魚類の経口摂取により発生する生体内毒素型食中毒である。腸炎ビブリオはエンテロトキシンなどの外毒素は産生せず、また流血中に出現することもないが、腸粘膜を障害する。
- 12〜24時間の潜伏期ののち、著明な腹痛や水様性下痢便（時に血便）、発熱を伴って発症し、24〜48時間後に自然に軽快してくる。
- 治療：自然軽快もあるが、ニューキノロン系薬、テトラサイクリン系薬が有効。

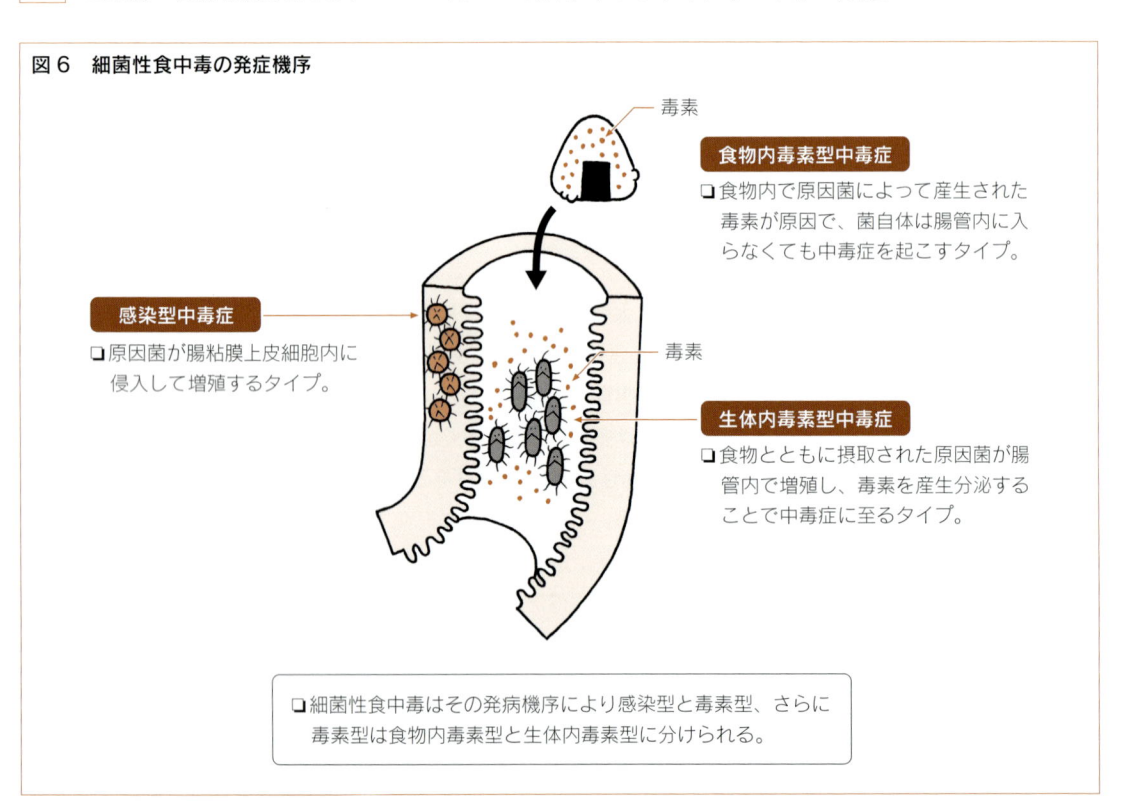

図6 細菌性食中毒の発症機序

感染型中毒症
- 原因菌が腸粘膜上皮細胞内に侵入して増殖するタイプ。

食物内毒素型中毒症
- 食物内で原因菌によって産生された毒素が原因で、菌自体は腸管内に入らなくても中毒症を起こすタイプ。

生体内毒素型中毒症
- 食物とともに摂取された原因菌が腸管内で増殖し、毒素を産生分泌することで中毒症に至るタイプ。

- 細菌性食中毒はその発病機序により感染型と毒素型、さらに毒素型は食物内毒素型と生体内毒素型に分けられる。

☐☐ 16 毒素を摂取することにより生じる食中毒の病原体はどれか。
A サルモネラ
B 腸炎ビブリオ
C 黄色ブドウ球菌
D 大腸菌
E カンピロバクター

❏ **解法ガイド** 食中毒の原因としては、ノロウイルスなどによるウイルス性のものや、細菌感染によるものがある。細菌性食中毒は毒素型、生体内毒素型、感染型の3種類がある。

①毒素型食中毒
毒素型食中毒は細菌の産生する菌体外毒素を摂取することにより発症するもので、発熱を認めない。黄色ブドウ球菌やボツリヌス菌によるものである。黄色ブドウ球菌の産生する腸管毒は耐熱性なので食前加熱も有効ではない。

②生体内毒素型食中毒
生体内毒素型食中毒は、細菌を経口摂取することで消化管内で細菌が増殖し、その産生した菌体外毒素を吸収して食中毒を発症するものである。発熱を認め、食前加熱が有効である。腸炎ビブリオ、腸管出血性大腸菌によるものである。

③感染型食中毒
感染型食中毒は細菌を経口摂取することで消化管内で細菌が増殖し、その菌が直接消化管粘膜を傷害したり、菌血症を認めるものである。発熱を認め、食前加熱が有効である。サルモネラ、カンピロバクター、*Yersinia enterocolitica*、*Listeria monocytogenes*、組織侵入型大腸菌や腸管病原性大腸菌によるものである。

❏ **選択肢考察**
A サルモネラ食中毒は鶏卵に付着したサルモネラ菌の経口摂取で生じる感染型食中毒である。菌血症を伴うことが多い。(×)
B 腸炎ビブリオ食中毒は夏季に好発し、海産魚介類の生食で生じる生体内毒素型食中毒である。(×)
C 黄色ブドウ球菌食中毒は、黄色ブドウ球菌の産生した菌体外毒素であるエンテロトキシン(腸管毒素)を経口摂取することで生じる毒素型食中毒である。黄色ブドウ球菌の産生する腸管毒は耐熱性なので食前加熱は有効ではない。(○)
D 大腸菌による食中毒はその原因となる菌の種類により症状が異なる。腸管出血性大腸菌では細菌を経口摂取することで消化管内で細菌が増殖し、その産生した菌体外毒素であるベロ毒素を吸収して乳幼児や高齢者では溶血性尿毒症症候群を認める。これは生体内毒素型食中毒であり、毒素型食中毒とは異なる。(×)
E カンピロバクターは生乳や加熱の不完全な鶏肉などが原因となって生じる感染型食中毒である。(×)

解答:C

□□ **17** 抗菌薬が無効な食中毒原因菌はどれか。

　A　ブドウ球菌
　B　サルモネラ
　C　病原性大腸菌
　D　カンピロバクター
　E　腸炎ビブリオ

❏ **解法ガイド**

細菌性食中毒は菌体外毒素による毒素型と、細菌自体の消化管感染による感染型、また細菌が消化管内で産生した毒素による生体内毒素型に分けられる。

感染型に属するものとしてサルモネラやカンピロバクター、*Yersinia enterocolitica*、*Listeria monocytogenes* がある。生体内毒素型に属するものとしては腸炎ビブリオ *Vibrio parahaemolyticus*（耐熱性溶血毒素）、腸管出血性大腸菌（ベロ毒素）などがある。それに対し、毒素型食中毒をきたすものとしては黄色ブドウ球菌やボツリヌス菌などがある。

食中毒で抗菌薬の投与が無効な場合は外毒素の産生による食中毒であり、その代表的なものとしてはブドウ球菌およびボツリヌス菌によるものがある。

腸管出血性大腸菌はベロ毒素などの外毒素を産生することにより組織を傷害し、下血や腹痛、さらにベロ毒素が血液中に入り、腎障害による溶血性尿毒症症候群や中枢神経症状、血管内皮の傷害などを認めることがあるが、その場合にも抗菌薬による起炎菌の排除は有効と考えられている。

しかし、ブドウ球菌の産生する耐熱性エンテロトキシンや、ボツリヌス菌の産生するボツリヌストキシンは、菌が存在しなくても毒素そのものに対して生じる反応であるため、一般に抗菌薬は有効ではないと考えられている。

また、ノロウイルスによる食中毒はウイルスによるものなので、有効な抗菌薬はない。輸液などの対症療法が行われる。

❏ **選択肢考察**

　A　ブドウ球菌性食中毒は、ブドウ球菌の産生する耐熱性のエンテロトキシンによる食中毒であり、原因食品摂取後、2〜6時間の短時間で発症する腹痛、下痢が中心となる毒素型食中毒である。治療としては抗菌薬は無効であり、対症的に輸液療法などが行われる。（○）

　B　サルモネラ菌はグラム陰性桿菌で、自然界に広く分布しており、ウシやトリなどの消化管内に存在していることも多い。それゆえ、不十分な調理をした食肉や、鶏卵を介する感染により、食中毒による集団発生を認めることが多い。本邦では食中毒の最も多い原因が *Salmonella* Enteritidis によるサルモネラ食中毒である。サルモネラ食中毒は感染型食中毒であり、その治療としてはニューキノロン系やABPCなどが投与されることが多い。（×）

　C　大腸菌はヒトの下部小腸から大腸に常在する腸管内常在菌叢を形成する細菌の一つであるが、病原性を有するものがあり、O157などのベロ毒素を産生する腸管出血性大腸菌や、消化管感染症をきたし赤痢様の症状を認める腸管侵入性大腸菌、さらに旅行者下痢症としてコレラ様の症状をきたす腸管毒素原性大腸菌、またサルモネラ食中毒様の症状をきたす腸管病原性大腸菌などがある。いずれも食中毒をきたしうるが、エンテロトキシンを産生しうる腸管毒素原性大腸菌や、ベ

ロ毒素を産生する腸管出血性大腸菌を含み、一般に抗菌薬が有効である。治療薬としてはニューキノロン系やABPCなどが用いられることが多い。(×)

D　カンピロバクターはグラム陰性桿菌で、イヌ、ネコなどのペット動物やウシ、トリなどの消化管内に常在している細菌であり、汚染された食肉や生乳、井戸水などから経口感染し、組織侵入性で、粘膜障害による感染型食中毒をきたすものである。それゆえ、治療としてはエリスロマイシンやニューキノロン系、テトラサイクリン系などが用いられる。(×)

E　腸炎ビブリオは特に抗菌薬治療を行わなくても数日で回復するので、主として輸液などの対症療法が行われるが、抗菌薬を用いる場合にはニューキノロン系などが適応となる。(×)

解答：A

□□ **18**　2月上旬、鶏卵によると思われる集団食中毒が発生した。潜伏期間は19〜45時間であり、腹痛、下痢および発熱が主な症状で嘔吐はなかった。
考えられる原因菌はどれか。
A　ブドウ球菌
B　サルモネラ
C　ボツリヌス菌
D　カンピロバクター
E　腸炎ビブリオ

□ **解法ガイド** 身体所見 #1　2月上旬に鶏卵によると思われる集団食中毒が発生した⇒2月上旬と冬季であるので、夏季に限局性に発症することが多い *Vibrio parahaemolyticus* による腸炎ビブリオ食中毒は考えにくい。鶏卵によると思われる集団食中毒であるので、*Salmonella* Enteritidis による食中毒が最も考えられる。

#2　潜伏期間は19〜45時間⇒サルモネラ食中毒の潜伏期間である12〜48時間と合致する。

#3　腹痛、下痢および発熱が主な症状で嘔吐はなかった⇒サルモネラ食中毒は感染型食中毒であり、発熱が著明で、38℃以上となることも少なくなく、腹痛、下痢、時に粘血便を認めることもある。

□ **診　断**　サルモネラ食中毒。

□ **解法サプリ**　サルモネラは自然界に広く分布しており、特にウシやトリ、またペット動物であるミドリガメから感染することもある。汚染食肉や卵、乳製品などが感染源となりうる。ニワトリの1,000〜3,000羽に1羽が消化管内にサルモネラ菌を保菌しており、そのようなニワトリが産卵した卵を摂食することにより発症する。鳥類では輸卵管は総排泄腔を経て体外に産み出されるため、鶏卵の表面に腸内に存在するサルモネラ菌が付着し、時間が経つとそのサルモネラ菌が卵殻から卵の中に入っていくともいわれる。食前加熱が有効ではあるが、加熱されていない卵およびマヨネーズなどの卵を含む食品などが原因となることが多い。この症例では潜伏期間は19〜45時間であり、サルモネラ食中毒の潜伏期間である12〜48時間と合致する。

□ **選択肢考察**　A　ブドウ球菌食中毒は黄色ブドウ球菌の産生したエンテロトキシンを含む食品を経口的に摂取することにより生じる毒素型食中毒であり、食物を扱う人が皮膚に化膿巣を有している場合に、食物を汚染することにより発症する。黄色ブドウ球菌の産生するエンテロトキシンは耐熱性であるため、食前加熱は無効である。原因食物を摂食後、2〜6時間後に発症し、腹痛、強い嘔気・嘔吐、下痢などを認めるが、一般的には発熱や血便は認めない。ほとんどの症例は12時間以内に回復し、予後は良好である。この場合には潜伏期間が19〜45時間と長いことや、発熱が認められるということ、嘔吐はなかったということなどから否定的である。(×)

B　この場合は鶏卵によると思われる集団食中毒が発生しており、潜伏期間も19〜45時間と比較的長く、臨床症状で発熱が認められることから感染型食中毒と考えられ、主たる症状が腹痛や下痢などの消化器症状であるので、サルモネラ食中毒が最も考えられる。(○)

C　ボツリヌス菌による食中毒はボツリヌス毒素に汚染された食品を摂取することに

より生じる毒素型食中毒の代表である。その臨床症状は他の細菌性食中毒と異なり、消化器症状は伴わず、ボツリヌス毒素が神経末端からのアセチルコリンの遊離を抑制することにより、動眼神経麻痺や嚥下障害、構語障害などをきたすのが特徴である。原因食品としては鶏卵などが原因となることはまれである。ボツリヌス食中毒の潜伏期間は18〜36時間であり、この症例と合致しうるが、臨床症状として発熱が存在することや、消化器症状としての腹痛、下痢が存在することから、否定的である。(×)

D　カンピロバクターは *Campylobacter jejuni* による感染型食中毒とされている。カンピロバクターは、ウシやトリの消化管内に存在しており、加熱が不十分な食肉や生乳などが原因食品となりうる。発熱、腹痛、下痢、粘血便などが認められる。一般にカンピロバクターの潜伏期間は2〜5日間と長いのが特徴であり、この症例のように19〜45時間と潜伏期間が短いので、否定的である。(×)

E　腸炎ビブリオによる食中毒は *V. parahaemolyticus* による生体内毒素型に属する食中毒で、経口摂取されたビブリオ菌が消化管内で耐熱性溶血毒を産生することにより発症するものである。腸炎ビブリオによる食中毒は夏季に多く、ビブリオ菌が好塩性であることから、生鮮海産魚類が感染源となることが多く、まれに塩分の多い漬け物なども感染源となりうる。この場合には2月上旬と冬季であるということ、感染源が鶏卵によると思われることなどから否定的である。(×)

解答：B

☐☐ **19** ノロウイルスとその食中毒について**誤っている**のはどれか。

A 非細菌性急性胃腸炎の原因となる。
B 食中毒の中で最も患者数が多い。
C 冬季に好発する。
D 潜伏期間は約1週間である。
E 治療は輸液が中心となる。

❏ **解法ガイド**　　1968年に米国のオハイオ州ノーウォーク（Norwalk）という町の小学校で集団発生した急性胃腸炎の患者の糞便からウイルスが検出され、発見された土地の名前を冠してノーウォークウイルスと呼ばれていたものが、非細菌性急性胃腸炎の原因である小型球形ウイルスの一種であることが判明した。

さらに、ウイルスの遺伝子が詳しく調べられると、非細菌性急性胃腸炎を起こす小型球形ウイルスには2種類あり、そのほとんどは、今までノーウォーク様ウイルスと呼ばれていたウイルスであることが判明し、国際ウイルス学会で正式にノロウイルスと命名された。

❏ **選択肢考察**

A 非細菌性急性胃腸炎、すなわちウイルスによる食中毒の原因となる。一年を通して発生はみられるが、11月くらいから発生件数は増加し始め、1〜2月が発生のピークになる傾向がある。（◯）

B ノロウイルスによる食中毒は、患者数では第1位（約8,000人以上／年）となっている。食中毒の中で最も患者数が多い（食中毒患者数の約40％）。（◯）

C ノロウイルス胃腸症は11月ころから増加し始め、1〜2月にピークとなる。ビブリオ食中毒が夏季に好発するのと対照的である。（◯）

D 潜伏期間は24〜48時間で、主症状は吐き気、嘔吐、下痢、腹痛であり、発熱は軽度である。通常、これら症状が1〜2日続いた後、治癒し、後遺症もない。（×）

E 診断は臨床症状からだけでは困難で、通常、患者の便や吐物を用いて、電子顕微鏡や、RT-PCR法などの遺伝子を検出する方法でウイルスの検出を行い、診断する。効果のある抗ウイルス薬はないので、治療は脱水症状がひどい場合に輸液を行うなどの対症療法が中心となる。（◯）

解答：D

□□ 20　　9か月の乳児。昨日から機嫌が悪くなり、下痢が2回あった。今朝から水様下痢便が6回に増え、授乳のたびに嘔吐するようになったので夕刻来院した。来院時の便の写真（⇒カラー口絵）を示す。

病原体はどれか。
A　RSウイルス
B　コロナウイルス
C　ノロウイルス
D　ライノウイルス
E　ロタウイルス

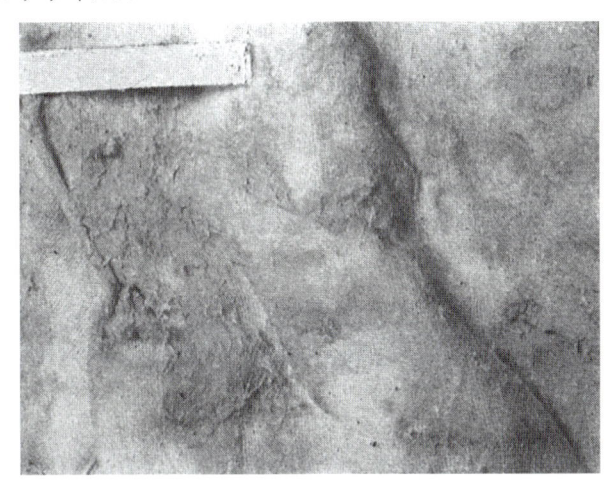

□ **解法ガイド**　身体所見　#1　9か月の乳児が昨日から機嫌が悪くなり、下痢が2回あった⇒乳児の機嫌が悪い状態は重篤な疾患の存在を示すものである。また、下痢が2回あったのは一般には母乳栄養児では下痢気味であることが多く、特に問題とならない可能性もあるが、機嫌が悪いということから考えると、消化管病変が存在した可能性もある。

#2　今朝から水様下痢便が6回に増え、授乳のたびに嘔吐するようになったので夕刻来院した⇒母乳栄養児は一般に下痢傾向で、1日3〜5回の排便を認めることがあるが、それらは多くは緑色軟便であり、水様性下痢をきたすことはまれである。

#3　授乳のたびに嘔吐する⇒嘔吐が激しいと考えられる。消化管病変が疑われる。特に水様性下痢が存在していることから、小腸病変によるものが最も疑われる。

画像所見　#1　左上方に呈示されている白色のテープと比較すると、便は黄白色で、ほとんど固形物を認めない水様性の下痢がおむつに付着している。これは白色便調の下痢をきたしているものと考えられよう。

白色のテープ

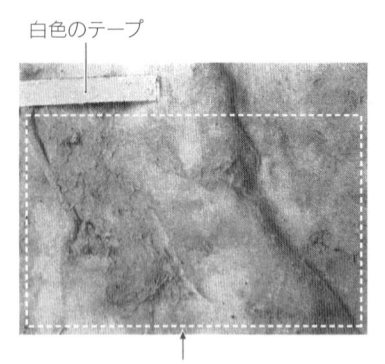

黄白色の水様性下痢便

❑ 診　　断　　乳児冬季白色便下痢症（小児仮性コレラ）。
❑ 解法サプリ　ロタウイルスはレオウイルス科に属するRNAウイルスで、主としてA群ロタウイルスによる乳児冬季白色便下痢症（小児仮性コレラ）の原因となるウイルスである。2歳以下の乳幼児に冬季に認められる白色便下痢症で、発熱や嘔吐、高張性脱水などの症状を認めるのが特徴である。

❑ 選択肢考察
A　RSウイルス（respiratory syncytial virus）はパラミクソウイルス科に属するRNAウイルスであり、新生児〜乳幼児のかぜや細気管支炎、肺炎の原因となるウイルスである。感染力が強く、飛沫と接触感染の両方で感染する。反復感染することがある。予防のためのワクチンはないが、抗RSウイルスヒトモノクローナル抗体のパリビズマブ®（遺伝子組み換え）が存在している。(×)

B　コロナウイルスは一本鎖RNAウイルスで、かぜの原因となる。塩基配列の異なる新型のSARSコロナウイルスは重症急性呼吸器症候群（SARS）の原因となる。乳児冬季白色便下痢症の病原体ではない。(×)

C　ノロウイルスは一本鎖RNAウイルスで、生カキなどの経口感染で急性感染性胃腸炎を生じる。冬季に好発し、潜伏期間は24〜48時間で、発熱は軽度で、主症状は嘔気・嘔吐、下痢、腹痛である。通常、これら症状が1〜2日続いた後、治癒し、後遺症もない。しかし、非常に感染性が高く、ヒトからヒトへの感染も生じる。(×)

D　ライノウイルスは成人の鼻かぜの原因ウイルスであるが、消化管感染はまれである。(×)

E　この症例は臨床症状や便の性状などからロタウイルスによる下痢が最も考えられる。(○)

解答：E

□□ **21** ロタウイルス感染症について正しいのはどれか。
A　夏季に好発する。
B　病原体はDNAウイルスである。
C　主に学童に流行する。
D　潜伏期は2～3週間である。
E　白色下痢便を認める。

❏ 解法ガイド　　一般に冬季の乳幼児の下痢症の2/3以上がロタウイルスによるものと考えられており、成人でもまれに水様性下痢の原因となることが報告されている。経口的に感染したのち、1～2日の潜伏期のあとに、時に発熱を伴った頻回の嘔吐、水様性の白色便下痢を認め、数日間持続する。

　　診断は、糞便中からのロタウイルスの検出が行われている。治療としては高張性脱水に対し輸液が行われる。現在、ロタウイルスに対するワクチンが開発段階である。

　　治療としては対症療法が行われるが、特に高張性脱水に対する輸液療法が重要である。下痢は4～5日で軽快する。

❏ 選択肢考察
A　ロタウイルス感染症は冬季に多く、乳児冬季白色便下痢症とも呼ばれ、一般に経口感染することにより発症する。他のウイルス性下痢症は夏季に好発することが多いが、ロタウイルス感染症は冬季に好発する。(×)
B　ロタウイルスはDNAウイルスではなくRNAウイルスである。(×)
C　ロタウイルス感染症は、成人期の水様性下痢の原因ともなりうるが、A群ロタウイルス感染により主に乳幼児の水様白色便下痢をきたすのが特徴である。(×)
D　一般の全身性ウイルス感染では潜伏期は2週間前後であるが、ロタウイルスは主として経口感染（経気道感染の疑いもある）後、1～2日の潜伏期ののち、頻回の嘔吐や白色便下痢をきたすのが特徴である。(×)
E　臨床的には発熱を伴うこともあり、嘔吐や白色便下痢が主症状である。(○)

解答：E

到達目標 6 新興感染症・再興感染症を列挙できる。

Point
- 新興感染症とは1970年以降に新たに現れた人類にとって脅威となる感染症のことである。
- 再興感染症とは一度制圧されたものの再び台頭した感染症のことである。

表1 主な新興感染症の病原微生物と病態

分類	病原微生物	病態
ウイルス	ヒトヘルペスウイルス6	突発性発疹
	ヒトヘルペスウイルス8	Kaposi肉腫（AIDS）
	エイズウイルス	後天性免疫不全症候群
	ヒトT細胞白血病ウイルス	白血病
	肝炎ウイルス（C、D、E）	肝炎
	ウエストナイルウイルス	脳炎
	ロタウイルス	下痢
	エボラウイルス	エボラ出血熱
	ハンタウイルス	腎症候性出血熱
リケッチア	日本紅斑熱リケッチア	日本紅斑熱
	ボレリア	ライム病
	バルトネラ	猫ひっかき病
細菌	大腸菌O157：H7	出血性腸炎
	カンピロバクター	下痢
	コレラ	嘔吐、下痢
	ヘリコバクター	胃潰瘍
	レジオネラ	肺炎
クラミジア	クラミジア	肺炎
原虫	クリプトスポリジウム	下痢

表2 主な再興感染症の病原微生物と病態

分類	病原微生物	病態
細菌	サルモネラ	嘔吐、下痢
	ジフテリア	ジフテリア
	コレラ	嘔吐、下痢
	百日咳菌	百日咳
	劇症型A群β溶レン菌	壊死性筋膜炎、STSS
	結核菌	結核症
	炭疽菌	炭疽病
ウイルス	デングウイルス	デング熱
	狂犬病ウイルス	狂犬病
	黄熱ウイルス	黄熱病

□□ **22** 新興感染症はどれか。

A 狂犬病
B ジフテリア
C ペスト
D カンピロバクター感染症
E つつが虫病

❏ 解法ガイド　新興感染症（emerging infectious diseases）とはWHOの定めた「1970年以降、それまで明らかにされていなかった病原微生物に起因し、公衆衛生学上問題になっている新しい感染症」という概念に当てはまるものである。

❏ 選択肢考察
A 狂犬病は狂犬病ウイルスによる人獣共通感染症で、すべての哺乳類に感染しうる。4,000年前から知られており、一度感染すると治療法がなくほぼ100％死亡する。イヌやコウモリなどが感染源となる。全世界で年間5万人が発症しているが、1957年以降国内における感染例はない。(×)

B ジフテリアはジフテリア菌（*Corynebacterium diphtheriae*）による感染症で、菌体外毒素により上気道粘膜に偽膜形成性病変から全身性病変（心、神経）を生じる。喉頭ジフテリアとして真性クループを呈することもある。現在、我が国ではワクチン（トキソイド；DPT）により激減したが、発展途上国ではまだ認められる。古くから認識されている感染症なので新興感染症ではない。(×)

C ペストはペスト菌（*Yersinia pestis*）による感染症で、齧歯類を宿主とし、ノミなどのベクター（vector）を介して感染し、腺ペスト、敗血症、肺ペストなどを生じる。我が国では昭和元年以来発生はない。古くから認識されている感染症なので新興感染症ではない。(×)

D カンピロバクター食中毒は*Campylobacter jejuni*という細菌によるもので、食中毒の原因として公衆衛生上重要である。この細菌は1970年頃に発見されたことから、新興感染症に含まれる。(○)

E つつが虫病は*Orientia tsutsugamushi*による感染症で、河川や山林にいるダニの一種であるツツガムシの幼虫に刺されて生じる伝染病で、かつては山形県、秋田県、新潟県などで夏季に河川敷で感染する風土病であったが（古典型）、戦後新型つつが虫病の出現により北海道、沖縄など一部の地域を除いて全国で発生がみられるようになった。古くから認識されている感染症なので新興感染症ではない。(×)

解答：D

☐☐ 23　新興感染症はどれか。
　A　ペスト
　B　狂犬病
　C　ライム病
　D　日本住血吸虫症
　E　破傷風

❏ 解法ガイド　　新興感染症には、カンピロバクター、レジオネラ、SARS、腸管出血性大腸菌、鳥インフルエンザ、*Helicobacter pylori*、GNR（グラム陰性桿菌）のバルトネラ・ヘンセレ（*Bartonella henselae*）、HTLV-1、HHV-6・8、ウエストナイルウイルス、エボラ出血熱やプリオン病などが含まれる。

❏ 選択肢考察
　A　ペストはペスト菌（*Yersinia pestis*）による感染症で、齧歯類を宿主とし、ノミなどのベクターを介して感染する。我が国では昭和元年以来発生はない。新興感染症ではない。(×)
　B　狂犬病は狂犬病ウイルスによる人獣共通感染症で、4,000年前から知られている。一度感染すると治療法がなくほぼ100％死亡する。全世界で年間5万人が発症しているが、我が国では1957年以降発生していない。(×)
　C　ライム病はらせん菌群の*Borrelia burgdorferi*による全身性感染症で、夏季に好発する。ネズミなどの小動物が保菌動物となり、マダニを媒介節足動物（ベクター）として、24〜48時間以上吸血し続けることにより感染が成立する。1982年に米国で病原体であるボレリアがマダニおよび患者から発見された。新興感染症である。(○)
　D　日本住血吸虫症は日本住血吸虫（*Schistosoma japonicum*）の経皮感染により発症する寄生虫感染である。ミヤイリガイの中で成熟した日本住血吸虫のセルカリア（幼虫）が経皮感染し、成虫が腸管壁に卵を産みつけ、その卵が経門脈的に肝臓に至り、門脈圧亢進症や肝硬変を認めるようになる。我が国では古くから山梨県や筑後川の流域などが流行地として知られていたが、1978年以降には新患は認められない。中国や東南アジアではいまだ多くの患者が発生しており、マラリアやフィラリアとともに世界の三大寄生虫病の一つとされている。(×)
　E　破傷風は破傷風菌（*Clostridium tetani*）の産生する菌体外毒素による筋硬直、けいれんを主徴とする疾患である。全世界の土壌中に広く分布し、傷口についた土や古釘の踏み抜きなどにより感染し、古くから認識されている感染症なので新興感染症ではない。(×)

解答：C

□□ 24　再興感染症でないのはどれか。
　A　マラリア
　B　デング熱
　C　ペスト
　D　レジオネラ
　E　結　核

◻解法ガイド　　再興感染症とは、WHOによる定義は「既知の感染症で、すでに公衆衛生上の問題とならない程度までに患者が減少していた感染症のうち、この20年間に再び流行しはじめ、患者数が増加したもの」である。
　　再興感染症の代表的なものとしては、マラリア、結核、百日咳、デング熱、ペスト、コレラ、サルモネラ、インフルエンザなどがある。

◻選択肢考察
　A　マラリアは世界で100か国以上にみられ、年間3億～5億人の罹患者と約100万人の死亡者がある。大部分はサハラ以南アフリカにおける5歳未満の小児である。伝染病予防法での届出では、1990年代には年間50～80人で推移していたが、感染症法施行以降の報告数は増加し、2000年には154例に達した。その後、2001年109例、2002年83例、2003年78例と減少し、2010年は73例であった。マラリアは再興感染症の代表である。(○)

　B　デング熱はデングウイルスによる感染症で、ネッタイシマカにより媒介される。全世界では年間約1億人がデング熱を発症し、うち50万人以上がデング出血熱を発症する。我が国では、感染症法施行後の患者届出数は、2000年18例、2001年50例、2002年52例、2003年31例であったが、その後増加傾向を示し、2010年245例、2011年112例と増加した。すべて輸入感染症である（国内での感染はない）。デング熱自体はネッタイシマカの増殖とともに患者数が増加した再興感染症である。(○)

　C　ペストはグラム陰性桿菌 *Yersinia pestis* による全身感染症で、感染したネズミのノミを介して感染する。ペスト菌常在地域にも文明化が押し寄せ、人間とペスト菌が接触する機会が増えてきたことにより、1991年以降増加している。近年患者数が増加した再興感染症である。(○)

　D　1976年の夏、米国フィラデルフィアのホテルで開催された在郷軍人会で、原因不明の重症肺炎が集団発生し、米国の疾病予防管理センター（Centers for Disease Control and Prevention；CDC）が行った原因調査によって、この肺炎はこれまで報告のなかった細菌による感染症であることが明らかになり、その原因菌が後に *Legionella pneumophila*（レジオネラ・ニューモフィラ）と命名された。レジオネラは新興感染症であり、再興感染症ではない。(×)

　E　結核は古来エジプトの時代から存在していた感染症で、現在でも世界人口の約1/3にあたる20億人が結核に感染し、2010年のWHO世界結核対策報告書では940万人の新たな結核患者が発生し、170万人が結核で死亡している。結核は再興感染症である。(○)

解答：D

到達目標 7 全身性炎症(性)反応症候群〈SIRS〉を概説できる。

Point
- SIRS (systemic inflammatory response syndrome、全身性炎症反応症候群) は、菌血症や熱傷、急性膵炎、手術後などの種々の侵襲を誘因とするサイトカインを介する全身性炎症反応で、複数の臓器の機能不全が起こり、多臓器不全 (multiple organ failure；MOF) を生じる。
- 多臓器不全の中でも、サイトカインによる血管透過性亢進を主たる病態とする急性肺障害 (acute lung injury；ALI、急性呼吸促迫症候群 acute respiratory distress syndrome；ARDS) は発症率が高く、治療がむずかしい。

図7 SIRSの概念と診断基準

感染によるSIRSのことをsepsisと定義する。

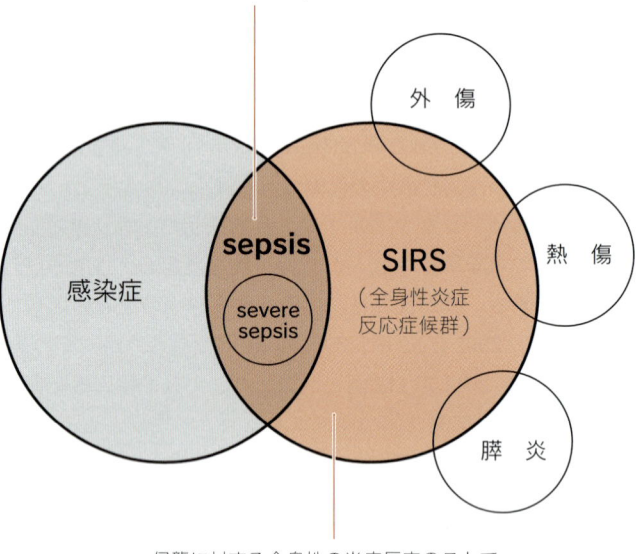

[感染症 / sepsis / severe sepsis / SIRS (全身性炎症反応症候群) / 外傷 / 熱傷 / 膵炎]

侵襲に対する全身性の炎症反応のことで、以下の2項目以上が該当するときSIRSと診断する。

① 体　温　>38℃ or <36℃
② 心拍数　>90/分
③ 呼吸数　>20/分 or $PaCO_2$ <32 Torr
④ 白血球数　>12,000/μL or <4,000/μL、または幼若白血球>10%

□□ 25 全身性炎症反応症候群〈SIRS〉で**認められない**のはどれか。

A　呼吸数減少
B　未熟顆粒球増加
C　頻　脈
D　体温変動
E　白血球減少

❏ **解法ガイド**　SIRS の診断基準は、以下のうち 2 項目以上が該当するとき、SIRS と診断する。

> ①体温の変動（38℃以上、または、36℃以下）
> ②脈拍数増加（90回/分以上）
> ③呼吸数増加（20回/分以上）または $PaCO_2$ が 32 Torr 以下がみられ、
> ④血液検査所見で、白血球数が 12,000/μl 以上または 4,000/μl 以下あるいは未熟顆粒球が 10％以上

❏ **選択肢考察**
A　SIRS の診断基準では、呼吸数は減少ではなくて増加する。(×)
B　SIRS では炎症反応により骨髄からの幼若顆粒球が動員されて、末梢血の未熟顆粒球増加を認める。(○)
C　SIRS では体温上昇や交感神経興奮で頻脈を認める。(○)
D　SIRS の診断基準は、体温は 38℃以上または 36℃以下となり、体温変動を認めるのが特徴である。(○)
E　SIRS の多くは炎症反応により末梢血白血球数が 12,000/μl 以上と増加するが、場合により 4,000/μl 以下と白血球減少をきたすことがある。(○)

解答：A

● core curriculum

Chapter 2

診断・検査・治療の基本

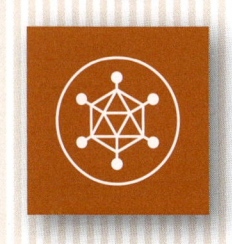

到達目標 1　主な感染症の原因となる病原体を分類できる。

Point

- 宿主内に侵入したり、生体がその産生した毒素を摂取・吸収したりして、生体と何らかの関係を形成することで、生体に対して病的状態を生じさせるような生命体のことを病原体という。
- 病原体の多くは宿主（ヒト）よりもはるかに小さい。大きさを基準に分けると以下のようになる。
  - ①ウイルス：現在認められている病原体の中で最も小さく、数十～数百nmの大きさで、生体の細胞に感染する。
  - ②細菌：0.1～10μmの大きさで、大体生体の細胞より少し小さいくらいである。
  - ③寄生虫：数mm～数cmの大きさで、組織・臓器のレベルに感染する。
  - ④真菌：個々の細胞は生体細胞と同じくらいの大きさであるが、合胞体を形成し、かなり大きな形状をとりうる。
  - ⑤原虫：生体細胞と同じくらいの大きさのものから、かなり大きなものまでさまざまである。

[ウイルス]

- 宿主細胞外では、1種類の核酸（DNAもしくはRNA）を蛋白の殻が覆っている粒子として存在し、エネルギー産生系も蛋白合成系ももっていないものをウイルスといい、生きた宿主細胞の中でしか増殖できない偏性細胞内寄生体である。
- ウイルスは、細胞外では非生物として結晶化したり、長期間にわたって安定であったりし、生物と非生物の中間的存在といえる。時には、生物内のDNAに遺伝情報が組み込まれて、そのまま受け継がれ（キャリア）、条件が合致したときに発症することもある。

[細　菌]

- 核を含む原形質を細胞質膜が取り囲み、さらにその外側に細胞壁を有する単細胞の原核細胞生物で、細胞質内に1本の環状二本鎖DNA、リボゾーム、各種の酵素を含むが、細胞内小器官は有さない。
- 形態から、①球菌（ブドウ球菌、レンサ球菌など）、②桿菌（クレブシエラ、大腸菌、インフルエンザ菌など）、③らせん菌（スピロヘータ、レプトスピラ、ボレリアなど）、④その他（ノカルジア、放線菌、マイコプラズマ、クラミジア、リケッチアなど）に分けられる。

[真　菌]

- 下等真核細胞生物で、光合成を行わず多核体を基本とし、固い細胞壁を有する。生殖のため胞子（有性胞子、無性胞子）を形成する。
- 多くは病原性が低く日和見感染を呈するが、細菌に比べてヒトに近いため化学療法に関して多くは選択毒性が低く、副作用の大きいものが多い。

[原虫、原生動物]

- 細胞壁をもたない真核細胞の単細胞生物をいい、動物細胞の性格を有する。
- 根足虫類（赤痢アメーバなど）、鞭毛虫類（トリコモナス、トリパノソーマ、ランブル鞭毛虫など）、線毛虫類（大腸バランチジウムなど）、胞子虫類（マラリア、トキソプラズマなど）に分けられる。

[寄生虫]

- 生体に寄生する動物を寄生虫といい、宿主との関係で内部寄生虫と外部寄生虫とに分けられる。

図8 病原体の分類

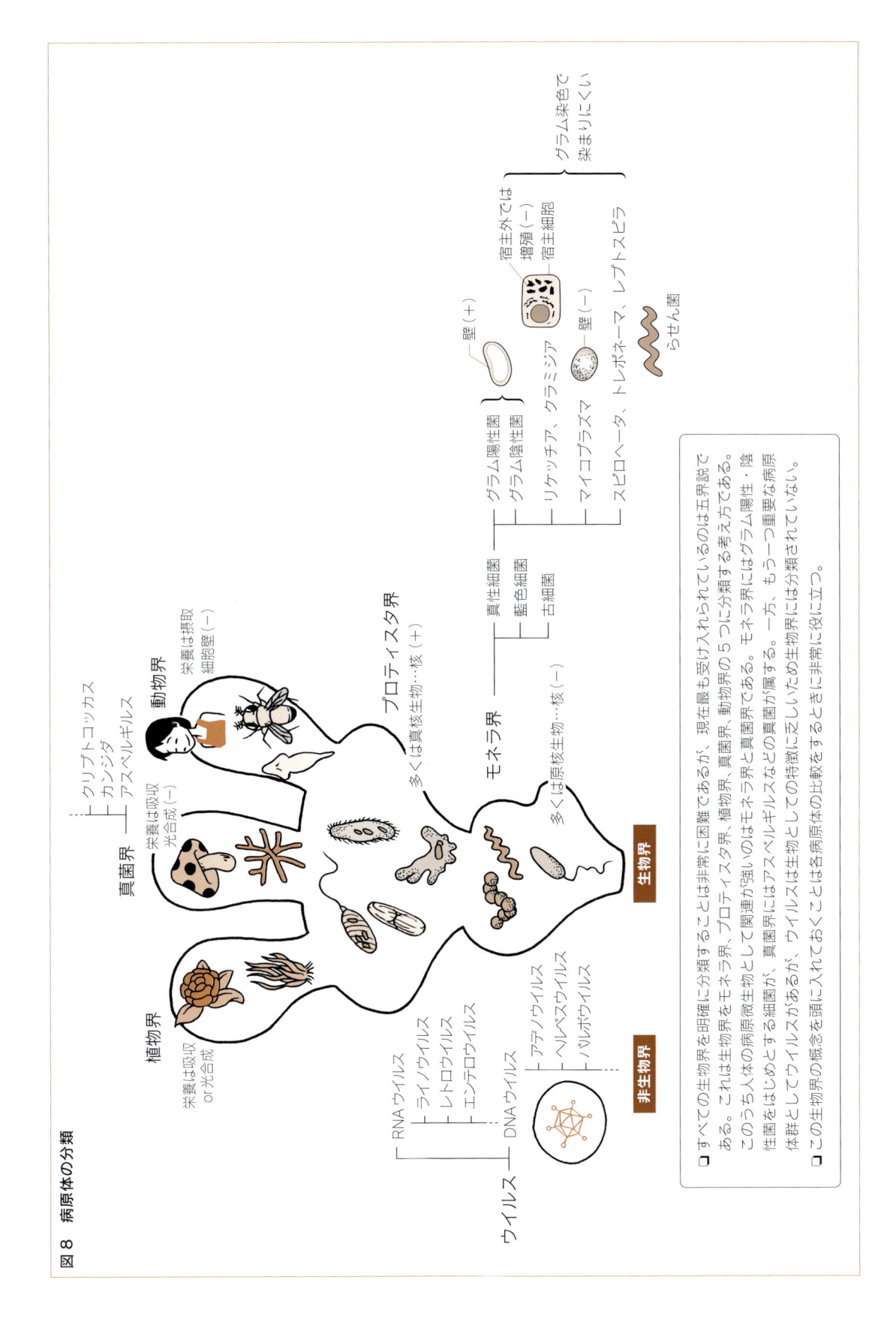

真菌界
- クリプトコッカス
- カンジダ
- アスペルギルス

栄養は吸収
光合成（-）

植物界
栄養は吸収 or 光合成

動物界
栄養は摂取
細胞壁（-）

プロティスタ界
多くは真核生物…核（+）

モネラ界
多くは原核生物…核（-）
- 真性細菌
  - グラム陽性菌
  - グラム陰性菌
  - リケッチア、クラミジア ┐宿主外では
  - マイコプラズマ   ┤増殖（-）
                           └宿主細胞　壁（+）
  - スピロヘータ、トレポネーマ、レプトスピラ 壁（-） らせん菌 グラム染色で染まりにくい
- 藍色細菌
- 古細菌

生物界

非生物界

ウイルス
- RNAウイルス
  - ライノウイルス
  - レトロウイルス
  - エンテロウイルス
- DNAウイルス
  - アデノウイルス
  - ヘルペスウイルス
  - パルボウイルス

- □ すべての生物界を明確に分類することは非常に困難であるが、現在最も受け入れられているのは五界説である。これは生物界をモネラ界、プロティスタ界、真菌界、植物界、動物界の5つに分類する考えかたである。このうち人体の病原微生物として関連が強いのはモネラ界と真菌界である。モネラ界にはグラム陽性・陰性菌をはじめとする細菌が、真菌界にはアスペルギルスなどの真菌が属する。一方、もう一つ重要な病原体としてウイルスがあるが、ウイルスは生物としての特徴に乏しいため生物界には分類されていない。
- □ この生物界の概念を頭に入れておくことは各病原体の比較をするときに非常に役に立つ。

☐☐ 26　感染症と病原体との組合せで正しいのはどれか。

A　結　核 ——————————— *Mycoplasma pneumoniae*
B　オウム病 ——————————— *Chlamydophila psittaci*
C　丹　毒 ——————————— *Staphylococcus aureus*
D　Weil病 ——————————— *Treponema pallidum*
E　百日咳 ——————————— *Legionella pneumophila*

❏ 解法ガイド　　Kochの三原則にあるように、特定の感染症は特定の病原体により発症する。

【Kochの三原則】
①特定の病気について常に特定の病原体が見つかる。
②その病原体を体外で純粋培養できる。
③その病原体の健康体への接種後に発病する。

❏ 選択肢考察
A　結核はヒト型結核菌（*M. tuberuculosis*）による疾患である。*M. pneumoniae*はマイコプラズマ肺炎の原因菌である。(×)

B　オウム病の原因菌は *Chlamydophila psittaci*である。クラミジアにはオウム病の原因である *C. psittaci*のほか、クラミジア肺炎の原因である *C. pneumoniae*、性行為感染や結膜炎の原因である *Chlamydia trachomatis*がある。(○)

C　丹毒は *Streptococcus pyogenes*（化膿性レンサ球菌）による感染症である。*Staphylococcus aureus*は黄色ブドウ球菌のことであるので異なる。(×)

D　Weil病は *Leptospira interrogans* serovar Icterohaemorrhagiae によるもので、*Treponema pallidum*は梅毒の病原体である。(×)

E　百日咳は *Bordetella pertussis*の感染により生じる。*Legionella pneumophila*により生じるのはレジオネラ肺炎（在郷軍人病）である。(×)

解答：B

27 クラミジアが原因となることが少ないのはどれか。

- A　オウム病
- B　Weil 病
- C　封入体結膜炎
- D　非淋菌性尿道炎
- E　間質性肺炎

❏ 解法ガイド

クラミジアはDNAとRNAの両方の核酸をもつが、エネルギー代謝系を欠く偏性細胞内寄生体で、貪食されたphagosome内で増殖し封入体を形成する。

病原性のあるクラミジア科はクラミジア属とクラミドフィラ属があり、性感染症の原因となる *Chlamydia trachomatis*、肺炎を起こす *Chlamydophila psittaci* や *Chlamydophila pneumoniae* の3種類がヒトに対して病原性を認める。

Chlamydia trachomatis	封入体結膜炎 トラコーマ 非淋菌性尿道炎 子宮頸管炎 新生児肺炎 鼠径リンパ肉芽腫 　（lymphogranuloma venereum；LGV）
Chlamydophila psittaci	オウム病
Chlamydophila pneumoniae	間質性肺炎 虚血性心疾患

❏ 選択肢考察

- A　オウム病は *C. psittaci* による感染症で、トリからヒトに感染する。(○)
- B　Weil 病は細菌のレプトスピラ感染によるもので、クラミジア感染によるものではない。(×)
- C　封入体結膜炎は *C. trachomatis* による感染症で、貪食された phagosome 内で増殖し封入体を形成する。これは結膜分泌物の塗抹標本で確認される。(○)
- D　非淋菌性尿道炎は *C. trachomatis* による STD（性感染症）であり、性行為感染として最も多い。(○)
- E　間質性肺炎は産道感染による新生児の *C. trachomatis* による先天性肺炎とともに、ヒトからヒトに感染する *C. pneumoniae* でも間質性肺炎を認める。(○)

解答：B

☐☐ **28** *Chlamydia trachomatis* による感染症はどれか。

A　オウム病
B　非淋菌性尿道炎
C　発疹チフス
D　つつが虫病
E　Q 熱

❏ **解法ガイド**　　ヒトに病原性のあるクラミジアとしては、① *Chlamydia trachomatis*、② *Chlamydophila psittaci*、③ *Chlamydophila pneumoniae* の 3 種類がある。この中で、*C. trachomatis* の宿主はヒトのみで、円柱上皮に感染する（例：眼、鼻、尿道、子宮頸管）。新生児では母体産道からの感染で、生後 1〜2 週に新生児結膜炎や新生児肺炎として発症する。

治療はテトラサイクリン（もしくはエリスロマイシン）投与である。

❏ **選択肢考察**
A　オウム病は *C. psittaci* が、保菌しているトリの排泄物から経気道的に感染し、異型肺炎（間質性肺炎）を呈するものである。(×)

B　非淋菌性尿道炎は、*C. trachomatis* により性行為感染として、14 日の潜伏期の後、軽い排尿痛、排尿時違和感、分泌物（→グラム染色で淋菌を認めない）を生じる。女性では子宮頸管炎により、水様帯下をきたし、進行すると（両側性）卵管炎によって子宮外妊娠や不妊症をきたすこともある。後淋菌性尿道炎として淋菌と同時に存在し、ペニシリン治療によりクラミジアだけが残ることがある。(○)

C　発疹チフスは、*Rickettsia prowazekii* によるもので、シラミが媒介する。発熱、出血性皮疹、意識障害（チフス症状）などを呈する伝染病で、かつて大流行したが我が国では 1957 年以降発症はない。(×)

D　つつが虫病は *Rickettsia tsutsugamushi* によるもので、河川や山林にいるダニの一種であるツツガムシの幼虫に刺されて生じる伝染病で、現在はフトゲツツガムシやタテツツガムシによる新型ツツガムシが沖縄以外に全国的に発生し、約 600 例／年の発症をみる。約 10 日の潜伏期の後、発熱、発疹、刺し口、全身リンパ節腫脹、肝脾腫を呈する。診断は、病歴で山林などに入った経験があることや、1 か所の刺し口を伴った全身性の皮疹、リンパ節腫大などでなされる。治療はテトラサイクリン投与である。(×)

E　Q 熱はリケッチアの一種である *Coxiella burnetii* により生じ、経気道感染で発熱、呼吸器症状（間質性肺炎）、感染性心内膜炎を呈する。家畜、ネコや海外からの輸入感染が多い。治療はテトラサイクリン投与である。(×)

解答：B

29 DNAウイルスによる疾患はどれか。

A 手足口病
B 麻疹
C 風疹
D 水痘
E 後天性免疫不全症候群

❏ 解法ガイド

ウイルスはDNAもしくはRNAのいずれかの核酸を遺伝子としてもち、その核酸が蛋白の殻で包まれるウイルス粒子（virion）を形成する最も小さい感染性病原体である。ウイルスは人工培地では増殖することはできず、その増殖には感染宿主細胞が必要である。ウイルス粒子はDNAもしくはRNAのどちらか一方のみが遺伝子として存在しており、それに蛋白が結合しコアを形成し、その周辺を蛋白の殻であるカプシド（正二十面体またはらせん体）により覆われ、ヌクレオカプシドが形成されている。一部のウイルスではその周辺に蛋白と脂質から構成されるエンベロープが存在し、包み込むことがある。

エンベロープは脂質を含んでいるのでエーテルなどにより破壊され、ウイルス粒子は感染性を消失する。ウイルスは、その遺伝子として有する核酸の種類からDNAウイルスとRNAウイルスに分けられるが、ほとんどのDNAウイルスは二本鎖DNAウイルスであり（パルボウイルスのみ一本鎖DNAウイルス）、またほとんどのRNAウイルスは一本鎖RNAウイルスである（レオウイルスのみ二本鎖RNAウイルスである）。また、一般的にウイルスは熱に対して弱く、不活性化されるが、逆に低温に対しては抵抗性があり、安定である。また、放射線や紫外線照射により傷害を受け、不活性化される。

一般にDNAウイルスとしてはヘルペスウイルス、アデノウイルス、パルボウイルス、パポバウイルス、ヘパドナウイルス、コックスウイルスなどがあり、RNAウイルスとしてはピコルナウイルス、レオウイルス、トガウイルス、フラビウイルス、オルソミクソウイルス、パラミクソウイルス、ラブドウイルス、ブニヤウイルス、レトロウイルス、アレナウイルスなどがある。ウイルスは感染する臓器の種類により分類され、一般のウイルスはウイルス血症を引き起こし、多臓器に感染するが、一部のウイルスは感染する特定の臓器が決まっているものもある。例えば肝炎ウイルスはほとんど肝臓のみに感染し、またムンプスウイルスは唾液腺や膵臓、髄膜、性腺などに感染し、レトロウイルスに属するHIV（ヒト免疫不全ウイルス）やHTLV-1（ヒト成人T細胞白血病ウイルス）などはCD4陽性のTリンパ球に感染する。

ウイルスは生きた細胞の中でのみ増殖するが、その増殖の過程としては、ウイルス粒子が細胞の表面に吸着し、その後侵入したのち、細胞内で核酸および蛋白が生合成され、それが集合してウイルスが形成されたのち、細胞が破壊され、新しい数多くのウイルスが細胞外へ放出される。

❏ 選択肢考察

A 手足口病は、RNAウイルスの一つであるピコルナウイルス科のエンテロウイルス属に属するコクサッキーウイルスA16型やエンテロウイルス71型の感染である。（×）

B 麻疹はRNAウイルスのパラミクソウイルスに属する麻疹ウイルスにより引き起こされる熱性発疹性疾患である。（×）

C 風疹はRNAウイルスのトガウイルス群に属する風疹ウイルスによって引き起こされる熱性発疹性疾患である。(×)

D 水痘はヘルペスウイルス群に属する水痘・帯状疱疹ウイルス（varicella-zoster virus）の感染による小児の水疱性熱性疾患である。水痘・帯状疱疹ウイルスは比較的弱毒ウイルスであるが、細胞性免疫不全を伴うcompromised hostでは重篤化することがある。(○)

E 後天性免疫不全症候群はRNAウイルスのレトロウイルスに属するHIV（ヒト免疫不全ウイルス）の感染により発症する。ほかにATL（成人T細胞白血病）の原因となるHTLV-1などが含まれる。これらはともに逆転写酵素（RNA→DNA）を有する。(×)

解答：D

---

30 RNAウイルスによるのはどれか。

A 伝染性紅斑
B 手足口病
C 水　痘
D 単純疱疹
E 伝染性軟属腫

□ **解法ガイド** ウイルスの分類では、まず、DNAウイルスを覚えること。そしてそれぞれのウイルスのもたらす疾患を確認することが重要である。

□ **選択肢考察**

A 伝染性紅斑は俗にリンゴ病とも呼ばれ、DNAウイルスのパルボウイルス科に属するヒトパルボウイルスB19の感染により生じる。顔面の蝶形紅斑や、四肢の網目状もしくはレース状の皮疹を伴う。(×)

B 手足口病は、RNAウイルスの一つであるピコルナウイルス科のエンテロウイルス属に属するコクサッキーウイルスA16型やエンテロウイルス71型の感染で、小児の頬粘膜に潰瘍性発疹を伴った発熱が出現し、さらに手と足に有痛性の水疱性病変を形成するものである。(○)

C 水痘はヘルペスウイルス群に属する水痘・帯状疱疹ウイルスの感染による小児の水疱性熱性疾患であり、発疹が次第に水疱化してくる。発熱は数日で軽快し、それとともに発疹の痂皮化を認める。(×)

D 単純疱疹はDNAウイルスに属するヘルペスウイルス科の単純ヘルペスウイルス1型、もしくは2型により生じる。1型は主として口唇ヘルペスを認め、乳幼児期の初感染では歯肉口内炎を合併したり、またアトピー性皮膚炎の小児にはKaposi水痘様発疹の原因になることもある。時にヘルペス脳炎の原因となることもある。単純ヘルペスウイルス2型はSTD（性感染症）として性器感染を起こすのが特徴である。(×)

E 伝染性軟属腫はDNAウイルスに属するポックスウイルスの一つである伝染性軟属腫ウイルスによる、幼児期に好発する水疱性の白色疣贅を形成するウイルスである。(×)

解答：B

31 ウイルスとそれによる疾患の組合せについて**誤っている**のはどれか。

- A　HTLV-1 ──────── 成人T細胞白血病
- B　Epstein-Barr virus ──────── 血球貪食症候群
- C　C型肝炎ウイルス ──────── クリオグロブリン血症
- D　ヒトパルボウイルスB19 ──────── 溶血性貧血
- E　サイトメガロウイルス ──────── 輸血後単核球症

❏ **解法ガイド**

　ウイルスは一般的な感染以外にも各種の病態をもたらす。これは細胞のウイルス受容体に関与するものや、細胞内に入ったウイルスが産生する蛋白によるもの、腫瘍化するもの、細胞破壊によるもの、共通抗原によるものなどさまざまである。

　病態がはっきりしていないものもあるので、代表的な疾患は暗記しておこう。

❏ **選択肢考察**

- A　HTLV-1は、乳児期にHTLV-1キャリアの母親の母乳から感染し、CD4陽性のTリンパ球に感染（潜伏感染）しており、成人期になって成人T細胞白血病として発症する。(○)
- B　Epstein-Barr virus（EBV）は伝染性単核球症や上咽頭癌、NK細胞腫、Burkittリンパ腫だけでなく、血球貪食症候群の原因ともなる。血球貪食症候群はEBVやアデノウイルス、ヘルペスウイルスなどによって過剰のサイトカイン作用（主にTNF-αとIFN-γ）によるマクロファージの異常活性化で血球が貪食され、汎血球減少をきたすものである。(○)
- C　C型肝炎ウイルスでは、γ-グロブリン過剰によるクリオグロブリン血症を認めることが多い。(○)
- D　ヒトパルボウイルスB19感染では、溶血性貧血ではなく、骨髄赤芽球に感染することにより骨髄における赤芽球の分化成熟障害をきたし、急性赤芽球癆を生じる。(×)
- E　サイトメガロウイルスが潜伏感染している白血球を含んだ血液を輸血されると、細胞性免疫不全では伝染性単核球症類似の症状を呈する輸血後単核球症をきたすことがある。(○)

解答：D

到達目標 2　細菌学的診断と血清学的診断を概説できる。

Point

- 病原体の検出は主として、塗抹染色、培養、免疫学的検査、DNA 検査（PCR 法）による。

[染　色]
- 病巣より検体を採取し、塗抹・染色する。染色法は菌を増殖させないで検索するので、培養に比べると感度に劣るが迅速であるため、有用性は大きい。
- 常在菌では菌が検出されてもそれが原因菌かどうかの判断が困難であるが、好中球に貪食されている像が認められればそれが起炎菌であるといえる。
- 病原体と染色法の組み合わせは下記のとおりとなる。

　　細　菌　──────── グラム染色（赤に染まればグラム陰性、青紫に染まればグラム陽性）
　　クリプトコックス ──── 墨汁染色
　　真　菌　──────── PAS 染色、Grocott 染色
　　抗酸菌　──────── 抗酸菌染色（Ziehl-Neelsen 法）、蛍光法

[培　養]
- 検体に含まれている微生物を適切な条件の下に増殖させることによって、少ない菌量しか含まれていない検体からも原因菌を検出できる。常在菌の存在する検体（尿や便）では、常在菌の一つが原因菌かどうかを判断する場合には定量培養が必要になる。
- 少ない菌量でも検出できるので感度は比較的高く、起炎菌の抗菌薬感受性が判断され治療に有用である。しかし、検査結果が出るまで時間がかかること、培養検査で陽性であっても汚染菌の可能性があること、検査結果が陰性であっても否定はできないことなどの問題点がある。

[免疫学的検査]
- 病原体の抗原に対して形成された免疫（液性、細胞性）を診断する。レジオネラ、クラミジアやリケッチア、マイコプラズマ、ウイルスなどで塗抹染色や培養が困難なものなどに用いられる。
- 病原体による感染後、抗体が出現するまでに、IgM 抗体で数日、IgG 抗体では 1 週間以上の時間を要するので、抗体価の検出は抗原の検出に比べて診断可能時期が遅くなるので、可能であれば早期診断には抗原の検出が適している。
- 血清抗体価測定は、新たな病原体に感染した場合には、液性免疫が機能して抗体が産生されるのを利用して診断する。以前の感染によりすでに抗体が感染前から存在しているものとの鑑別が必要となる。それには、経時的な抗体価の推移と IgM 型抗体価の出現が有用である。
- 各種の特異的抗体検査法（赤血球凝集反応、赤血球凝集阻止反応、補体結合反応、ラテックス凝集反応など）のほか、交差反応を利用した非特異的な反応（マイコプラズマの寒冷凝集反応、リケッチアの Weil-Felix 反応など）によって検出される。

[DNA 診断]
- PCR 法などによる。
- 培養では時間がかかる病原体や培養不可能なものも診断可能である。また、微量の検体や、病原体がわずかであっても鋭敏に検出される。
- 1 〜 2 日の短時間で診断可能である。
- 死菌でも陽性となるため注意が必要である。

表3 感染症における診断法

分類	方法	対象	意義
微生物学的診断（細菌学的診断を含む）	塗抹鏡検	一般細菌 抗酸菌 真菌など	なかでもグラム染色は簡便で素早く行え、かつ発病状況と合わせて起因菌をある程度絞れることからempiric治療にきわめて有力である。
	分離培養		迅速性に欠けるのが難点であるが、信頼性がきわめて高く薬剤感受性試験なども行えるため、微生物学的診断の中核をなす。
	ウイルス粒子検出（電子顕微鏡）	ウイルス	ウイルスを直接観察できる唯一の方法で診断の有力な根拠となる。ウイルスの地理的分布や未知のウイルスの発見など応用範囲が広い。
	遺伝子診断	抗酸菌 マイコプラズマ レジオネラ リケッチア ニューモシスチス ウイルスなど	主に核酸増幅法（PCR法）とハイブリダイゼーション法を用いて微生物の核酸を証明する方法である。培養がむずかしい微生物や迅速な診断が必要な微生物などで用いられる。
血清学的診断	抗原検出	肺炎球菌 インフルエンザ菌 化膿レンサ球菌 髄膜炎菌 レジオネラ クラミジア 真菌 クロストリジウム ロタウイルスなど	酵素抗体法などを用いて微生物固有の抗原や毒素を検出する方法である。 培養がむずかしい微生物や発育が遅い微生物などで利用される。
	抗体価測定	クラミジア マイコプラズマ リケッチア スピロヘータ ウイルスなど	補体結合法やラテックス凝集法などを用いて抗体価を測定する方法である。 抗体の上昇には時間がかかるため迅速性はないが、経過判断に適する。 微生物学的診断が困難な場合などで利用される。

□□ **32**　末梢血好中球の増加を認めるのはどれか。

A　コレラ
B　百日咳
C　粟粒結核
D　腸チフス
E　マイコプラズマ肺炎

❏ **解法ガイド**　　末梢血好中球数は炎症反応として上昇するが、感染症の中では、ウイルス感染やマイコプラズマ・リケッチア・クラミジア感染、細胞内寄生体である結核・サルモネラ感染、外毒素の作用だけで細菌が体内に侵入しない疾患の一部であるコレラや黄色ブドウ球菌食中毒などでは好中球は増加してこない。

❏ **選択肢考察**
A　コレラはグラム陰性桿菌（GNR）で、経口感染するが外毒素のコレラ毒素を産生し、cAMPを介して水・ナトリウムの吸収を抑制することで米のとぎ汁様の水様性下痢をきたす。細菌が体内に入るのではないので、発熱はなくむしろ低体温になる傾向がある。脱水によるものを除けば、好中球の増加はない。(×)

B　百日咳はGNRの百日咳菌（*Bordetella pertussis*）による感染症で飛沫感染する。リンパ球増多を伴う白血球増多がみられるが好中球の増加はない。潜伏期は1〜2週で、発熱はなく、赤沈は正常でCRPは陰性である。カタル期（1〜2週）、痙咳期（2〜6週）、回復期（2〜3週）の経過をとる。伝染力はカタル期に最も強い。痙咳期にはレプリーゼ、スタッカート、夜間にひどい咳嗽、無呼吸発作、百日咳顔貌（顔面浮腫、結膜充血）がみられる。診断は喀痰からの菌の証明（Bordet-Gengou培地）による。治療薬はエリスロマイシン、テトラサイクリンである。(×)

C　一般に結核は細胞内寄生菌であるため、好中球の増加はないが、粟粒結核では骨髄にも乾酪壊死巣を形成することや敗血症に準ずることで、末梢血の好中球は増加してくる。粟粒結核では骨髄から末梢血に幼若細胞も流出して、白赤芽球症の状態になる。(○)

D　腸チフスはGNRのサルモネラ感染症の一つで、細胞内寄生細菌であるため末梢血の好中球の増加はなく、逆に好中球は減少し、そのため白血球数は減少して、好酸球は著明に低下する。(×)

E　マイコプラズマ肺炎では、初期の急性炎症時には少し好中球の増加を認めることがあるが、一般に末梢血白血球に変化はない。(×)

解答：C

☐☐ **33** 喀痰の一般細菌検査で正しいのはどれか。

A 採取できない場合には唾液で代用する。
B 検出率を上げるために凍結して検査室へ運ぶ。
C 常在菌の混入を避けるため培地に抗菌薬を混ぜる。
D 塗抹標本で検出された場合には起炎菌と判断される。
E うがいをした後に採取する。

❏ **解法ガイド**　　喀痰の一般細菌検査は肺炎などの気道感染の病原体を検出するのに行われ、グラム染色や培養などの項目が行われる。

喀痰検査では、採取するときに喀痰が常在菌の存在する上気道や咽頭を通過するので、そのときに常在菌が混入するのを避けることができない。

結核菌などの非常在菌では、検出されただけで起炎菌と判断されるが、レンサ球菌などの口腔内や上気道の常在菌では検出されただけでは起炎菌と判断できない。そのため、できるだけ常在菌の混入を避けるために、うがいをした後などに採取するのが望ましい。

❏ **選択肢考察**
A 唾液には多くの常在菌がいるので、採取できない場合には唾液で代用するというのは適切ではない。喀痰検査はあくまでも下気道内の病原菌を検出するためのものであるので、唾液検査ではその目的に合致しない。(×)
B 低温で死滅する微生物も多いので、凍結して検査室へ運ぶのは適切ではない。検出率を上げるためには生体温度の37℃前後に保温して検査室へ運ぶのがよい。(×)
C 培地に抗菌薬を混ぜると起炎菌が死滅する可能性があるので、適切ではない。(×)
D 喀痰検査では上気道常在菌が混入するのを避けることができないので、塗抹標本で検出されただけでは起炎菌と判断できない。好中球に貪食された細菌を検出できれば起炎菌と判断ができる。(×)
E 口腔内や上気道に常在している菌では、検出されただけでは起炎菌と判断できないので、うがいをした後の常在菌が減少しているときに採取するのが適切である。(○)

解答：E

34

3歳の女児。発熱、頭痛および嘔吐を主訴に来院した。項部硬直を認める。Kernig徴候陽性。髄液のグラム染色で陰性の桿菌を認める。

最も考えられる原因病原体はどれか。

A 肺炎球菌
B ブドウ球菌
C 髄膜炎菌
D インフルエンザ菌
E 結核菌

❏ 解法ガイド　身体所見　#1　3歳の女児。発熱、頭痛および嘔吐を主訴に来院した⇒発熱からは炎症性疾患が考えられ、また頭痛と嘔吐は脳圧亢進症状である。

　　　　　　　　　　　#2　項部硬直、Kernig徴候陽性⇒髄膜刺激症状が存在し、その原因としてはクモ膜下出血や髄膜炎などが考えられるが、3歳の女児ではクモ膜下出血は考えにくい。この症例では髄膜炎が考えられる。

　　　　　　　検査所見　#1　髄液のグラム染色で陰性の桿菌を認める⇒髄膜炎をきたす起因菌としては、幼児期ではインフルエンザ菌が最も考えられる。

❏ 診　　断　　細菌性髄膜炎。

❏ 解法サプリ　髄膜炎には急性に発症するもの（ウイルス性、細菌性）と、亜急性に発症するもの（結核性、真菌性、腫瘍性）がある。また、細菌性髄膜炎は発症年齢によって、おおよその起因菌を同定することができる（下表参照）。表にはないが、頭部外傷による髄膜炎では肺炎球菌が多い。

細菌性髄膜炎の起因菌

新生児期	大腸菌、B群レンサ球菌＞大腸菌、リステリア、黄色ブドウ球菌
幼児期	インフルエンザ菌＞髄膜炎菌、肺炎球菌
高齢者	グラム陰性桿菌

❏ 選択肢考察
A　肺炎球菌はグラム陽性球菌であるので、この場合は適合しない。(×)
B　ブドウ球菌はグラム陽性球菌であるので、この場合は適合しない。(×)
C　髄膜炎菌はグラム陰性球菌であるので、この場合は適合しない。(×)
D　インフルエンザ菌はグラム陰性桿菌であるので、この患者の髄液所見に適合する。(○)
E　結核菌はグラム染色では染色困難であるが、判断できる場合には陽性桿菌であるので、この場合は適合しない。(×)

解答：D

☐☐ **35** 喀痰グラム染色標本（⇒カラー口絵）を示す。
起因菌はどれか。

A　グラム陰性球菌
B　グラム陰性桿菌
C　グラム陽性球菌
D　グラム陽性桿菌
E　酵母様真菌

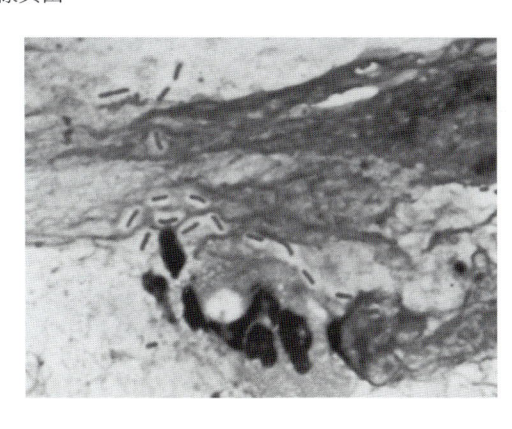

❏ **解法ガイド**　グラム染色は細菌を顕微鏡で観察する最も基本的な染色法の一つで、クリスタル紫でまずすべての細菌を青紫色に染色する。これをルゴール液で処理後、アルコールで脱色する。脱色されずに青紫色にとどまっているのがグラム陽性菌、脱色され、サフラニン液で紅色・赤色に染まるものをグラム陰性菌という。
　また、細菌の形状から、円形の球菌、細長い桿菌、そしてらせん菌に分類される。

❏ **画像所見**　桿状核球の周辺に赤い色をした桿菌が多数認められる。

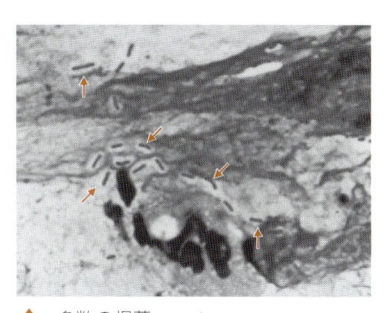

↑：多数の桿菌

❏ **選択肢考察**
A　グラム陰性球菌は赤い色をした丸い菌であるので、この場合とは異なる。(×)
B　グラム陰性桿菌は赤い色をした細長い菌であるので、この標本と合致する。(○)
C　グラム陽性球菌は青い色をした丸い菌であるので、この場合とは異なる。(×)
D　グラム陽性桿菌は青い色をした細長い菌であるので、この場合とは異なる。(×)
E　酵母様真菌はカンジダなどで、真菌ではあるが菌糸ではなく、出芽の形態をとる。この場合とは異なる。(×)

解答：B

□□ 36　グラム染色標本（⇒カラー口絵）を示す。
　　　　この細菌として正しいのはどれか。
　　　A　淋　菌
　　　B　腸球菌
　　　C　肺炎桿菌
　　　D　黄色ブドウ球菌
　　　E　肺炎球菌

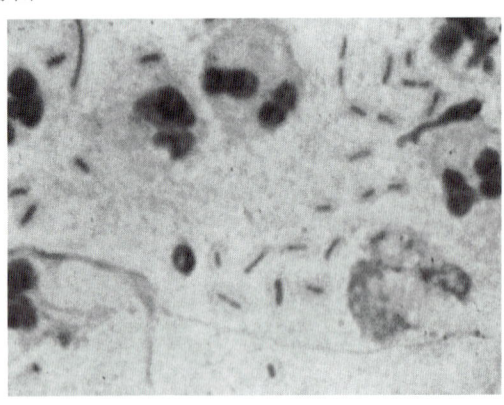

❏ 解法ガイド　　グラム染色は細菌培養に比べて検査としての鋭敏度は低いが、結果が出るまでの時間が短いので現在でも臨床上重要である。グラム染色の方法やその判断（グラム陽性と陰性、球菌と桿菌の判断など）については、習熟しておく必要がある。

グラム陽性	球菌	ブドウ球菌（黄色ブドウ球菌、表皮ブドウ球菌） レンサ球菌（肺炎球菌を含む）など
	桿菌	クロストリジウム（嫌気性菌）など
グラム陰性	球菌	ナイセリア（淋菌、髄膜炎菌）、モラクセラ
	桿菌	緑膿菌、肺炎桿菌（クレブシエラ）、インフルエンザ菌、バクテロイデス（嫌気性菌）など多数

❏ 画像所見　　赤色で細長い細菌が多数認められるので、グラム陰性桿菌（GNR）である。
❏ 選択肢考察
　A　淋菌はグラム陰性球菌で、髄膜炎菌と同様、ナイセリアと呼ばれる。性行為感染として、尿道炎を生じたり、まれに関節炎の原因となったりする。治療は原則としてペニシリンが用いられる。(×)
　B　腸球菌は、レンサ球菌の一つでグラム陽性球菌である。(×)
　C　肺炎桿菌は *Klebsiella pneumoniae* のことで、やはりGNRである。大葉性肺炎の原因になることもある。治療は第3世代のセフェム系やアミノ配糖体などが用いられる。(○)
　D　黄色ブドウ球菌は表皮ブドウ球菌とともにグラム陽性球菌である。(×)
　E　肺炎球菌はグラム陽性球菌で、ランセット型の2個の菌が1つになった双球菌である。(×)

解答：C

□□ **37** 喀痰のグラム染色標本（⇒カラー口絵）を示す。
この菌について正しいのはどれか。
A　真　菌
B　グラム陽性球菌
C　グラム陰性球菌
D　グラム陽性桿菌
E　グラム陰性桿菌

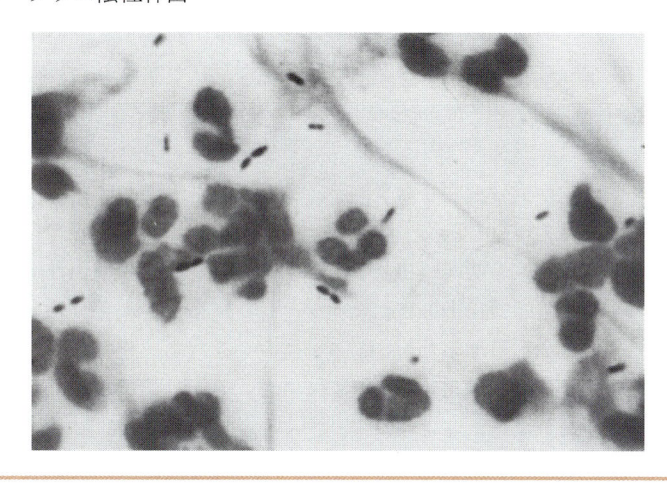

❏ 解法ガイド　　グラム染色は迅速に判断でき、確定ではないが起炎菌の推測がつくので、細菌性肺炎などではまず行われる検査である。抗菌薬投与の指標になる。
　　グラム陽性（青紫に染色）：レンサ球菌、肺炎球菌、ブドウ球菌、クロストリジウムなど。
　　グラム陰性（赤色に染色）：ナイセリア、大腸菌、クレブシエラ、緑膿菌など多数。

❏ 選択肢考察　　この画像では青紫に染まっている球菌が検出できるので、グラム陽性球菌と判断される。さらに、それぞれの菌が2個ずつペアになって存在しているので、肺炎双球菌であろう。

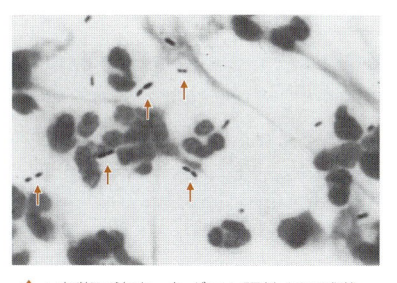

↑：青紫に染まったグラム陽性の双球菌

解答：B

□□ 38　血液培養が診断に有用なのはどれか。

A　コレラ
B　腸チフス
C　ジフテリア
D　レジオネラ感染症
E　腸管出血性大腸菌感染症

解法ガイド　　血液培養で病原菌が認められるものとしては菌血症をきたすものがあり、一般にそれが汚染菌でなければ、血液や髄液は常在菌が存在しないので、病原菌と同定される。

選択肢考察
A　コレラ（*Vibrio cholerae*）はコレラ毒素を産生する血清型O1およびO139ベンガル型コレラ菌によりもたらされる伝染病で、診断は糞便や原因食品などからのコレラ菌の検出によりなされる。血液培養は陽性とならない。（×）

B　腸チフスは細胞内寄生菌である *Salmonella* Typhi の経口感染により、2週間前後の潜伏期間を経て、主として菌血症および腸管の潰瘍性病変を特徴とする。第1〜第2週は経口摂取されたチフス菌が腸管リンパ節から侵入し、血液中に入り、網内系で増殖することによる菌血症をきたす。そのため血液培養や尿の培養などでチフス菌を検出することができる。さらに第2〜第3週になるとチフス菌は胆汁中に分泌されるようになり、そのような場合には糞便培養が陽性となる。（○）

C　ジフテリアは飛沫感染により上気道粘膜でジフテリア毒素を産生し、それによって扁桃、咽頭、喉頭などに偽膜性病変をきたすとともに、毒素は血液中に入り、親和性の高い心臓や神経に病変をもたらし、心筋炎や房室ブロック、心不全、また神経では眼筋麻痺や四肢の麻痺などを認めることもある。ジフテリア菌は上気道で増殖するが、菌自体は血液中には侵入せず、ジフテリア毒素が血液中に侵入するため、血液培養では陽性とはならない。（×）

D　レジオネラ感染症は一般に血液培養では病原菌は陽性になることはない。尿中レジオネラ抗原の検出や血清中レジオネラ抗体、BCYE-α培地による培養などが有用である。（×）

E　腸管出血性大腸菌は、病原大腸菌が血液中に入るのではなく、その細菌が消化管内で産生したベロ毒素が血液中に入ることにより臨床症状を呈するので、血液培養で陽性になることはない。検出は便の培養などで行うべきである。（×）

解答：B

□□ **39** 健常人で一般に常在菌が**存在しない**検体はどれか。
　A　咽頭拭い液
　B　中間尿
　C　喀　痰
　D　糞　便
　E　髄　液

❏解法ガイド　　細菌検査に用いられる検体は常在菌が存在する場合にはその培養検査はそれを考慮して行わなければならない。しかし、常在菌が存在しない場合には、汚染菌でない限り、検出された菌が起炎菌である可能性がきわめて高い。その意味で、この問題を理解しておく必要がある。

また、一般的に常在菌がいない検体では定量培養は必要ないので、検体採取後すぐに培養を開始する必要がある。

❏選択肢考察
A　咽頭培養では常在菌の存在する口腔を通過するため、健常人でも無菌的ではない。咽頭拭い液では、常在菌は少なくできるが、それでも全く無菌にすることはできない。(×)
B　中間尿検査は尿路感染などの診断に用いられるが、膀胱尿はもともと常在菌が存在するため、定量培養を行っており、定量培養で10^5以上の単一細菌が検出された場合にはそれが起炎菌であると診断される。女性ではカテーテル尿を用いることも多い。(×)
C　喀痰は採取するときに常在菌の存在する上気道や口腔を通過するため、健常人でも無菌的ではない。それゆえ、レンサ球菌などの口腔内常在菌が検出された場合には、好中球による貪食像などが認められない限り、それだけで起炎菌とは判断できない。気管支鏡検査などで肺の病巣から採取された検体では正常では理論的には無菌状態である。(×)
D　糞便中には消化管の常在菌が存在している。(×)
E　髄液は当然無菌である。髄液検査で細菌が存在した場合には、汚染でない限りそれが起炎菌である。髄膜炎菌などでは冷蔵で菌が死滅するため、すぐに培養を開始する必要がある。(○)

解答：E

□□ 40　深夜に採取した検体で、翌朝細菌検査室に送るまで、冷蔵庫に保存すべきものはどれか。
　A　尿
　B　胸　水
　C　血　液
　D　髄　液
　E　関節液

❏ 解法ガイド　　細菌検査を行うにあたり、一般に発熱時に検体を採取することが多いので、検体は深夜に採取されることがあり、そのような場合の保存方法は重要である。特に常在菌が存在する尿や便などの検体では定量培養を行う必要がある場合があり、そのような場合には菌の増殖を抑制するため、培養開始まで冷蔵庫に保存し、菌の増殖を抑制する必要がある。
　　しかし、血液や髄液などでは常在菌が存在しないので、菌を含んでいた場合には汚染菌でない限り病原菌と考えられるので、できるだけ早く病原菌を検出するために37℃で培養を始めたい。また、髄液検査では髄膜炎の病原体として髄膜炎菌などを含むことがあり、そのような場合には冷蔵庫に保存することにより菌の死滅をきたすことがあるので、不適切である。

❏ 選択肢考察
　A　尿路感染症の診断には、中間尿培養もしくはカテーテル尿の培養により、10^5 以上の細菌が検出された場合には起炎菌と考えられる（尿には 10^5 未満の常在菌が存在するためである）。そのため、定量培養が必要であり、深夜に採取された検体で室温や37℃に保存された場合にはそれらの常在菌も増殖することになり、定量培養の意味がなくなるので、菌の増殖を抑制するため、冷蔵庫に保存すべきである。（○）
　B　胸水は本来、無菌的であるので、菌が検出された場合には有意である。そのため、できるだけ早く細菌を検出するためにも室温もしくは37℃で保存すべきである。（×）
　C　血液は本来、細菌は存在せず、常在菌叢は形成されていないため、その培養で検出された菌は汚染菌でない限り起炎菌である。そのため、一刻も早く菌を検出するため、検体は冷蔵庫に保存するのではなく、室温もしくは37℃で保存すべきである。（×）
　D　髄液も本来、常在菌は存在せず、検出された細菌は汚染菌でない限り起炎菌と考えられる。さらに髄膜炎の起炎菌の一つである髄膜炎菌は低温に弱く、冷蔵庫に保存することにより死滅しうるので、室温もしくは37℃で培養を開始すべきである。（×）
　E　細菌性関節炎などで関節液培養が診断に有用であるが、関節液は無菌であるので室温もしくは37℃で保存すべきである。（×）

解答：A

> **41** 血液培養検査の過程における**汚染菌でない**のはどれか。
> A 枯草菌
> B 緑膿菌
> C 表皮ブドウ球菌
> D コリネバクテリウム
> E プロピオニバクテリウム

❏ **解法ガイド**　一般に血液培養は、できれば抗菌薬投与前の発熱時に採血部位を変え、3回以上行うのが原則である。皮膚常在菌である表皮ブドウ球菌やプロピオニバクテリウムなどのほか、大気中にも普遍的に存在する枯草菌やコリネバクテリウム、緑膿菌以外のブドウ糖非発酵菌などのほか、アスペルギルスや、また嫌気性菌などの混入による汚染に注意すべきである。しかし、異なった複数の検体で同一の菌が培養された場合は病原菌と判断されうる。

　血液培養は動脈もしくは静脈からなされるが、特に感染性心内膜炎でも動脈血と静脈血の間に有意差はないともいわれる。一般にはカルチャーボトルに5％の血液を入れ、培養する。検体を病棟において保存する必要がある場合には冷蔵するのではなく、室温もしくは37℃で保存すべきである。

❏ **選択肢考察**
A 枯草菌は環境中に普遍的に存在する菌であり、大気中にも大量に存在しているため、血液培養検査の過程で汚染菌として混入しやすい。(○)
B 緑膿菌以外のブドウ糖非発酵菌は汚染菌となりうるが、緑膿菌は汚染菌となることはない。血液培養で緑膿菌が検出されればそれは原因菌と判断できる。(×)
C 皮膚表面に存在する常在細菌叢の代表的な菌種である表皮ブドウ球菌は採血の過程で注射針などに付着しやすく、汚染菌として混入しやすいと考えられる。(○)
D コリネバクテリウムは大気中にも普遍的に存在するので、血液培養の汚染菌となりうる。(○)
E プロピオニバクテリウムも毛根内などに存在する無芽胞性嫌気性菌であり、グラム陽性桿菌であるが、やはり採血時に注射針などに付着し、血液培養検査の過程で汚染菌として混入しうる。(○)

解答：B

到達目標 3 感染症の化学療法を概説できる。

Point

[抗菌薬]

- 抗菌薬療法とは、病原体に障害を生じる用量で、かつ宿主には障害がないか、あるいは少ないという選択毒性の強い化学物質（化学療法薬、抗生物質）を投与することによって、宿主に対する障害を最低限に抑えながら病原体を除去するものである。
- 一般に、真菌などの生物由来の化学物質を抗菌薬として用いる場合を抗生物質（例：ペニシリン、アミノ配糖体、マクロライド）といい、化学的に合成された化学物質を抗菌薬として用いる場合を化学療法薬（例：ニューキノロン、サルファ剤）というが、総称して抗菌薬と呼ばれることが多い。
- 化学療法薬は大きく殺菌性と静菌性に分けられる。殺菌性とは現在ある細菌を破壊していくもので、静菌性とは細菌の分裂・増殖を抑制することによって次第に死滅させるものをいう。
  - ・殺菌性：ペニシリン系、セフェム系、アミノ配糖体系、ニューキノロン系
  - ・静菌性：クロラムフェニコール系、テトラサイクリン系（→大量使用で殺菌性）、マクロライド系
- 作用機序（図9）：基本的には病原体と宿主の選択毒性に依存している。
- 抗菌薬がその作用を有する細菌の範囲を抗菌スペクトラムと呼ぶ。
  - ・抗菌スペクトラムの狭いもの：ペニシリンGなど
  - ・抗菌スペクトラムの広いもの：ニューキノロン、マクロライド、テトラサイクリン
- 血中濃度が上昇することで副作用が生じるもの（アミノ配糖体やバンコマイシン）では、抗菌薬の血中濃度モニタリングが有用である。ペニシリンなどのβラクタム薬はモニタリングは不要である。
- 広域抗菌薬では、その投与によって菌交代現象を生じる可能性も高いので注意を要する。
- 耐性とは本来有効である抗菌薬が、何らかの機序によって最小発育阻止濃度（MIC、*in vitro*で細菌の発育を阻止する抗菌薬の最小濃度）が上昇し、結果的に抗菌薬が有効でなくなることをいう。抗菌薬の使用により耐性菌が誘導されるので、抗菌薬の乱用は慎むべきである。

[抗ウイルス薬]

- 抗ウイルス薬には、アシクロビル、ガンシクロビル、アマンタジン、ザナミビルなどがある（図10参照）。そのほか、抗ウイルス療法薬（生体の免疫系を調節してウイルス排除を促進するもの）として、インターフェロンや免疫グロブリンがある。

[抗真菌薬]

- 深在性真菌症としては、カンジダ属が最も高頻度に分離され、それに続いてアスペルギルス属やクリプトコックスが問題となるが、これらはcompromised host（易感染宿主）に感染する日和見感染のことが多く、増加傾向にある。
- 代表的な抗真菌薬にアムホテリシンB、フルシトシン（5-FC）、アゾール系真菌薬、β-D-グルカン合成阻害薬がある。

図9 一般的な抗菌薬

細胞壁合成阻害薬

ペニシリン系
- 天然ペニシリン
- メチシリン ……… ペニシリナーゼ耐性
- アンピシリン ┐
- アモキシシリン ┘ 広域
- ピペラシリン ……… 抗緑膿菌

セフェム系
- セファゾリン ……… 第1世代
- セフォキシム ……… 第2世代
- セフォタキシム …… 第3世代
- セフピロム ………… 第4世代

カルバペネム系
- イミペネム

グリコペプチド系
- バンコマイシン

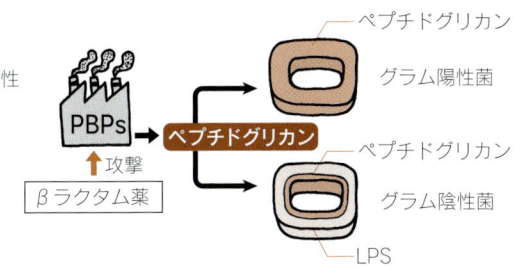

□ PBPs（ペニシリン結合蛋白群）は細胞壁の成分であるペプチドグリカンの合成酵素として働く。βラクタム薬はこのPBPsに結合して活性を阻害するため、結果として細菌壁の合成を阻害する。バンコマイシンはβラクタム系ではないが、別の方法で細胞壁の合成を阻害している。

核酸合成阻害薬

サルファ剤
- ST合剤

キノロン系
- ナリジクス酸 ……… オールドキノロン
- シプロキサシン ┐
- ノルフロキサシン ┘ ニューキノロン

ニトロイミダゾール
- メトロニダゾール

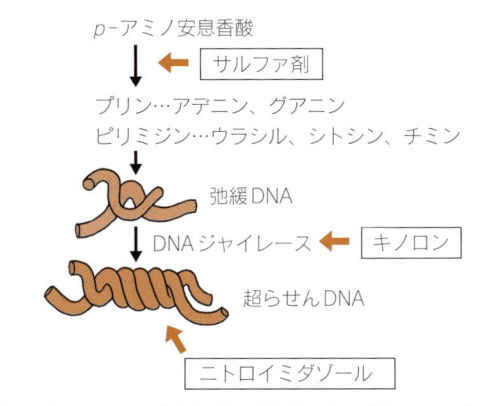

□ 細菌はヒトと異なりDNA合成に必要不可欠な葉酸を自ら合成しなければならない。またヒトでDNAの超らせん構造を作るのはトポイソメラーゼであるが、細菌ではDNAジャイレースである。この点に注目し、細菌DNA合成の中途段階を阻害することで選択的毒性を発揮する。

蛋白合成阻害薬

マクロライド系
- エリスロマイシン
- クラリスロマイシン

テトラサイクリン系
- テトラサイクリン
- ドキシサイクリン

アミノ配糖体
- ゲンタマイシン

クロラムフェニコール

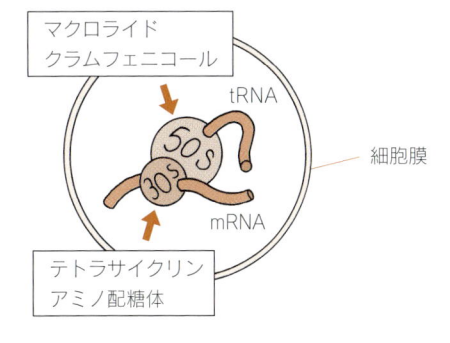

□ 蛋白合成の工場であるリボゾームは、ヒトでは60S＋40Sであるが、細菌では50S＋30Sからなるので選択毒性を発揮することができる。テトラサイクリンとアミノ配糖体は30Sに作用して、マクロライドとクロラムフェニコールは50Sに作用して蛋白合成を阻害する。

図10 抗真菌薬、抗ウイルス薬

抗真菌薬

- アムホテリシンB
- アゾール系
  - フルコナゾール
  - イトラコナゾール
  - ミコナゾール
- フルシトシン

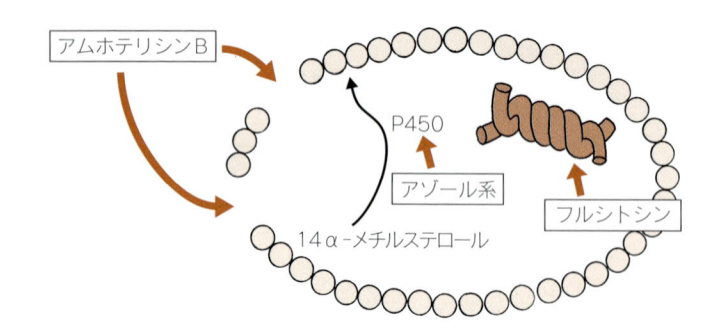

- 真菌は固有の細胞膜成分や合成酵素をもつため、細菌に対する抗菌薬は効かない。
- アムホテリシンBは真菌細胞膜のエルゴステロールに作用して孔を空けて殺菌する。
- またアゾール系は真菌特有のP450酵素を阻害してエルゴステロールの合成を阻害する。
- フルシトシンは核酸の合成を阻害する。

抗ウイルス薬

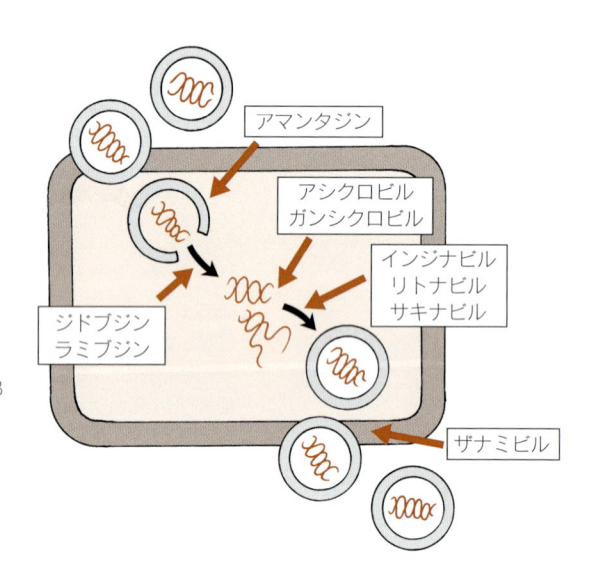

- アマンタジン ……インフルエンザA
- ジドブジン ⎫
- ラミブジン ⎭ HIV
- アシクロビル ……ヘルペス
- ガンシクロビル … サイトメガロ
- インジナビル ⎫
- リトナビル ⎬ HIV
- サキナビル ⎭
- ザナミビル ………インフルエンザA・B

- ウイルスは増殖過程における独自の代謝機構に乏しく、多くを宿主に依存しているため薬物による選択毒性を発揮しにくい。
- 現在の抗ウイルス薬はウイルスの細胞内侵入から増殖、出芽までの各段階を独自に阻害するが対象は限られている。
- 主なもので挙げると、アマンタジンはウイルスの脱殻を阻害、ジドブジンなどはウイルスRNAの逆転写を阻害、アシクロビルなどはウイルスの核酸合成を阻害、インジナビルなどはウイルス成熟の最終段階を阻害、ザナミビルなどは成熟ウイルスの出芽を阻害して各種ウイルスの増殖および伝播を防いでいる。

□□ 42 抗菌薬が有効なのはどれか。

A 手足口病
B 鵞口瘡
C 帯状疱疹
D 伝染性紅斑
E 伝染性膿痂疹

❏ **解法ガイド** 　　抗菌薬は細菌感染に用いる薬剤であって、ウイルス感染や真菌感染には有用ではない。ウイルスには抗ウイルス薬、真菌には抗真菌薬を用いる。

　　抗菌薬は細菌の細胞壁合成を抑制する薬剤である β ラクタム系薬（ペニシリン、セフェム）や、蛋白合成を抑制する薬物（アミノ配糖体、テトラサイクリン、マクロライドなど）、核酸合成を抑制する薬物（リファンピシン、ニューキノロンなど）が用いられる。

❏ **選択肢考察**
A 手足口病はコクサッキーウイルス A16 やエンテロウイルス 71 などのウイルス感染によるものなので、抗菌薬の適応はない。コクサッキーウイルスやエンテロウイルスには、現在のところ有効な抗ウイルス薬はない。(×)

B 鵞口瘡は真菌である *Candida albicans* などによる口腔内カンジダ症である。口腔粘膜全体が発赤腫脹し、その上にカンジダの大量付着による斑状の白色の偽膜を形成する。治療としてはアムホテリシン B の経口投与や咳嗽、ナイスタチン軟膏の塗布、ピオクタニンの塗布などが行われる。(×)

C 帯状疱疹は DNA ウイルスである水痘・帯状疱疹ウイルスによるものなので、抗菌薬の適応はない。水痘・帯状疱疹ウイルスには抗ウイルス薬としてアシクロビルが有効である。(×)

D 伝染性紅斑は DNA ウイルスであるヒトパルボウイルス B19 感染によるものなので、抗菌薬の適応はない。(×)

E 伝染性膿痂疹は黄色ブドウ球菌の皮膚感染による疾患であるので、抗菌薬投与の適応となる。(○)

解答：E

43 抗菌薬で細胞壁合成を抑制するのはどれか。

A　テトラサイクリン
B　アミノベンジルペニシリン
C　エリスロマイシン
D　ゲンタマイシン
E　ニューキノロン系抗菌薬

□ 解法ガイド　　抗菌薬には真菌などから産生された抗生物質と化学的に合成された化学療法薬があるが、いずれも細菌に対して作用する薬剤である。その機序には細胞壁合成阻害、蛋白合成阻害、核酸合成阻害など多くのものがある。

□ 選択肢考察
A　テトラサイクリンは細菌の蛋白合成を抑制する薬剤であり、広域抗生物質の一つである。半減期が長く組織移行性は良いが、消化管からの吸収がやや悪い。(×)
B　アミノベンジルペニシリン（ABPC）をはじめとするペニシリン系やセファロスポリン系などのβラクタム薬は、細菌の細胞壁のペニシリン結合蛋白（PBP）などと結合して、細胞壁の成分であるペプチドグリカンの合成を抑制し、それによって殺菌的な抗菌作用を有する。細菌のプラスミドなどで産生されるβラクタマーゼは、βラクタム系薬剤を分解することでその作用を抑制する。そのため、βラクタマーゼ産生菌に対してはβラクタマーゼ阻害薬との併用を行う。(○)
C　エリスロマイシンはマクロライド系抗菌薬であり、細菌の蛋白合成阻害作用により抗菌作用を発揮する。(×)
D　ゲンタマイシンやストレプトマイシンなどのアミノ配糖体は細菌の蛋白合成阻害作用を有する。緑膿菌やセラチアなどのグラム陰性桿菌（GNR）に対しては有効であるが、消化管からの吸収が悪いことや、嫌気性菌には取り込まれないので無効であるなどの特徴がある。(×)
E　ニューキノロンは細菌のDNAジャイレースを抑制することで抗菌作用を発揮する。経口投与可能で、広域であり、耐性菌も少ないので広く用いられている。(×)

解答：B

44 嫌気性菌感染症に無効な抗菌薬はどれか。

A　βラクタム系薬
B　アミノ配糖体
C　マクロライド
D　クリンダマイシン
E　テトラサイクリン

□ 解法ガイド　　嫌気性菌は無酸素の環境下においてのみ増殖することができ、酸素の存在により傷害される菌群であり、芽胞を形成するグラム陽性桿菌の *Clostridium* 属と、芽胞を形成しないグラム陰性桿菌のバクテロイデス群や、グラム陽性球菌のペプトコッカスおよびペプトストレプトコッカス、また皮膚の毛根に存在する *Propionibacterium acnes* などのグラム陽性桿菌がある。

　　Clostridium 属に対しては破傷風の起炎菌である *Clostridium tetani* や、ガス壊疽の病原菌である *C. perfringens*、またボツリヌス食中毒の原因である *C. botulinum* に対してはペニシリンが用いられ、偽膜性腸炎の原因である *C. difficile* に対してはバンコマイシンが用いられている。

　　そのほか、*Bacteroides fragilis* に対してはリンコマイシンやクリンダマイシンが用いられる。ペプトストレプトコッカスに対してはペニシリンが用いられる。*P. acnes* に対してはマクロライド系のエリスロマイシンやテトラサイクリン系薬が有効である。

□ 選択肢考察
A　一般にペニシリン系やセフェム系などのβラクタム系薬はペニシリナーゼを産生する *B. fragilis* に対しては効果が少ないが、*Clostridium* 属の *C. perfringens* や *C. tetani*、*C. botulinum*、およびペプトコッカスに対しては有効である。(×)
B　アミノ配糖体系薬は細菌の蛋白合成を抑制する作用をもつ殺菌性抗生物質であるが、嫌気性菌感染症に対しては有効ではなく、用いられることはない。副作用としては内耳障害や腎障害がある。(○)
C　マクロライド系薬はエリスロマイシンやジョサマイシンなどがあるが、*P. acnes* などに対して用いられることがある。しかし、マクロライド系薬は殺菌性抗生物質でないので、一般に第一選択とはなりにくい。(×)
D　クリンダマイシンやリンコマイシンは、特に *B. fragilis* に対して用いられることが多い抗菌薬である。(×)
E　テトラサイクリンも *P. acnes* などに対して用いられることが多い。(×)

解答：B

45 誤っているのはどれか。

A　メチシリン耐性黄色ブドウ球菌感染は胃切除後の水様性下痢の原因となる。
B　骨髄移植後にサイトメガロウイルスによる間質性肺炎が起きることがある。
C　HTLV-1は母乳感染により小児期にキャリア化することが多い。
D　腸球菌にはバンコマイシン耐性のものがある。
E　嫌気性菌にはアミノ配糖体投与が第一選択である。

選択肢考察

A　メチシリン耐性黄色ブドウ球菌（MRSA）感染症は広域抗生物質により誘発され、院内感染とともに市井感染でも生じる。医師や看護師の無症状のキャリアにより感染することが多い。耐性機序はペニシリン結合蛋白の変化（PBP2'）によるもので、難治性でありバンコマイシンの適応となる。胃切除後では胃酸分泌の低下による殺菌能の低下とMRSAの腸管毒素による下痢をきたす。(○)

B　骨髄移植後の肺合併症はサイトメガロウイルスによる間質性肺炎が多く、サイトメガロウイルスの感染予防が骨髄移植の予後を左右する。そのためには、ガンシクロビルとともに、患者がサイトメガロウイルス抗体陰性の場合には輸血のドナーにもサイトメガロウイルス抗体陰性の血液を用いる。(○)

C　レトロウイルスの一種であるHTLV-1は小児期に母乳感染によりキャリア化することで、成人期になってHTLV-1 associated myelopathy（HAM、HTLV-1関連脊髄症）や成人T細胞白血病（ATL）などを起こす。HAMではATL様細胞が血中や髄液中にみられることが多いが、それはATLと異なり腫瘍性増殖は示さない。(○)

D　バンコマイシンの腎毒性は強いが、耐性菌がほとんどないので多くの薬剤耐性菌の最期に使える薬剤（last resort）であったが、腸球菌にはバンコマイシン耐性の菌（バンコマイシン耐性腸球菌 vancomycin-resistant enterococci；VRE）が出現しており、その治療が問題である。(○)

E　嫌気性菌にはグラム陽性のペプトコッカスや *Clostridium*、グラム陰性のバクテロイデスなどがあるが、いずれもアミノ配糖体には感受性がない。(×)

解答：E

到達目標
4 感染症のDNA診断法を概説できる。

Point
- 感染症の遺伝子診断法には大きく分けるとDNAを増幅する方法、RNAを増幅する方法の2つがある。DNAを増幅する方法として代表的なのはPCR法とLCR法であり、RNAを増幅する方法（DNAに転写してRNAを複製する方法）はMTD法である。

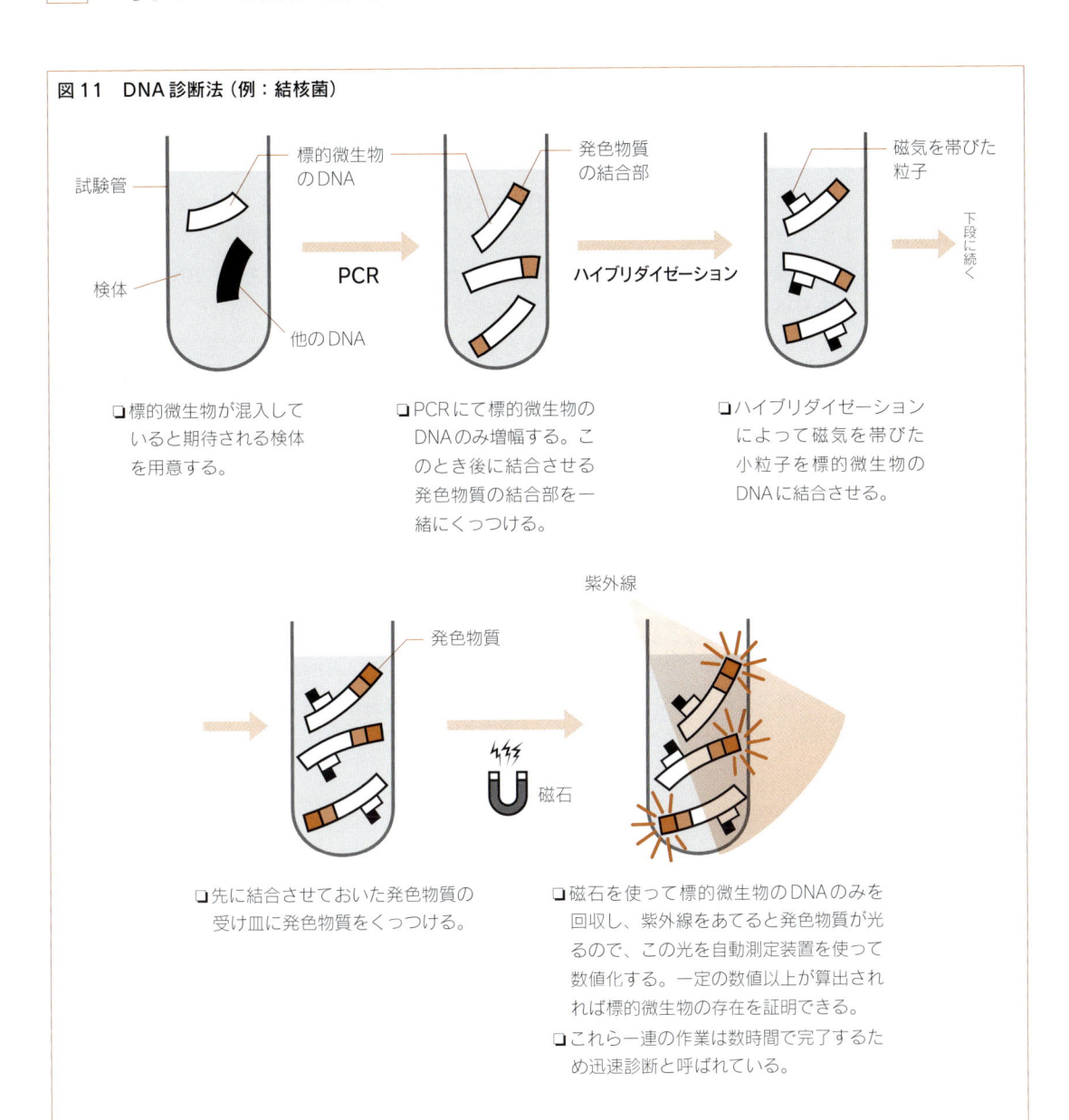

図11 DNA診断法（例：結核菌）

- 標的微生物が混入していると期待される検体を用意する。
- PCRにて標的微生物のDNAのみ増幅する。このとき後に結合させる発色物質の結合部を一緒にくっつける。
- ハイブリダイゼーションによって磁気を帯びた小粒子を標的微生物のDNAに結合させる。
- 先に結合させておいた発色物質の受け皿に発色物質をくっつける。
- 磁石を使って標的微生物のDNAのみを回収し、紫外線をあてると発色物質が光るので、この光を自動測定装置を使って数値化する。一定の数値以上が算出されれば標的微生物の存在を証明できる。
- これら一連の作業は数時間で完了するため迅速診断と呼ばれている。

☐☐ **46** 細菌感染症におけるDNA診断法の特徴として**誤っている**のはどれか。

A 感度が高い。
B 特異度が高い。
C 迅速である。
D 生菌と死菌の鑑別が可能である。
E 過去の検体も適応になる。

❏ **解法ガイド**　医学で用いられている遺伝子検査には、感染症、遺伝病、造血器腫瘍（白血病など）、固形腫瘍（肺癌、乳癌など）、遺伝子多型解析などがある。

適応となるのは、ウイルス、クラミジア、結核、真菌（ニューモシスチス）、細菌（メチシリン耐性黄色ブドウ球菌など）などがある。

感染症などの遺伝子診断法は、DNAを増幅する方法とRNAを増幅する方法の2つに大きく分けられる。

DNAを増幅する方法として代表的なのはPCR法とLCR法であり、RNAを増幅する方法（DNAに転写してRNAを複製する方法）はMTD法である。

❏ **選択肢考察**
A PCRなどのDNAを増幅する方法では、病原体がわずかに存在するだけでそのDNAを増幅するので、きわめて感度が高い。(○)
B PCRなどのDNAを増幅する方法では、その病原体に特異的なDNAだけを検出するものであるので特異度が高い。(○)
C PCRなどのDNAを増幅する方法では、数時間で検査が可能であり、培養と比較して迅速である。(○)
D 遺伝子診断では、細胞内のDNAを検出するだけなので、生菌と死菌の鑑別はできない。生菌と死菌の鑑別が可能なのは、培養である。生菌でないと細胞分裂して増殖しないためである。(×)
E PCRなどのDNAを増幅する方法では、細胞内のDNAを増殖するが、これは細胞が死んでいても可能であり、過去の検体も適応になる。(○)

解答：D

□□ 47　DNA診断法の適応に**ならない**のはどれか。

A　マラリア
B　結　核
C　ヒトパピローマウイルス
D　Creutzfeldt‐Jakob病
E　クラミジア尿道炎

❏ **解法ガイド**

　　塗抹染色や培養が困難もしくは敏感度や特異度が低い感染症では、PCR法かLCR法などの核酸増幅法を用いた遺伝子DNA検出法が行われる。核酸増幅により、少ない菌数（粒子数）でも検出が可能である。

　　問題点としては、偽陽性・偽陰性のほか、PCR法で陽性と判断されても、そこには病原体のDNAが存在することが示されるだけで、それが生菌であるか、活動性がなく病原体になりえない死菌であるかを判断することができないことである。

❏ **選択肢考察**

A　マラリアの一般的な診断としては、患者の血液塗抹標本からマラリア原虫を検出することが行われているが、これには熟達が必要となる。それに対して、抗原を検出する方法やマラリアのスクリーニングにもなりうるPCR法を用いたDNA検出法が現在開発されている。(○)

B　結核の診断では、喀痰などの塗抹染色や培養が行われる。しかし、塗抹染色は感度が低く、培養には2～4週間の時間が必要となるので、感度・特異度の高いPCR法を用いたDNA検出法が行われている。(○)

C　ヒトパピローマウイルスはDNAウイルスであり、尖圭コンジローマや子宮頸癌などの原因となる。その診断に、塗抹標本や生検標本を用いてDNA診断が行われている。(○)

D　Creutzfeldt‐Jakob病はプリオン病であり、DNAもRNAも有さないので、PCR法などを用いたDNA検出法では診断できない。(×)

E　クラミジア尿道炎に対しては尿道スメアを採取して、グラム染色を行う方法が古くから行われているが、最近は核酸増幅法を用いた遺伝子DNA検出法が行われており、この方法では *Chlamydia trachomatis* に特異的な cryptic plasmid の一部を増幅するため、きわめて高い感度と特異度を有する。(○)

解答：D

到達目標 5 予防接種の適応と意義を説明できる。

Point　「予防接種ガイドライン」に規定されている予防接種の意義

- 予防接種はこれまで、天然痘（痘瘡）の根絶をはじめ、ポリオの流行防止など、多くの疾病の流行の防止に大きな成果をあげ、感染症による患者の発生や死亡者の大幅な減少をもたらすなど、我が国の感染症対策上きわめて重要な役割を果たしてきた。
- 感染症が著しく蔓延し、大きな被害を与えていた時代が過ぎ去り、今日ではその流行が急速に減少し、予防接種によって獲得した免疫が感染症の流行を抑制していることが忘れられてしまいがちとなっている。しかし、予防接種により国民全体の免疫水準を維持するためには、予防接種の接種機会を安定的に確保するとともに、社会全体として一定の接種率を確保することが重要である。
- 一方、健康な児らにワクチンを投与する行為については、きわめてまれではあるが重篤な健康被害が発生することがありうるといった事実について国民に正確に伝え、国民の理解を得ることもきわめて重要である。

表4　主な予防接種

	細菌	ウイルス
不活化ワクチン	コレラ菌 ジフテリア菌 ┐ 破傷風菌　　├ DPT（三種混合） 百日咳菌　　┘ 肺炎球菌 Hib（インフルエンザ菌b型）	A型肝炎ウイルス B型肝炎ウイルス 狂犬病ウイルス インフルエンザウイルス 日本脳炎ウイルス ポリオウイルス HPV（ヒトパピローマウイルス）
生ワクチン	結核菌（BCG） 定期接種	風疹ウイルス（三日はしか） 麻疹ウイルス（はしか） 水痘・帯状疱疹ウイルス（水ぼうそう） ムンプスウイルス（流行性耳下腺炎、おたくふかぜ） 黄熱ウイルス 天然痘（痘瘡）ウイルス

定期接種（破線内）：法律（予防接種法、感染症法）によって対象疾患と接種期間が定められているもの。

> □□ **48** WHOにより根絶が宣言されたのはどれか。
>
> A ペスト
> B 痘瘡
> C ポリオ
> D コレラ
> E マラリア

❏ 解法ガイド　　天然痘（痘瘡）ウイルス（poxvirus variolae）は200〜300 nmのエンベロープを有するDNAウイルスで、古来から飛沫感染による伝染力が非常に強く、死に至る疫病として人々から恐れられていた。

　1796年に、英国のEdward Jennerが天然痘の予防法として種痘（vaccine）を発明した。Jennerは、乳搾りの女性から牛痘の発疹内容液を取り、少年の腕に傷を付けてこれを接種したが、その6週後に天然痘の膿を接種しても何も反応がみられなかったことが、重大な種痘発見のきっかけとなった。

　世界保健機関（WHO）総会で1958年世界天然痘根絶計画が可決され、サーベイランスと封じ込め（患者を見つけ出し、患者周辺に種痘を行う）により、1977年ソマリアにおける患者発生を最後に地球上から天然痘は消え去り、1980年5月WHOは天然痘の世界根絶宣言を行った。

❏ 選択肢考察
A ペストは中世ヨーロッパにも黒死病として恐れられた感染症であった。しかし、近年はペスト常在地域に人が押し寄せた結果、再興感染症として年間数千人の患者が発生している。我が国では、大正15年（1926年）以降患者の発生をみない。(×)

B 痘瘡はヒト−ヒト感染をし、予防接種として種痘があるために、患者数が減少して、1980年5月WHOは天然痘の世界根絶宣言を行っている。それ以来世界中で患者の発生はない。ただし、一部の研究機関には天然痘ウイルスが保管されており、生物テロの危険がなくなったわけではない。我が国では1類感染症に指定されている。(○)

C ポリオはWHOが世界中からの撲滅を目指してワクチンを接種している段階である。我が国が含まれる西太平洋地域ではポリオの野生株の撲滅が宣言された。しかし、世界中ではアフリカを中心として、まだポリオ感染は存在している。(×)

D コレラはアジア、インド、アフリカを中心に存在しており、我が国でも輸入感染症として患者が発生している。(×)

E マラリアは世界で最も患者数が多い感染症ともいわれ、ワクチンも存在しないことから、そのコントロールが必要となっている。(×)

解答：B

> **49** 現行の予防接種で生ワクチンを用いるのはどれか。
>
> A 日本脳炎　　　B B型肝炎　　　C BCG
> D インフルエンザ　　E 破傷風

❏ 解法ガイド　　定期予防接種はジフテリア、百日咳、破傷風といったDPTワクチン、麻疹ワクチン、風疹ワクチン、日本脳炎ワクチン、およびポリオワクチンがあり、任意予防接種としてインフルエンザワクチン、おたふくかぜ（ムンプス、流行性耳下腺炎）ワクチン、水痘ワクチン、B型肝炎ワクチンなどがある。BCGはスタンプ法により経皮的に接種されるが、それ以外のワクチンは皮下注射されるのが一般的である。

現在、予防接種で弱毒生ワクチンを用いているものとしては麻疹、風疹、ムンプス、水痘などがあり、不活化ワクチンを用いているものとしては日本脳炎、インフルエンザ、B型肝炎、ポリオなどがある。そのほか、ジフテリアや破傷風はトキソイドが用いられ、百日咳は百日咳菌防御抗原が、またBCGは結核菌の弱毒株、すなわち生ワクチンの一種が用いられている。

❏ 選択肢考察　　A 日本脳炎ワクチンは不活化ワクチンであり、生ワクチンではない。日本脳炎の予防接種は定期予防接種の一つであり、小児には定期A類（旧1類）として接種されている。(×)

B B型肝炎ワクチンは不活化ワクチンの一つであり、定期予防接種ではなく、任意の予防接種とされている。対象としては母子垂直感染防止のためHBウイルスキャリアの母親から生まれたHBs抗原陰性の乳児に対して行われ、さらにまた医療従事者や腎透析を受けている者などのハイリスク者に対して行われている。(×)

C BCGは結核に対するワクチンである。2013年4月以降は、生後1歳に至るまでの間にBCG接種を行うことになった。BCGは結核菌の弱毒株、すなわち生ワクチンであるので、細胞性免疫不全の患児には**禁忌**✴である。(○)

D インフルエンザウイルスはA型、B型、C型に分けられるが、特に重篤化しうるA型はトリやブタにも存在し、その表面上の赤血球凝集素（HA）およびノイラミニダーゼ（NA）抗原の変化を生じることにより、大流行をきたすことがありうる。流行が予想されるインフルエンザの型を中心にした予防接種が行われている。インフルエンザワクチンは不活化ワクチンで、卵を使って培養しているので、卵アレルギー患者には注意する必要がある。(×)

E ジフテリア、百日咳、破傷風といったDPTワクチンは定期予防接種の代表であるが、ジフテリアや破傷風はトキソイドが用いられ、百日咳は百日咳菌防御抗原が用いられている。いずれも生菌を用いているのではない。(×)

解答：C

● core curriculum

Chapter
3

病態と疾患
①ウイルス感染症・プリオン病

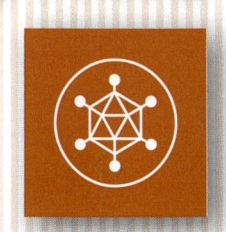

到達目標 1　インフルエンザの症候、診断と治療を説明できる。

Point

- インフルエンザはインフルエンザウイルスによる感染症で、普通感冒と異なり、上気道のカタル症状だけでなく、高熱、全身倦怠感、関節痛や筋肉痛などの全身症状を認める。
- インフルエンザウイルスはA・B・Cの3型に分けられ、このうち流行的な広がりをみせるのはA型とB型である。A型はヒト以外にもブタやトリなどその他の宿主に広く分布しているので、人畜共通感染症として捉えられる。最近では、渡り鳥がインフルエンザウイルスの運び屋として注目を浴びている。

  cf. 高病原性鳥インフルエンザ
  インフルエンザA型ウイルスのH5N1などによるもので、ニワトリなどのトリの間で流行しているものが、ヒトが濃厚接触することで感染することがある。

- 診断にはインフルエンザ抗原を検出する簡易な診断キットが保険適応である。
- 65歳以上の高齢者のインフルエンザワクチン接種が重症化を阻止するのに有効である。
- 治療として抗Parkinson病薬あるいは脳梗塞に伴う意欲・自発性低下の改善にも有効な抗A型インフルエンザウイルス薬であるアマンタジンとともに、ノイラミニダーゼの作用を阻害することによって、細胞内で感染増殖したウイルスが細胞外に放出されることを抑制し、A、B両型に対する抗インフルエンザウイルス作用があるオセルタミビルやザナミビルがきわめて有用である。

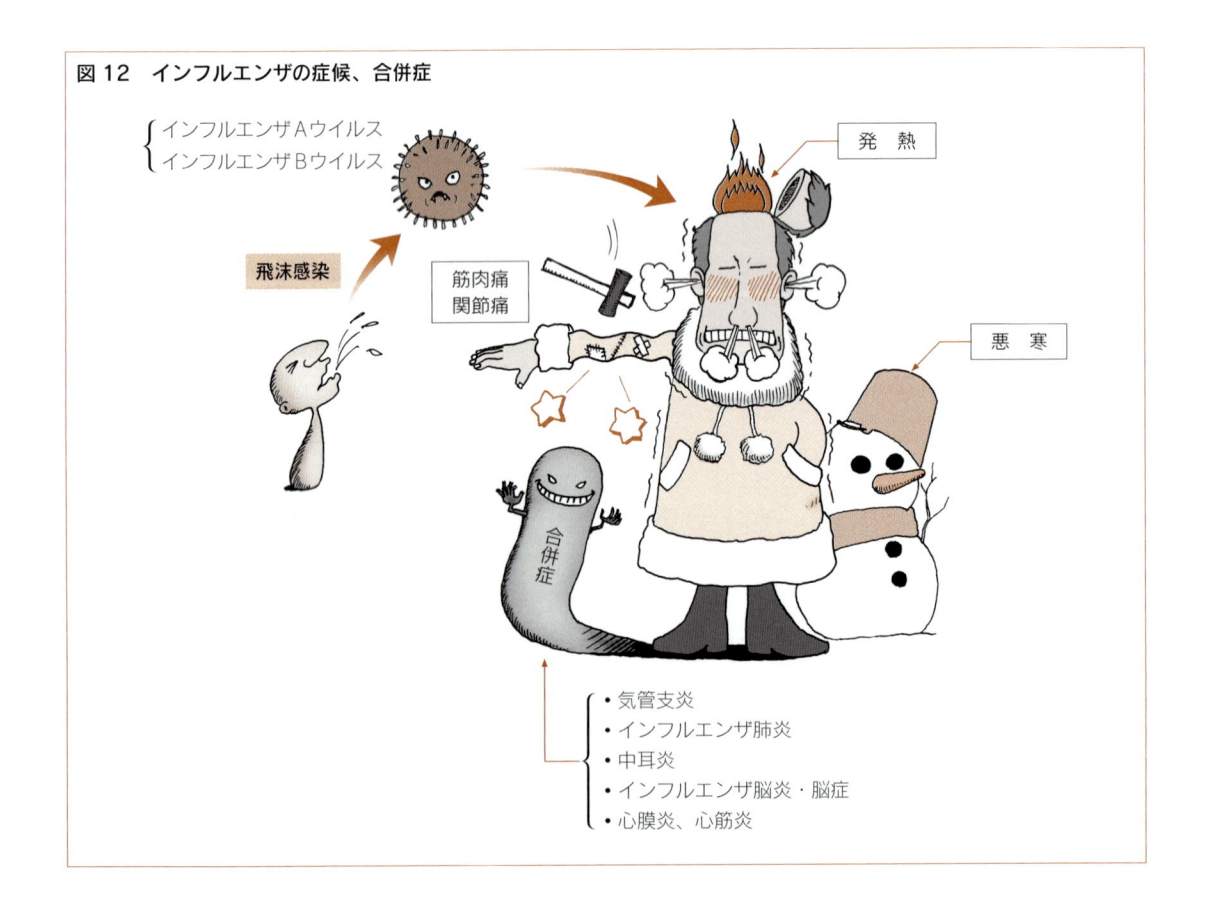

図12　インフルエンザの症候、合併症

- 気管支炎
- インフルエンザ肺炎
- 中耳炎
- インフルエンザ脳炎・脳症
- 心膜炎、心筋炎

50 インフルエンザ脳症について**誤っている**のはどれか。

A 高齢者に好発する。
B 炎症性サイトカインの過剰産生による。
C 診断上頭部CT検査が有用である。
D 脳内にインフルエンザウイルスを認めない。
E けいれんを認める。

❏ **解法ガイド**

インフルエンザはオルトミクソウイルスに属するRNAウイルスであるインフルエンザウイルスの呼吸器感染症であるが、小児においてはインフルエンザに罹患後、インフルエンザ脳症やReye症候群などの合併がありうるので、注意する必要がある。

インフルエンザ脳症は、サイトカインによる内皮細胞破壊が原因と考えられており、脳炎と異なり脳内にウイルスを認めない。我が国に好発し、5歳以下の小児に多く、インフルエンザ感染後1日以内に発症する。症状としては、けいれん、意味不明な言動、意識障害がみられ、検査ではCTにて脳浮腫を認める。予防は、NSAID（ジクロフェナク）の使用を回避し、小児にはアセトアミノフェンが適応となる。抗ウイルス薬に脳症の予防効果はなく、ワクチンはインフルエンザ自体の発症予防効果はあるが、インフルエンザに罹患すれば脳症の予防効果はない。治療はステロイドパルス療法を行う。予後は、死亡率30％、後遺症25％である。

❏ **選択肢考察**

A インフルエンザ脳症は5歳以下の乳幼児に好発する。高齢者のインフルエンザでは肺炎などを合併して重症化する。(×)
B インフルエンザ脳症は全身および中枢神経内の急激かつ過剰な炎症性サイトカインの産生による。これにより脳浮腫や循環障害を認める。(○)
C 頭部CT検査で脳浮腫を認めることが診断上重要である。(○)
D インフルエンザ脳症では原則として中枢神経内にはインフルエンザウイルスの増殖は認めない。あくまでも炎症性サイトカインの過剰産生によるものである。(○)
E けいれん、意味不明な言動、意識障害を認める。後遺症を伴うこともあり、患者本人のみならず、家族に対するグリーフケア（grief care）も必要となることもある。(○)

解答：A

> **51** インフルエンザウイルスの治療薬はどれか。
> A　ニューキノロン
> B　テトラサイクリン
> C　ノイラミニダーゼ阻害薬
> D　アシクロビル
> E　ガンシクロビル

❏ 解法ガイド　　インフルエンザウイルスはA・B・Cの3型に分けられ、このうち流行的な広がりをみせるのはA型とB型である。A型ウイルス粒子表面には赤血球凝集素（HA、ヘマグルチニン）とノイラミニダーゼ（NA）という糖蛋白があり、HAには15の亜型が、NAには9つの亜型がある。これらはさまざまな組み合わせをして、連続抗原変異（antigenic drift）または小変異や不連続抗原変異（antigenic shift）または大変異によって抗原性が変化し、流行を引き起こす。ヒト以外にもブタやトリなどその他の宿主に広く分布しているので、インフルエンザA型ウイルスは人畜共通感染症として捉えられる。そして最近では、渡り鳥がインフルエンザウイルスの運び屋として注目を浴びている。また、高病原性鳥インフルエンザの存在も重要である。

　　インフルエンザウイルスはHA（赤血球凝集素）により細胞に感染し、細胞内で増殖して、NA（ノイラミニダーゼ）により細胞から離れて拡散する。このノイラミニダーゼを抑制することでインフルエンザウイルスの増殖を抑制する。

　　インフルエンザウイルスの治療薬としては、A型インフルエンザウイルスのみに有効なアマンタジンと、A型インフルエンザウイルスおよびB型の両方に有効なノイラミニダーゼ阻害薬のオセルタミビル、ザナミビルがある。

❏ 選択肢考察
A　ニューキノロンは化学療法薬で、抗菌作用があるが抗ウイルス作用はない。(×)
B　テトラサイクリンは抗生物質で、抗菌作用があるが抗ウイルス作用はない。(×)
C　ノイラミニダーゼ阻害薬はA型インフルエンザウイルスおよびB型の両方に有効な抗ウイルス薬である。感染初期に用いるときわめて有効であり、感染予防効果もある。ただし、耐性ウイルスも出現している。(○)
D　アシクロビルは単純ヘルペスや水痘・帯状疱疹ウイルスに有効な抗ウイルス薬である。しかし、インフルエンザウイルスには有効ではない。(×)
E　ガンシクロビルはサイトメガロウイルスに有効な抗ウイルス薬である。しかし、インフルエンザウイルスには有効ではない。(×)

解答：C

☐☐ **52** 　68歳の男性。生来健康であったが、一昨日から全身倦怠感、悪寒を伴った発熱および悪心・嘔吐を生じ、昨日からは筋肉痛や関節痛を認めるようになったので来院した。体温38.8℃。脈拍98/分、整。呼吸数20/分。肺野聴診では異常はない。簡易インフルエンザ抗原検出キットで陽性となった。
　この段階で正しいのはどれか。
　A　1類感染症として届け出る。
　B　インフルエンザワクチン接種を行う。
　C　ノイラミニダーゼ阻害薬の適応がある。
　D　空気感染に注意するように指導する。
　E　抗菌薬投与が有効である。

❏ 解法ガイド　**身体所見**　#1　生来健康であった68歳の高齢男性。一昨日から全身倦怠感、悪寒を伴った発熱、悪心・嘔吐を生じた。昨日からは筋肉痛や関節痛を認めるようになった⇒高齢男性が急性の全身症状を生じた。
　　　　　　　　　　　#2　体温38.8℃⇒高熱がある。
　　　　　　　　　　　#3　脈拍98/分、整⇒やや頻脈である。
　　　　　　　　　　　#4　呼吸数20/分⇒基準上限。
　　　　　　　　検査所見　#1　肺野聴診では異常はない⇒肺炎や気管支炎は否定的。
　　　　　　　　　　　#2　簡易インフルエンザ抗原検出キットで陽性となった⇒鼻汁を用いたと思われる簡易キットで陽性であることから、インフルエンザに罹患したと考えられる。

❏ 診　　断　　インフルエンザ。
　　　　　　　全身症状を伴っており、抗原検査陽性からインフルエンザと診断される。

❏ 選択肢考察　A　現在インフルエンザ（鳥インフルエンザ及び新型インフルエンザ等感染症を除く）は5類感染症に含まれており、定点把握である。鳥インフルエンザ（H5N1）は2類感染症に、H5N1型を除く鳥インフルエンザは4類感染症に含まれる。新たに発生したH7N9型は指定感染症となった。(×)
　　　　　　　B　インフルエンザは予防接種法上「個人予防の積み重ねとしての間接的な集団予防をすべきB類疾病」と分類され、65歳以上の高齢者（一部合併症のある場合には60歳以上）にはインフルエンザワクチン接種が定期予防接種となっているが、これはあくまでも予防であり、この症例のように現在感染している場合には予防接種は有用ではない。(×)
　　　　　　　C　抗インフルエンザ薬としてノイラミニダーゼ阻害薬が開発され、これは2日以内に開始すれば、自覚症状の期間の短縮や重症度の改善、さらに、合併症の回避にも有用である。この症例では良い適応である。(○)
　　　　　　　D　インフルエンザは飛沫感染であり空気感染するのではない。飛沫感染による他人への感染に注意するように指導する。(×)
　　　　　　　E　インフルエンザの死亡率は高齢者と乳幼児で高い。高齢者では肺炎の併発などによる死亡率が高い。インフルエンザはウイルスであるので、抗菌薬投与は有効ではない。(×)

解答：C

> ☐☐ **53** インフルエンザワクチンについて正しいのはどれか。
> A 前年度流行したウイルス株をもとに作成する。
> B 生ワクチンを用いる。
> C 卵アレルギー患者では注意を要する。
> D ノイラミニダーゼを抗原とするワクチンである。
> E 学童はインフルエンザワクチンの定期予防接種の適応である。

❏ 解法ガイド　インフルエンザワクチンでは感染や発症そのものを完全には防御できないが、重症化や合併症の発生を予防する効果は証明されている。
　インフルエンザワクチンは鶏卵を用いて作られる、赤血球凝集素（HA）に対する不活化HAワクチンである。

❏ 選択肢考察
A インフルエンザは年により抗原の異なったウイルス株の流行性があるので、インフルエンザワクチンはその季節に流行すると予想されるウイルス株に対して作成される。前年度流行したウイルス株をもとに作成するのではない。前年にインフルエンザに罹患した患者でも、次の季節のインフルエンザウイルスには免疫が形成されていないことが多いので、再び罹患する。(×)

B インフルエンザワクチンは不活化ワクチンであり、生ワクチンではないので、接種後にインフルエンザ様の症状を認めることはない。(×)

C インフルエンザワクチンは鶏卵を用いて作られるので、卵アレルギー患者では注意を要する。(○)

D インフルエンザワクチンは、ウイルス粒子をエーテルで処理後、赤血球凝集素（HA）を含む画分を密度勾配遠沈法により回収して主成分とした、不活化HAワクチンである。ノイラミニダーゼ（NA）を抗原とするワクチンではない。(×)

E インフルエンザは定期予防接種B類疾病（旧2類疾病）として、①65歳以上の高齢者、および、②60歳以上65歳未満であって、心臓、腎臓もしくは呼吸器の機能に、またはヒト免疫不全ウイルスにより免疫の機能に一定の障害を有する者に対しては、本人の希望により予防接種が行われる。しかし、学童はインフルエンザワクチンの定期予防接種の対象ではない。(×)

解答：C

| 到達目標 2 | 麻疹の症候と診断を説明できる。 |

Point
- 麻疹はパラミクソウイルスに属する麻疹ウイルスより生じる発疹性熱性疾患である。
- 空気感染後1〜2週間の潜伏期を経て発症する。
- 発熱（39℃程度）し、カタル症状（咳、くしゃみ、鼻汁、結膜炎、眼脂）で発症する。頬部粘膜に白色のKoplik斑が発熱後2〜3日で出現する。その後、一時的に発熱が改善したのち再び高熱を呈し（2峰性）、発疹が出現し色素沈着を残して消失する。
- 合併症：中耳炎、難聴、巨細胞性肺炎、麻疹脳炎、数年して亜急性硬化性全脳炎（subacute sclerosing panencephalitis；SSPE）。
- 治療：対症療法。
- 予防：弱毒麻疹生ワクチンの接種、さらに患者との接触があった場合にはγ-グロブリンの投与が感染予防や軽症化に有効である。
- 出席停止基準（学校感染症）：解熱後3日を経過するまで。

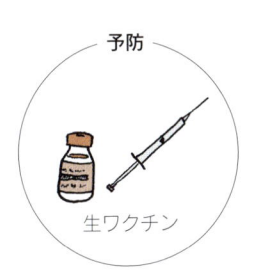

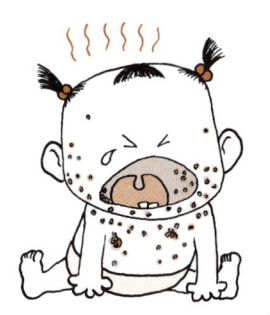

図13 麻疹の経過と予防

予防
生ワクチン

カタル期 3〜4日
- 発熱
- 咳、鼻汁
- 結膜炎、眼脂
- Koplik斑

発疹期 4〜5日
- 発熱
- 発疹（2〜3mmの小紅斑）

回復期 3〜4日
- 解熱
- 発疹の退色、色素沈着

54 Koplik 斑を認めるのはどれか。
A　伝染性紅斑
B　麻　疹
C　後天性免疫不全症候群
D　風　疹
E　日本脳炎

❏ **解法ガイド**　　麻疹において、発熱初期のカタル期に、口腔粘膜に発赤とともにヨーグルトを食べたときのかすのような白い点々が出現するが、これを Koplik 斑と呼ぶ。麻疹の発疹出現前の診断上、重要な所見である。

麻疹は 2 峰性の熱型をとるが、Koplik 斑は最初の高熱に伴って出現する。その後一度解熱してから、再び高熱が出現し、それとともに麻疹特有の発疹を認める。これは色素沈着を残す。

❏ **選択肢考察**
A　伝染性紅斑は DNA ウイルスであるヒトパルボウイルス B19 感染により生じ、飛沫感染のあと、2 週間の潜伏期をもって微熱や蝶形紅斑、四肢のレース状の皮疹で発症する。顔面では蝶形紅斑となるが、口の周囲に発疹は認められず、口腔内にも病変は認められない。(×)
B　麻疹は 2 峰性の熱型の最初の発熱時のカタル期に、口腔粘膜に白色の Koplik 斑を認める。(○)
C　後天性免疫不全症候群（AIDS）では口腔内にカンジダ感染による鵞口瘡で、頬粘膜に白色病変を認めるが、これは Koplik 斑ではない。(×)
D　風疹では高熱を認めることはなく、比較的軽度の発熱とともに発疹が出現し、ともに 3 日間程度で改善する。風疹ではカタル症状は著明ではなく、Koplik 斑を認めることはない。(×)
E　日本脳炎は原則として口腔内の粘膜疹は伴わない。(×)

解答：B

55 麻疹の症候として**認めにくい**のはどれか。

A　結膜充血
B　肺　炎
C　脳　炎
D　頸部リンパ節腫大
E　Koplik 斑

□ 解法ガイド　　麻疹とは、パラミクソウイルスに属する麻疹ウイルスより生じる発疹性熱性疾患である。空気感染により生じ、1〜2週間の潜伏期ののち、発熱や咳、鼻汁、くしゃみ、結膜炎などのカタル症状で発症し、そのときに口腔頬粘膜にKoplik斑を認める。さらに一時的に解熱するが、再び発熱を認め、熱型は2峰性となる。2峰目の発熱において発疹が出現し、鮮紅色の発疹が次第に癒合し、退色するとともに、色素沈着を残す。合併症としては巨細胞性肺炎や脳炎があり、そのほか数年を経て亜急性硬化性全脳炎（SSPE）を合併することもありうる。

□ 選択肢考察
A　麻疹ウイルスは空気感染後、1〜2週間の潜伏期のあと、カタル症状で発症する。カタル症状としては、咳、くしゃみ、鼻汁、さらに結膜炎で充血などを認める。(○)
B　麻疹の死因としては脳炎とともに肺炎が重要である。麻疹肺炎はウイルス性の間質性肺炎で、細胞性免疫不全時には予後不良な巨細胞性肺炎となることもある。細菌性肺炎が続発することもある。(○)
C　麻疹では、髄膜炎よりも脳炎を伴うのが特徴である。1/1,000くらいの頻度で、発疹出現後2〜6日ころに発症する。半数以上は改善するが致死率が15％程度で、20〜40％には後遺症を認める。麻疹の重症度と脳炎発症には相関はない。(○)
D　麻疹ではリンパ節腫大を認めることは少なく、頸部リンパ節腫大は風疹などで認められる所見である。(×)
E　麻疹感染初期のカタル期に頬部粘膜に紅暈を伴った白色の粘膜疹であるKoplik斑を認める。(○)

解答：D

□□ 56　5歳の男児。発熱を主訴に来院した。3日前から38.5℃の発熱、咳、鼻汁、結膜充血および眼脂が出現した。初診時に口腔粘膜発疹がみられた。受診後いったん解熱傾向がみられたが、翌日から高熱が再び出現し、さらに全身に皮疹が出現した。口腔粘膜の写真（a⇒カラー口絵）と体幹の写真（b⇒カラー口絵）とを示す。

最も考えられるのはどれか。
A　麻　疹
B　風　疹
C　水　痘
D　ヘルペス
E　突発性発疹

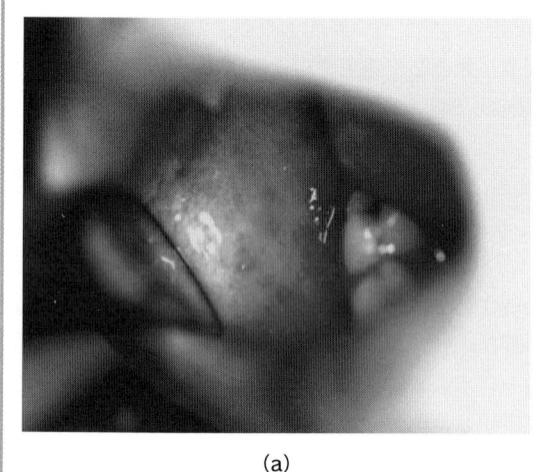

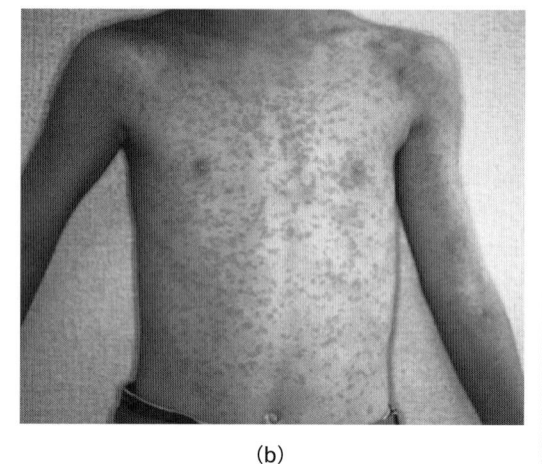

(a)　　　　　　　　　　(b)

❏ 解法ガイド　[身体所見]　#1　5歳の男児が発熱を主訴に来院した⇒感染症や膠原病などを考慮する。
#2　3日前からと急性に、38.5℃の発熱が生じ、咳、鼻汁、結膜充血および眼脂といったカタル症状が出現した。
#3　初診時に口腔粘膜発疹がみられた⇒これは麻疹におけるKoplik斑と考えられる。
#4　受診後いったん解熱傾向がみられたが、翌日から高熱が再び出現した⇒麻疹における2峰性発熱に合致する所見である。
#5　さらに全身に皮疹が出現した⇒麻疹において2峰目の発熱時に色素沈着を伴った発疹が出現するのに合致する。

[画像所見]　口腔粘膜の写真では、
#1　約1mmの紅暈を伴う白色の粘膜疹が多発している⇒これはKoplik斑と考えられる。

体幹の写真では、
#2　躯幹を中心に全身に発疹を認める。

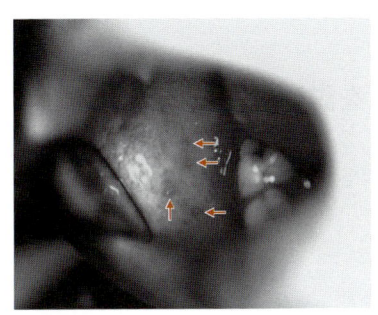

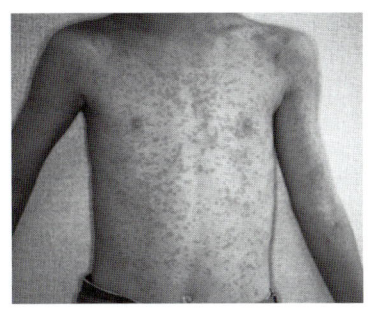

↑：Koplik斑　　　　　　　　　体幹に発疹が多発している。

- **診　　断**　　麻疹。
　　　　　　　　特徴的な熱型やKoplik斑、発疹から麻疹と診断される。

- **選択肢考察**　A　発熱とともにカタル症状で発症している。さらにKoplik斑と思われる頬部粘膜の白色の粘膜疹が認められる。解熱後に再び発熱しておりそれとともに全身性発疹を認めるので、まず麻疹を疑うべきであろう。(○)

　　　　　　　　B　風疹は2峰性の高熱を呈することは少なく、3日間続く発熱とともに発疹を認める。カタル症状は軽度で、口腔内のKoplik斑は存在しない。頸部などのリンパ節の腫大を伴う。(×)

　　　　　　　　C　水痘は水痘・帯状疱疹ウイルスによる初感染で、空気感染をして2～3週の潜伏期の後、発熱とともに水疱を伴った発疹を認める。発疹は次第に水疱化して、痂皮化する。痂皮化すると感染性はなくなる。細胞性免疫不全時の水痘感染は重症化する。(×)

　　　　　　　　D　単純ヘルペスは小児期にヒト→ヒトで初感染するが、90％以上は不顕性（時にヘルペス性歯肉口内炎）で終わるが、種々の誘因（発熱、月経、紫外線、疲労など）により再活性化し、口唇周囲に有痛性小水疱を反復発症する。(×)

　　　　　　　　E　突発性発疹は6か月から2歳の乳幼児に多く、高熱が3日間続いた後に、解熱とともに発疹を認めるのが特徴である。口腔内のKoplik斑は存在しない。(×)

解答：A

| 到達目標 3 | 風疹の症候、診断と合併症を説明できる。 |

Point
- 風疹（三日ばしか）はトガウイルス群に属するRNAウイルスである風疹ウイルスにより生じる、発疹を伴った熱性疾患である。
- 飛沫感染により感染し、2～3週間の潜伏期を経て、軽度の発熱とカタル症状（軽微）とともに頸部リンパ節腫脹や発疹を認める。発疹は顔から頸部、躯幹、四肢へと広がり、約3日間で消退し、軽快する。
- 合併症：成人や年長児では関節炎を合併し、また数週後に急性の特発性血小板減少性紫斑病（idiopathic thrombocytopenic purpura；ITP）を伴うこともある。注意すべきは、妊娠12週以内の妊娠初期に妊婦が風疹の初感染を受けた場合には胎児の流早産の原因となり、さらに先天性風疹症候群として経胎盤的に胎児に感染し、動脈管開存症や心室中隔欠損症などの心血管奇形、白内障や一部緑内障、小眼球症などの眼球の奇形、聴力障害や肝脾腫大、貧血、低体重などを認めることがある。
- 治療：対症療法が中心で、予後は良い。
- 学校保健安全法における出席停止基準：「発疹が消失するまで」。
- 風疹は生ワクチンによる予防が行われている。

図14 風疹の症候と妊婦の風疹罹患

上気道炎症状
- 発熱（～37℃）
- 頭痛
- 咽頭痛
- 咳
- 鼻汁

リンパ節腫脹
- 後耳介リンパ節
- 後頭リンパ節
- 頸部リンパ節など

発疹
- 鮮紅色の丘疹
- 顔→体幹→四肢と広がる

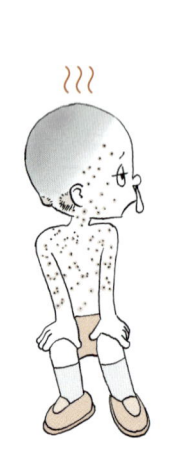

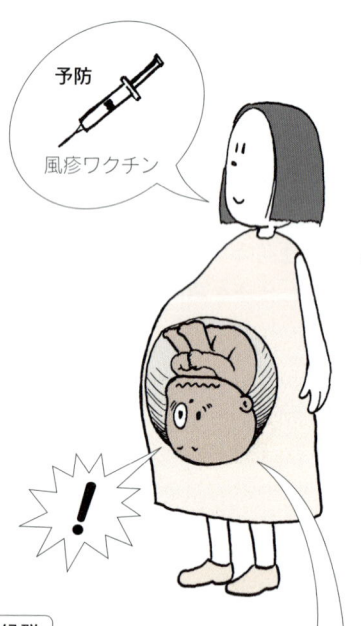

予防
風疹ワクチン

妊婦の風疹罹患
→
流産
早産
先天性風疹症候群

先天性風疹症候群
- 低出生体重
- 眼球異常（白内障、緑内障、網膜症、小眼症…）
- 難聴
- 心・血管奇形（動脈管開存、肺動脈狭窄、心室中隔欠損…）
- 中枢神経障害（髄膜脳炎、小頭症、脳性麻痺、精神発達遅延）
- その他（肝脾腫、肝炎、血小板減少性紫斑病、大泉門膨隆、間質性肺炎…）

57 6歳の女児。昨日から微熱、咳嗽および鼻汁がみられ、ほぼ同時に全身に発疹が出現したため来院した。体温37.8℃。脈拍84/分、結膜はやや充血し、咽頭は軽度発赤している。発疹は粟粒大の点状丘疹で顔面、頸部および胸腹部にみられる。耳後部に圧痛のあるリンパ節腫脹を認める。
考えられるのはどれか。
A 麻　疹
B 風　疹
C 伝染性紅斑
D 水　痘
E 突発性発疹

❏ 解法ガイド 身体所見 #1 6歳の女児。昨日から微熱、咳嗽および鼻汁がみられる⇒急性のカタル症状がみられる。
#2 ほぼ同時に全身に発疹が出現した⇒発熱と同時に発疹が出現しているので、麻疹や突発性発疹などは否定的である。
#3 体温37.8℃⇒発熱は高熱ではない。川崎病や麻疹、突発性発疹などは否定的である。
#4 脈拍84/分⇒正常。
#5 結膜はやや充血し、咽頭は軽度発赤している⇒カタル症状が軽微なことを示している。
#6 発疹は粟粒大の点状丘疹で顔面、頸部および胸腹部と全身にみられる⇒伝染性紅斑では顔面の蝶形紅斑と四肢のレース状の皮疹が特徴であるので否定的である。
#7 耳後部に圧痛のあるリンパ節腫脹を認める⇒川崎病や風疹の可能性がある。

❏ 診　断　　風疹。
❏ 解法サプリ　風疹は軽微なカタル症状に引き続いて、発熱とともに3日間くらい持続する全身性発疹を認め、耳介後部や頸部にリンパ節腫大を認める。合併症として急性の特発性血小板減少性紫斑病を認めることもある。

❏ 選択肢考察
A 麻疹であれば2峰性の熱型を示し、発熱後一度解熱した後に色素沈着を伴った発疹を認める。また、発熱は高熱をきたすことが多い。(×)
B カタル症状が軽微で、発熱と同時に発疹が出現しており、耳介後部や頸部にリンパ節腫大を認めるので、風疹が最も考えられる。(○)
C 伝染性紅斑では発熱は微熱で、顔面の蝶形紅斑と四肢のレース状の皮疹が特徴であるので否定的である。(×)
D 水痘では高熱を呈し、発熱とともに水疱を伴った皮疹を認める。(×)
E 突発性発疹は6か月から2歳までの乳幼児に多く、3日間続く高熱が解熱した後に、解熱とともに全身性に発疹を認める。好発年齢が異なり、発熱とともに皮疹を認めるのではないので否定的である。(×)

解答：B

☐☐ **58** 4歳の男児。2週前に風疹に罹患した。その後、皮下出血をきたすようになった。病態として最も考えられるのはどれか。
A 血小板数が減少している。
B 血小板機能が低下している。
C 血管壁が脆弱化している。
D 凝固因子が低下している。
E 線溶系が亢進している。

❏ **解法ガイド** 風疹感染後の表在性出血傾向の原因としては、急性の特発性血小板減少性紫斑病（idiopathic thrombocytopenic purpura；ITP）が考えられる。

ITPは血小板膜表面にIgGが付着することで脾臓における血小板捕捉が亢進して、末梢血小板数が減少し、表在性出血を示すものである。ITPには風疹などの感染後に一過性に生じる急性ITPと、自己免疫により増悪寛解を示す慢性ITPがある。

❏ **選択肢考察**
A 風疹感染後の急性ITPでは、その出血傾向は血小板数の減少が原因となる。(○)
B 血小板機能の低下は先天的に生じる血小板無力症やBernard-Soulier症候群のほか、後天的にも非ステロイド性消炎鎮痛薬による血小板凝集抑制などでも認められる。風疹後の出血傾向は、急性ITPによる血小板減少が原因として最も考えられ、血小板機能の異常とは考えられない。(×)
C ビタミンC欠乏による壊血病や、高齢者にみられる老人性紫斑、ステロイド投与時にみられる皮下出血などは血管壁の脆弱化が原因となる。(×)
D 先天的な凝固因子欠乏である血友病A・B、後天的なビタミンK欠乏などでは、出血傾向の原因として凝固因子の低下があるが、風疹後のITPとは異なる。(×)
E 線溶系の亢進には一次線溶の亢進と二次線溶の亢進（播種性血管内凝固症候群DICなど）があるが、ともに出血傾向を呈する。しかし、風疹後に線溶系が亢進することはない。(×)

解答：A

□□ 59 3歳の女児。2週前に頸部から胸部にかけて淡紅色で斑状の発疹があるのに気付いた。微熱があったが、発疹は2日ほどで消退した。今朝鼻出血があり、体幹と四肢とに皮下出血斑を認める。後頸部にリンパ節を数個触知する。肝、脾は触れない。赤血球460万、白血球6,000、血小板1.8万。CRP 0.04 mg/dl。
原因として最も考えられるのはどれか。
A 麻疹ウイルス
B 風疹ウイルス
C コクサッキーウイルスA16
D ヒトヘルペスウイルス6
E ヒトパルボウイルスB19

❏ 解法ガイド　身体所見　#1　3歳の女児が2週前に頸部から胸部にかけて淡紅色で斑状の発疹があるのに気付いた⇒小児の急性発疹ではウイルスなどの感染による発疹や薬疹などを考えたい。

#2　さらに微熱があった⇒感染性のもの、もしくは比較的軽度の炎症を伴う薬物やアレルギーによるものが考えられる。

#3　発疹は2日ほどで消退した⇒2日間ほどの持続にすぎないので、やはりアレルギーや感染によるとするのであれば風疹などが考えられよう。一般に発疹性疾患では突発性発疹は6か月〜1歳に多く、麻疹は1〜2歳、風疹は3歳前後に多く、伝染性紅斑（リンゴ病）は学童期に好発する。水痘は1歳以降、幼児期に多く、水疱を形成するのが特徴である。また、突発性発疹や麻疹では高熱を呈することが多いが、風疹や伝染性紅斑では微熱にとどまることが多い。

#4　今朝鼻出血があり、体幹と四肢とに皮下出血斑を認める⇒出血傾向による鼻出血であったものと判断される。

#5　後頸部にリンパ節を数個触知する⇒幼児期におけるリンパ節の触知は特に非特異的であり、明らかな疾患によらないこともあるが、この症例では急性白血病や悪性リンパ腫、また先行感染として風疹や突発性発疹などによるリンパ節腫大の可能性も考慮したい。

#6　肝、脾は触れない⇒脾機能亢進症による血小板減少や伝染性単核球症、敗血症などは否定的である。

検査所見　#1　赤血球460万⇒貧血は認められない。

#2　白血球6,000⇒基準範囲内である。

#3　血小板1.8万⇒著明に低下している。血小板数が5万以下の場合には自然出血傾向を認め、また血小板数が1万〜2万以下の場合には重篤な出血傾向をきたす可能性がある。

#4　CRP 0.04 mg/dl（基準0.3以下）⇒基準範囲内であり、炎症反応は認められない。

#5　#1〜4より、グラム陰性桿菌による敗血症で、DICを伴っているものとは考えにくい。

❏ 診　断　風疹。

❑ 解法サプリ　　　特発性血小板減少性紫斑病（ITP）は急性型と慢性型に分けられ、急性型は小児に多い。風疹感染などのウイルス感染後に発症することが多く、自然治癒傾向があり、6か月以内に治癒する。

❑ 選択肢考察
A　麻疹は母体免疫が消失する生後1歳以降の幼児期に多く、2峰性の高熱をきたすことが多い。第1峰目には発疹は認められず、Koplik斑を伴うことが多いが、第2峰目に発疹が認められ、合併症として脳炎や肺炎が多く認められる。この症例のように微熱にとどまり、2日ほどで発疹が消退することはなく、発疹は色素沈着を残す。(×)

B　風疹は幼児期〜学童期、一部成人まで幅広く認められ、麻疹に比し約半数が不顕性感染をする。臨床症状としては、比較的軽度の発熱とともに発疹が出現し、2〜3日で発疹も消失するが、頸部リンパ節などの腫大を合併することが多い。麻疹のように脳炎や肺炎の合併はまれであるが、約2週後にこの症例のように急性のITPを合併することがある。ITPでは血小板が減少し、出血傾向を伴うが、骨髄血塗抹標本で巨核球の減少を認めないのが特徴である。さらにIgGの付着した血小板は脾臓で破壊が亢進されるが、この症例のように脾腫は認めないことが多い。(○)

C　コクサッキーウイルスA16はエンテロウイルス71とともに小児における手足口病の原因として有名である。手足口病は小児期において手、足、口腔粘膜などに、発熱とともに水疱性発疹が形成されるものである。合併症としてはまれに髄膜炎を伴いうる。一般に急性ITPの合併はまれである。(×)

D　ヒトヘルペスウイルス6は母体免疫の消失する生後6か月〜2歳に好発する突発性発疹の原因として重要である。突発性発疹は急激な高熱が3日間程度続き、解熱とともに発疹が出現するのが特徴で、発熱時に熱性けいれんを合併することもある。頸部リンパ節の腫大などを伴うこともあるが、急性ITPの合併はまれである。(×)

E　ヒトパルボウイルスB19は学童期に好発する伝染性紅斑（リンゴ病）の原因ウイルスであり、伝染性紅斑では微熱とともに顔面の蝶形紅斑や大腿のレース状の皮疹などを呈する。合併症としては、ヒトパルボウイルスB19が骨髄赤芽球に感染するので、一時的に赤芽球造血が抑制され、特に溶血性貧血などでは貧血の重症化を認めたり、また妊婦に初感染した場合には胎児水腫などを合併することがある。しかし、骨髄巨核球に感染するのではなく、またPAIgGを産生するのではないので、急性ITPを合併することはない。(×)

解答：B

□□ 60 妊娠初期に感染した場合、胎児に最も影響が大きいウイルスはどれか。

A　インフルエンザ
B　ムンプス
C　麻疹
D　風疹
E　ポリオ

❏ **解法ガイド**　ウイルス感染と先天異常の可能性の有無は次表のように考えられている。

ウイルス感染と先天異常の可能性の有無

確　実	風疹、サイトメガロウイルス、ヒトパルボウイルスB19
可能性大	単純ヘルペスウイルス、水痘・帯状疱疹ウイルス
可能性あり	弱毒ウイルスの重篤化（水痘・帯状疱疹ウイルス、サイトメガロウイルスによる間質性肺炎） 真菌感染（カンジダ、クリプトコックス、ニューモシスチス） 細胞内寄生細菌感染（非結核性抗酸菌）
否定的	A型肝炎ウイルス、B型肝炎ウイルス、かぜ症候群ウイルス、ポリオウイルス

❏ **選択肢考察**

A　インフルエンザは妊娠初期に感染したとき胎児に及ぼす危険が風疹やサイトメガロウイルスほど高くはないが、先天異常を含め、胎児への影響を認める。(×)

B　ムンプスは妊娠初期に感染したとき胎児に及ぼす危険が風疹やサイトメガロウイルスほど高くはないが、先天異常を含め、胎児への影響を認める。(×)

C　妊娠中に母親が麻疹にかかると、胎児に奇形などの異常の報告はほとんどないが、早産、自然流産、低体重児出産の確率を高める。(×)

D　風疹は、妊娠12週以内の妊婦の初感染を生じた場合には流早産を誘発したり、心奇形や脳性麻痺、聴力障害、白内障などを合併する先天性風疹症候群を呈する頻度が高い。これは妊娠12週以内の胎芽期においては重要臓器が形成される時期であり、風疹感染でそれが妨げられることにより生じるものと考えられている。(○)

E　ポリオは妊娠中の感染があっても、胎児への影響はほとんどないものと考えられる。(×)

解答：D

☐☐ **61** 先天性風疹症候群について**誤っている**のはどれか。

A 妊娠後半期の風疹感染で生じる。
B 不顕性感染でも認められる。
C 心雑音を認める。
D 白内障を認める。
E 患児は感染源となる。

❏ 解法ガイド　　風疹は、妊娠12週以内の妊婦の初感染を生じた場合には流早産を誘発したり、先天性風疹症候群を呈する頻度が高い。これは妊娠12週以内の胎芽期においては重要臓器が形成される時期であり、風疹感染でそれが妨げられることにより生じるものと考えられている。

先天性風疹症候群の臨床症状としては低出生体重児、小頭症、精神発達遅延、難聴、また動脈管開存症や心室中隔欠損症などの先天性心奇形、主として白内障や、一部緑内障や小眼球症などの眼病変、その他、肝脾腫大や黄疸、血小板減少などを認めることもある。風疹は約半数に不顕性感染を生じるので、妊婦に妊娠初期の風疹の臨床症状が認められなくとも生じうることや、風疹ワクチンが生ワクチンであり、それ自体が妊娠初期に接種された場合には先天性風疹症候群の原因となりうること、なども注意すべき点である。

❏ 選択肢考察
A 先天性風疹症候群は妊娠12週以内の妊婦の風疹初感染で生じる。妊娠12週を過ぎると急速に先天性風疹症候群の発症は少なくなるので、妊娠後半期の風疹感染で生じるということはまれである。(×)
B 先天性風疹症候群は風疹の罹患がなくても、不顕性感染でも風疹ウイルスが妊婦の体内に入るので、発症しうる。また、風疹ワクチンも生ワクチンであるので、ワクチン接種時にも先天性風疹症候群を発症することがあるので、女性へのワクチン接種後には2か月以上の避妊が必要である。(○)
C 先天性風疹症候群では動脈管開存症や心室中隔欠損症などの先天性心奇形を伴うので心雑音を認める。(○)
D 先天性風疹症候群では先天性白内障、または緑内障、小眼球症を認める。感音性難聴を認めることもある。(○)
E 患児は低出生体重児で、肝脾腫大や黄疸、血小板減少を認め、また先天性感染なので免疫寛容もあり風疹の感染源となるので、産婦人科病棟では注意が必要である。(○)

解答：A

到達目標 4 流行性耳下腺炎〈ムンプス〉の症候、診断と合併症を説明できる。

Point
- 流行性耳下腺炎（ムンプス、おたふくかぜ）はミクソウイルス群に属するムンプスウイルスの飛沫感染で生じ、2～3週間の潜伏期を有する。
- 母体免疫の消失する6か月以降の乳幼児～学童（5～10歳）に多い。
- 症状：発熱や、両側性もしくは片側性の有痛性耳下腺腫大をきたす。
- 合併症：無菌性髄膜炎、膵炎、成人では精巣炎（時に両側性となり不妊）、卵巣炎。
- 治療：髄膜炎も含め対症療法を行う。
- 予防：ムンプスに対する弱毒生ワクチンの接種（接種後の髄膜炎の発症に注意する）。
- 出席停止期間：耳下腺、顎下腺または舌下線の腫脹が発現した後5日を経過し、かつ、全身状態が良好になるまで。
- 妊婦が感染しても、発熱・耳下腺腫大などの一般症状だけで、胎児への影響は少ない。

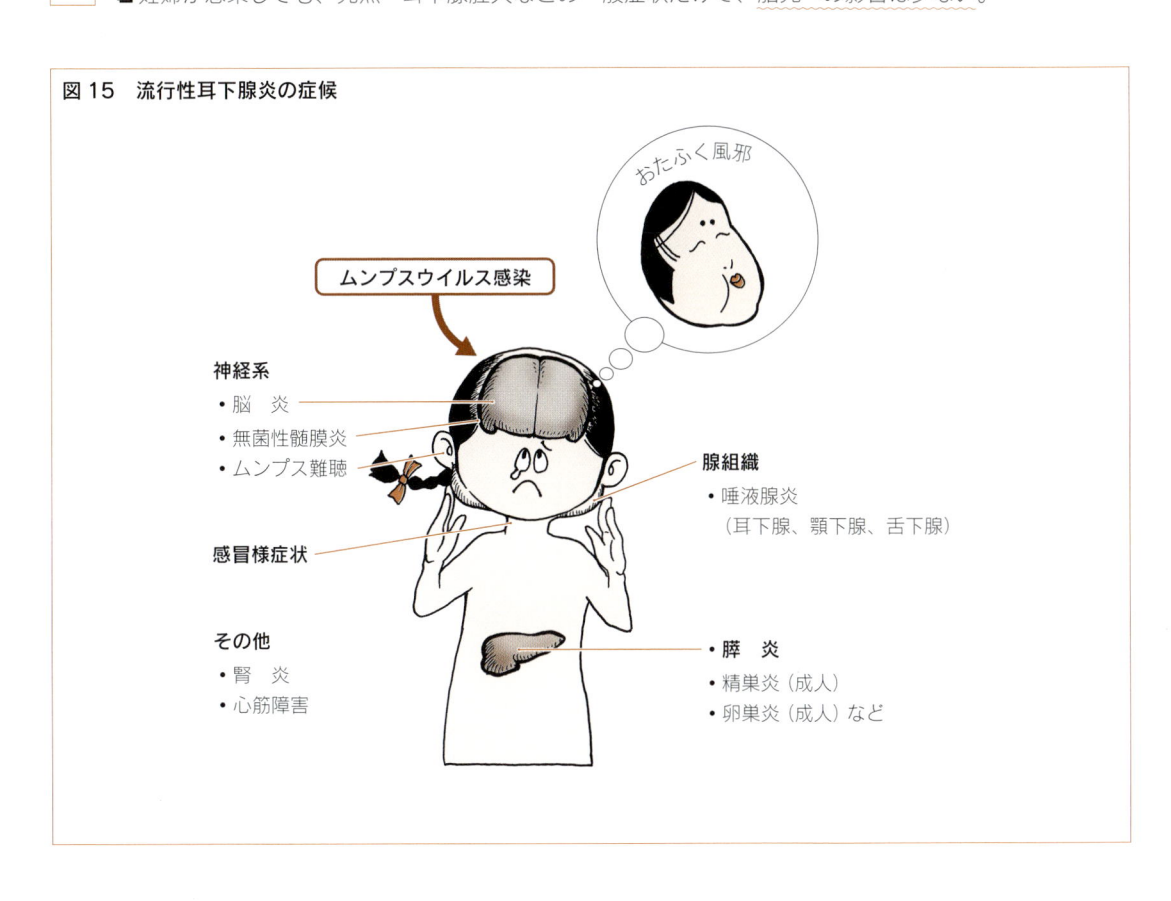

図15 流行性耳下腺炎の症候

おたふく風邪

ムンプスウイルス感染

神経系
- 脳 炎
- 無菌性髄膜炎
- ムンプス難聴

感冒様症状

その他
- 腎 炎
- 心筋障害

腺組織
- 唾液腺炎
  （耳下腺、顎下腺、舌下腺）

膵 炎
- 精巣炎（成人）
- 卵巣炎（成人）など

□□ 62　冬季に流行する小児のウイルス感染症はどれか。
　　A　手足口病
　　B　ポリオ
　　C　咽頭結膜熱
　　D　流行性耳下腺炎
　　E　ヘルパンギーナ

❏ 解法ガイド　　ウイルスや細菌感染には季節性を有するものが少なくない。急性細気管支炎の原因となるRSウイルスや、冬季乳児白色便下痢症の原因となるロタウイルス、流行性耳下腺炎のムンプスウイルスなどは冬季に好発する。

❏ 選択肢考察
A　手足口病はコクサッキーウイルスA16、エンテロウイルス71型などが原因となり、夏季に好発する。(×)
B　ポリオはポリオウイルスにより、消化管から感染して前角細胞を障害し、弛緩性麻痺を生じるものであるが、これもエンテロウイルスに属し、夏季に好発する。(×)
C　咽頭結膜熱はアデノウイルス3型(一部7型)により生じ、プール熱とも呼ばれるが、夏季に好発する。(×)
D　流行性耳下腺炎はムンプスウイルスによるもので、冬季に好発する。(○)
E　ヘルパンギーナはコクサッキーA群ウイルスによるもので、発熱や口腔内発赤・有痛性水疱を伴い、夏季に好発する。(×)

解答：D

63 流行性耳下腺炎について正しいのはどれか。

A　経口感染が多い。
B　解熱後1週間は登校を禁止する。
C　耳下腺部の発赤がみられる。
D　血清トランスアミナーゼ値が上昇する。
E　無菌性髄膜炎を伴いやすい。

❏ 解法ガイド

流行性耳下腺炎（ムンプス）は、一般には「おたふくかぜ」とも呼ばれ、ミクソウイルス群に属するムンプスウイルスが飛沫感染することにより、2〜3週間の潜伏期ののち発熱や、両側もしくは片側性の耳下腺腫大で発症するものである。耳下腺の腫脹は疼痛を伴い、開口時や咀嚼時などに疼痛が著明となる。

ムンプスによる流行性耳下腺炎では、その約10％に髄膜炎を合併し、その一部に難聴を伴うこともある。そのほか、膵炎を伴ったり、また成人では精巣炎（睾丸炎）や精巣上体炎（副睾丸炎）を伴うこともある。

❏ 選択肢考察

A　流行性耳下腺炎は飛沫感染により生じ、ウイルスは気道から侵入するものであるので、経口感染するのではない。一般に母体免疫の消失する6か月以降の小児に好発する。(×)
B　出席停止期間は「耳下腺、顎下腺または舌下線の腫脹が発現した後5日を経過し、かつ、全身状態が良好になるまで」となっている。(×)
C　ムンプスでは耳下腺の腫脹が片側性もしくは両側性に認められるが、特に耳下腺部の発赤が認められるのではない。(×)
D　ムンプスでは耳下腺由来のアミラーゼの上昇に加え、時に膵炎を合併し、膵由来のアミラーゼの上昇を認めることもある。したがって血清および尿中アミラーゼ値が上昇してくる。血清トランスアミナーゼではない。(×)
E　ムンプスではその約10％に無菌性髄膜炎を合併するという。一般に予後は良好で対症療法のみで軽快することが多いが、時に後遺症として難聴を残すこともある。(○)

解答：E

□□ 64　流行性耳下腺炎の合併症で**ない**のはどれか。

A　髄膜炎
B　耳下腺炎
C　中耳炎
D　膵　炎
E　精巣炎

❑ 解法ガイド　　流行性耳下腺炎（ムンプスもしくは、おたふくかぜ）の合併症としては、無菌性髄膜炎や膵炎、また成人期には精巣炎（睾丸炎）や精巣上体炎（副睾丸炎）などが認められることもある。
　　治療は対症療法であるが、予防としてはムンプスウイルスに対する弱毒生ワクチンの接種が行われるが、この場合も接種後の髄膜炎の合併に注意する必要がある。

❑ 選択肢考察
A　ムンプスはその約10％にムンプスウイルスによる無菌性髄膜炎を合併するので、発熱および耳下腺腫脹を呈している患児が頭痛、嘔吐や大泉門の膨隆を認める場合には、髄膜炎の合併に注意する必要がある。一般に髄膜炎も対症療法により軽快することが多いが、一部、難聴などの後遺症を認めることもある。(○)
B　ムンプスウイルスは発熱と急性耳下腺炎による耳下腺腫大が特徴である。耳下腺腫大は一般には両側性であるが、一部は片側性となることもある。(○)
C　中耳炎は麻疹感染時の合併症として認められることが多いが、流行性耳下腺炎の合併症として認められることはまれである。(×)
D　流行性耳下腺炎では耳下腺の炎症とともに頻度は少ないが、嘔吐や上腹部痛を伴った膵炎を合併することがあり、その場合には膵炎を合併していても流行性耳下腺炎のみで血清アミラーゼの上昇を認めるので、診断が困難となることがあり、注意する必要がある。(○)
E　成人のムンプスでは多くは一側性、まれに両側性の精巣炎、もしくは精巣上体炎を合併していることがあるが、それも数日で消退する。両側性の精巣炎を生じた場合には、まれに男性不妊の原因となりうる。(○)

解答：C

□□ **65** 5歳の男児。4日前から38℃の発熱があった。今朝、頭痛がひどくなり、嘔吐と意識混濁とがみられるようになったので入院した。体温38.8℃。両側耳介下部はびまん性に腫脹し、触診時に顔をしかめる。白血球6,400。
この患者の意識混濁の原因はどれか。
A　糖尿病性ケトアシドーシス
B　クモ膜下出血
C　無菌性髄膜炎
D　敗血症
E　肺　炎

❏ **解法ガイド**　身体所見　#1　5歳の男児が4日前から38℃の発熱があった⇒急性感染症やStill病などが考えられる。
　　　　　　　　　　　#2　今朝、頭痛がひどくなり、嘔吐と意識混濁とがみられるようになったので入院した⇒脳炎や髄膜炎、クモ膜下出血などの脳内出血などが考えられる。
　　　　　　　　　　　#3　体温38.8℃⇒高熱を認める。
　　　　　　　　　　　#4　両側耳介下部はびまん性に腫脹し、触診時に顔をしかめる⇒圧痛を伴う両側耳介下部の腫脹である。急性耳下腺炎と診断される。
　　　　　　　検査所見　#1　白血球6,400⇒基準範囲内なので細菌感染は否定的である。
❏ **診　　断**　流行性耳下腺炎、無菌性髄膜炎。
❏ **解法サプリ**　流行性耳下腺炎は耳下腺の腫脹を特徴とする発熱性伝染性疾患で、飛沫による感染ののち2〜3週の潜伏期を経て、発熱および片側もしくは両側性の圧痛を伴った耳下腺の腫脹を認めるようになる。合併症としては、無菌性髄膜炎や膵炎、特に年長児や成人期のムンプス感染では片側性(一部両側性)の精巣上体炎や精巣炎が認められる。
❏ **選択肢考察**　A　糖尿病性ケトアシドーシスでは意識障害を認めるが、糖尿病性ケトアシドーシス単独では発熱は認めない。ただし、流行性耳下腺炎は1型糖尿病の誘因となることもある。(×)
　　　　　　　B　クモ膜下出血でも重症例では意識障害を認めるが、クモ膜下出血単独では発熱は認めない。(×)
　　　　　　　C　この患者は流行性耳下腺炎で無菌性髄膜炎を合併したことによる意識障害を生じたものと考えられる。(○)
　　　　　　　D　この患者では末梢血白血球数が正常であり、敗血症は否定的である。(×)
　　　　　　　E　流行性耳下腺炎では肺炎を合併することは少ない。(×)

解答：C

到達目標 5　水痘・帯状疱疹の症候、診断と治療を説明できる。

Point
- 水痘・帯状疱疹ウイルス (varicella-zoster virus；VZV) はヘルペス科のDNAウイルスで、2〜8歳に初感染を受け水痘として発症する。その後、ウイルスは三叉神経節や脊髄後根神経節などの感覚神経節に潜伏感染を続け、悪性リンパ腫などによる細胞性免疫低下などの誘因があると再活性化により、感染していた神経の支配領域の皮膚に（→非対称に）帯状疱疹として発症する。

[水　痘]
- VZVの初感染で70〜80％の例に2〜3週間の潜伏期の後、発熱とともに躯幹から全身（粘膜・頸部も含む）に小紅斑が生じ、水疱化し、1〜2日後に痂皮化する。新旧の疹が混在し、2〜3週間で痂皮が脱落して、瘢痕を残さず治癒する。
- 合併症：感染後脳炎、脱髄性疾患（→急性散在性脳脊髄炎 ADEM）、Reye症候群。
- 治療：アシクロビル。予防に生ワクチン（1歳以降）。

[帯状疱疹]
- 細胞性免疫能の低下時、感覚神経節に潜伏感染していたウイルスが再活性化され、感染していた神経節（三叉神経、肋間神経など）の支配領域に片側性・非対称性の水疱性発疹を生じ、神経痛を伴う。
- 疼痛→紅斑→水疱→痂皮化という経過をたどる。
- 診断：ウイルスの検出（培養もしくはPCR法）、免疫学的検査（血清反応、IgM型抗VZV抗体）。
- 治療：抗ウイルス薬（アシクロビル、Ara-A）、受動免疫には抗水痘ヒト免疫グロブリンも有効。
- 帯状疱疹後の疼痛には、抗ウイルス薬は有効ではなく、交感神経ブロックやステロイド投与を行う。

図16　水痘（水ぼうそう）と帯状疱疹の症候

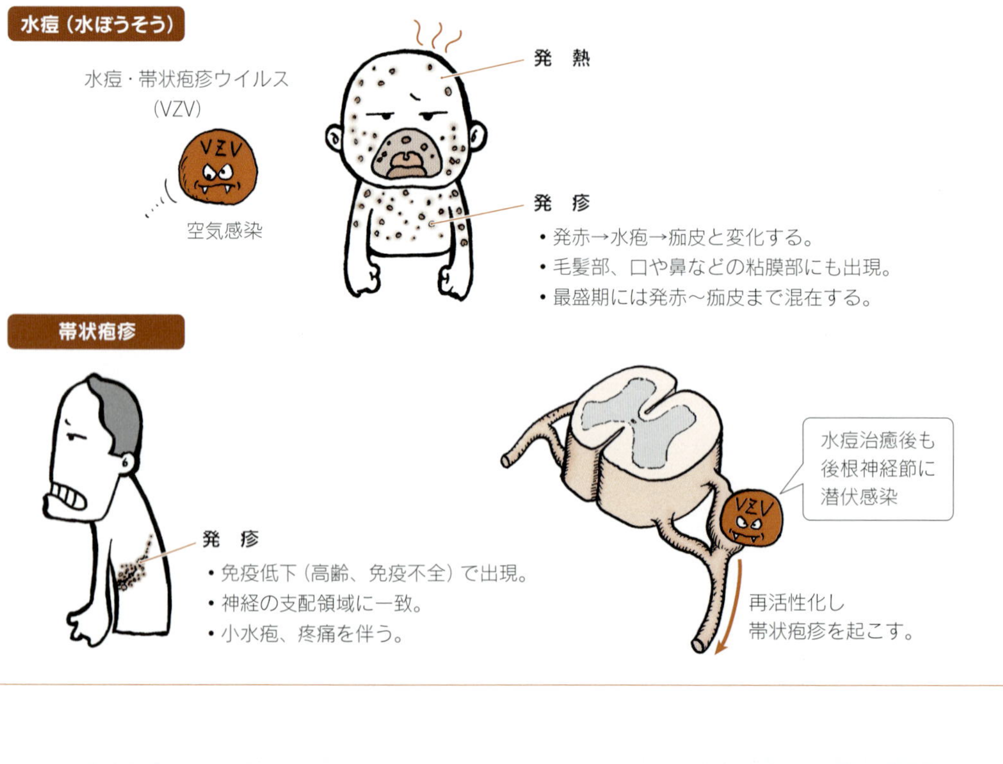

水痘（水ぼうそう）
水痘・帯状疱疹ウイルス（VZV）
空気感染
- 発熱
- 発疹
  - 発赤→水疱→痂皮と変化する。
  - 毛髪部、口や鼻などの粘膜部にも出現。
  - 最盛期には発赤〜痂皮まで混在する。

帯状疱疹
- 発疹
  - 免疫低下（高齢、免疫不全）で出現。
  - 神経の支配領域に一致。
  - 小水疱、疼痛を伴う。

水痘治癒後も後根神経節に潜伏感染
再活性化し帯状疱疹を起こす。

□□ 66　　3歳の男児。4日前から発熱を認め、水疱性発疹が出現し増加するので来院した。
発疹の写真（⇒カラー口絵）を示す。
病原体はどれか。
　A　単純疱疹ウイルス
　B　水痘・帯状疱疹ウイルス
　C　レンサ球菌
　D　黄色ブドウ球菌
　E　リケッチア

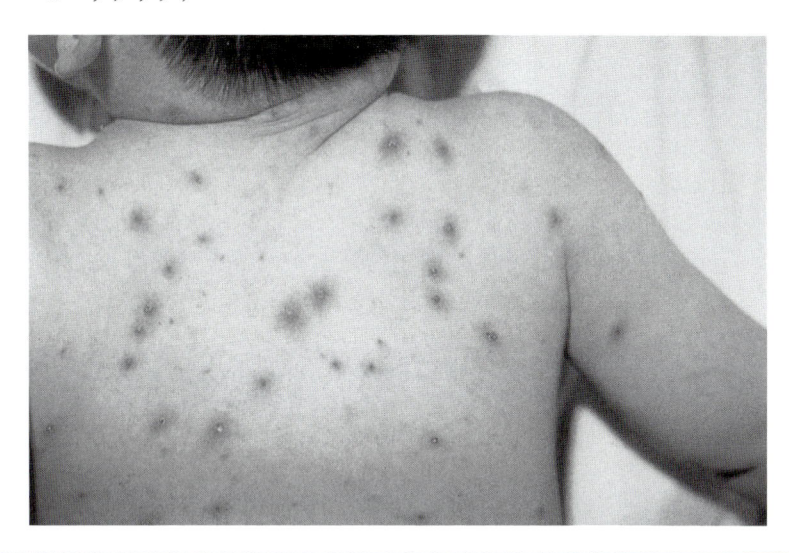

❏ **解法ガイド**　身体所見 #1　3歳の男児で4日前からと急性に発熱を認め、水疱性発疹が出現し増加するので来院した⇒発熱と発疹があるので、感染性発疹と考えられる。感染症による水疱性発疹は、単純ヘルペスか水痘・帯状疱疹、伝染性軟属腫などで認められる。

　　　　　　画像所見 #1　背部を中心に、中央に水疱性皮疹を伴った紅斑が多数認められる⇒これは水痘に合致する所見である。

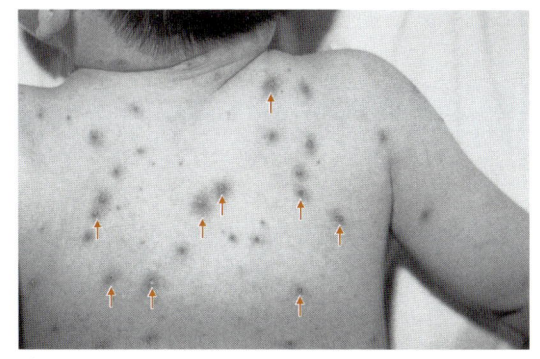

↑：中央に水疱を伴った紅斑が多数認められる。

❏ **診　　断**　　水痘。
❏ **解法サプリ**　　水痘はヘルペスウイルス群に属するDNAウイルスである水痘・帯状疱疹ウイルスの初感染により幼児期に生ずる水疱性熱性疾患である。空気感染後、2〜3週間の潜伏期

を経て、発熱とともに発疹が顔面から躯幹、四肢へと広がる。特にこの発疹が有毛部や粘膜にも認められる。発疹は小紅斑で、次第に丘疹から水疱へと変化し、さらに痂皮化を伴い、数日後に脱落してくる。

❏ **選択肢考察**

A 単純疱疹ウイルスは単純ヘルペスウイルス（herpes simplex virus；HSV）のことで、口唇ヘルペスや性器ヘルペス、ヘルペス脳炎などの原因となる。水痘の原因ではない。(×)

B 水痘・帯状疱疹ウイルスは小児期の初感染では水痘を生じ、その後感覚神経細胞に潜伏感染し、細胞性免疫低下時に帯状疱疹を生じる。水痘は水痘・帯状疱疹ウイルスの空気感染で生じる。合併症としては続発性皮膚化膿症、脳炎・髄膜炎、Reye症候群、約5％に先天性水痘症候群などを認める。治療としてはアシクロビル、予防に生ワクチン（1歳以降）が有効である。(○)

C レンサ球菌ではその外毒素によって猩紅熱や丹毒などの発疹性疾患を呈したりするが、水痘の原因ではない。(×)

D 黄色ブドウ球菌は小児期にその外毒素でブドウ球菌性熱傷様皮膚症候群（staphylococcal scalded skin syndrome；SSSS）の原因となることがあるが、水痘の原因ではない。(×)

E リケッチアはつつが虫病や発疹チフスの原因となるが、水痘の原因とはならない。(×)

解答：B

> **67** 帯状疱疹について**誤っている**のはどれか。
> A 病原体はDNAウイルスである。
> B 病原体は感覚神経節に潜伏感染している。
> C 病変は両側性に生じる。
> D 悪性リンパ腫に合併しやすい。
> E 神経障害を認める。

❏ **解法ガイド**　　帯状疱疹はヘルペス科のDNAウイルスである水痘・帯状疱疹ウイルス（varicella-zoster virus；VZV）の初感染が小児に生じたものが水痘（varicella chickenpox）であり、その後、水痘・帯状疱疹ウイルスが脊髄後根神経節や三叉神経などの感覚神経の細胞内に潜伏感染を続け、宿主の細胞性免疫が低下したときなどに再活性化され、その神経の支配領域に水疱性発疹と疼痛を伴った、いわゆる帯状疱疹（herpes zoster）を認めることがある。特に三叉神経では第1枝（眼神経）の支配領域が障害され、角膜病変などを伴うことがある。

　　帯状疱疹は左右非対称に出現するのが特徴的で、場合により外耳道の有痛性の水疱形成を伴う末梢性顔面神経麻痺は、水痘・帯状疱疹ウイルスによる膝神経節の感染で生じるRamsay Hunt症候群として認められることがある。

　　そのほか、高齢者では帯状疱疹改善後もpost herpetic neulargiaとして疼痛が長期間にわたり持続することもある。

❏ **選択肢考察**
A 帯状疱疹はヘルペス科のDNAウイルスである水痘・帯状疱疹ウイルスにより生じる。（○）
B 病原体である水痘・帯状疱疹ウイルスは、水痘感染後に感覚神経節に潜伏感染している。そして、悪性腫瘍などで宿主の細胞性免疫が低下したときなどに再活性化され、その神経の支配領域に水疱性発疹と疼痛を伴った、いわゆる帯状疱疹を認める。（○）
C 潜伏感染している感覚神経節からの再活性化は左右非対称に生じるので、病変は片側性に生じる。両側性ではない。（×）
D 悪性リンパ腫などの悪性腫瘍で、宿主の細胞性免疫が低下したときに帯状疱疹が出現する。（○）
E 潜伏感染している感覚神経節からの再活性化で、その神経の支配領域に水疱性発疹と疼痛を認める。Ramsay Hunt症候群では末梢性顔面神経麻痺を認めることもある。（○）

解答：C

□□ **68** 帯状疱疹について**誤っている**のはどれか。

- A 水痘と共通の病原体による。
- B 主として乳幼児が侵される。
- C 皮疹が左右非対称性に生じる。
- D 病変部の感覚が低下する。
- E 悪性腫瘍合併時に生じやすい。

❏ **解法ガイド**　　帯状疱疹はヘルペス科のDNAウイルスである水痘・帯状疱疹ウイルスが小児期の水痘感染後に、脊髄後根神経節や三叉神経などの感覚神経の細胞内に潜伏感染を続け、宿主の細胞性免疫が低下したときなどに再活性化され、その神経の支配領域に水疱性発疹と疼痛を伴って発症する。

❏ **選択肢考察**
- A 帯状疱疹は水痘と共通の病原体であるヘルペス科のDNAウイルスである水痘・帯状疱疹ウイルスにより生じる。(○)
- B 帯状疱疹は小児期に水痘として発症した場合、もしくは水痘は約半数が不顕性感染であるので、不顕性感染に終わった場合などでも後根神経節や三叉神経節などの感覚神経節に潜伏感染を続けており、それらが成人期に悪性腫瘍や免疫抑制薬投与、もしくは高齢化により細胞性免疫が低下してきたときに再活性化により発症するものである。したがって、主として成人が侵されると考えられる。(×)
- C 帯状疱疹は三叉神経節や後根神経節に潜伏感染していた水痘・帯状疱疹ウイルスが細胞性免疫の低下とともに再活性化され、その感覚神経の支配領域の皮膚に有痛性の水疱性病変を認めるものであり、一般に左右非対称に生じるのが特徴的である。(○)
- D 三叉神経節や後根神経節などの感覚神経細胞に潜伏感染していた水痘・帯状疱疹ウイルスが、その感覚神経の支配領域の皮膚に有痛性の水疱性病変を認めるが、その病変部の感覚は低下している。(○)
- E 帯状疱疹は宿主の細胞性免疫能の低下に伴い生じるので、免疫抑制薬投与や高齢化による細胞性免疫の低下に加え、悪性腫瘍、特に細胞性免疫能が低下してくる悪性リンパ腫に合併していることが多い。帯状疱疹の患者では悪性腫瘍の検索が必要となる。(○)

解答：B

69 48歳の男性。左側腹部に帯状に痛みを伴う発疹が出現したため来院した。左側腹部の写真（⇒カラー口絵）を示す。
最も考えられるのはどれか。
A　麻　疹
B　単純ヘルペス
C　突発性発疹
D　伝染性紅斑
E　帯状疱疹

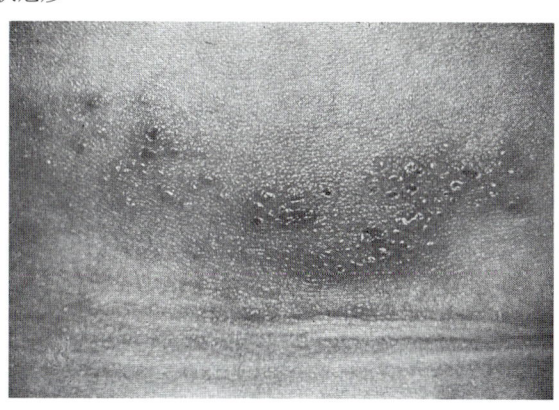

❏ **解法ガイド**　　帯状の疼痛を伴う発疹性疾患では帯状疱疹が考えられる。水痘感染後に感覚神経節に潜伏感染していた水痘・帯状疱疹ウイルスが、悪性腫瘍などによる細胞性免疫低下時に、その神経の支配領域の皮膚に有痛性の水疱性発疹を生じるのが帯状疱疹である。画像では、帯状に配列した小紅斑・小水疱を認め、一部痂皮化している。帯状疱疹に合致する。

❏ **診　断**　　帯状疱疹。

❏ **選択肢考察**
A　麻疹は麻疹ウイルスより生じる発疹性熱性疾患で、空気感染後1〜2週間の潜伏期を有し、カタル症状で発症する。その後、一時的に発熱が改善したのち再び高熱→発疹出現→色素沈着という経過をたどる。有痛性の帯状発疹を認めるのではないので否定的である。（×）
B　単純ヘルペスは小児期にヒト→ヒトで初感染するが、90％以上は不顕性（時にヘルペス性歯肉口内炎）である。種々の誘因（発熱、月経、紫外線、疲労など）により再活性化して口唇周囲に有痛性小水疱を反復発症する。本例とは異なる。（×）
C　突発性発疹はヒトヘルペスウイルス6型感染による発疹性熱性疾患で、6か月〜2歳の乳幼児期に好発する。突然の3日間程度続く高熱があるが、解熱とともに発疹が出現する。年齢からも否定される。（×）
D　伝染性紅斑はヒトパルボウイルスB19による感染症で、学童期に好発し、顔面の蝶形紅斑、四肢の網目状（レース状）皮疹を認める。（×）
E　「左側腹部」と左右非対称性に、痛みを伴う発疹が成人に出現しているので、帯状疱疹と診断される。（○）

解答：E

70 43歳の男性。1年前にヒト免疫不全ウイルス〈HIV〉の感染を指摘されている。左上額部に有痛性水疱を認めたため来院した。
障害されている神経はどれか。
A 視神経
B 顔面神経
C 三叉神経
D 動眼神経
E 迷走神経

❏ 解法ガイド　身体所見　#1 43の男性。HIV感染を指摘されている⇒HIVに感染しているので、細胞性免疫不全を認めると考えられる。

#2 左上額部に有痛性水疱を認める⇒三叉神経の神経細胞体に潜伏感染していた水痘・帯状疱疹ウイルスが、その神経の支配領域に有痛性水疱を形成したものと考えられる。

❏ 診　　断　　顔面の帯状疱疹。

❏ 解法サプリ　水痘感染後に感覚神経節に潜伏感染していた水痘・帯状疱疹ウイルスが、悪性腫瘍やAIDSなどによる細胞性免疫低下時に、その神経の支配領域の皮膚に有痛性の水疱性発疹を生じるのが帯状疱疹である。
　　　　　　　水痘・帯状疱疹ウイルスは肋間神経や腰神経、三叉神経などの感覚神経の神経細胞体に潜伏感染している。

❏ 選択肢考察　A 視神経は皮膚病変を認めず、帯状疱疹では障害されない。(×)
B 顔面神経は顔面表情筋や舌前2/3の味覚などを支配しているが、顔面皮膚の感覚を支配しているのではない。(×)
C 三叉神経の支配領域である顔面皮膚に有痛性水疱を形成していたので、顔面の帯状疱疹と考えられる。(○)
D 動眼神経は皮膚病変を認めず、帯状疱疹では障害されない。(×)
E 迷走神経は皮膚病変を認めず、帯状疱疹では障害されない。(×)

解答：C

> **71** 急性リンパ性白血病に対する多剤併用化学療法中に生じた水痘に対して行うべき治療として最も適切なのはどれか。
> A　経過観察
> B　プレドニゾロン投与
> C　アシクロビル投与
> D　ガンシクロビル投与
> E　インターフェロン投与

❏ **解法ガイド**　一般に水痘は良性疾患であり、自然経過で水疱は痂皮化し改善するが、この設問のような急性リンパ性白血病の維持療法中のような細胞性免疫低下時には水痘が重篤化することも少なくなく、それを予防する意味でも抗ヘルペスウイルス薬であるアシクロビルが投与されることがある。そのほか、抗水痘高力価免疫グロブリンの投与が行われることもある。

❏ **選択肢考察**
A　水痘は自然経過で水疱は痂皮化し改善するが、細胞性免疫低下時には重篤化するので、経過観察だけでは適切ではない。（×）
B　プレドニゾロンは糖質コルチコイドであり、急性リンパ性白血病の寛解導入療法としてビンクリスチンとともに用いられる薬剤である。プレドニゾロン投与により免疫は抑制され、日和見感染の原因となりうるので、この症例の水痘の症状を増悪させることはあっても、改善することはなく、適切な治療薬ではない。（×）
C　アシクロビルは単純ヘルペスウイルス1型、2型や、水痘・帯状疱疹ウイルスに対する抗ウイルス薬であり、この症例においても有効と考えられる。（○）
D　ガンシクロビルはサイトメガロウイルス感染症に対する抗ウイルス薬である。水痘・帯状疱疹ウイルスに対する抗ウイルス薬ではない。（×）
E　インターフェロンは抗ウイルス作用を有するが、その作用は非特異的ではあるが、限局的であり、水痘感染に関し十分な作用が存在しているか考えられないので、この発疹に対する適切な治療薬とはいえない。（×）

解答：C

到達目標 6
ウイルス性皮膚疾患（単純ヘルペスウイルス感染症、伝染性紅斑、手足口病、ウイルス性ゆうぜい）を概説できる。

Point

[単純ヘルペス]
- 単純ヘルペスウイルス（HSV）はヘルペス科の二本鎖DNAウイルスであり、口腔粘膜に病変を呈する1型と、性器に病変を呈する2型がある。ともに所属神経節に潜伏感染を続け、誘因により再発を繰り返す。
- 症状
  ① HSV-1：小児期にヒト→ヒトで初感染するが、90％以上は不顕性（まれに歯肉口内炎を生じる）で、三叉神経節に潜伏感染を続ける。種々の誘因（発熱、月経、紫外線、疲労など）により再活性化され、経神経的に口唇周囲に小水疱を反復発症する。（側頭葉出血性）脳炎や角結膜炎（樹枝状角膜炎→地図状角膜炎）、アトピー性皮膚炎をもつ児ではKaposi水痘様発疹をきたすこともある。
  ② HSV-2：性行為感染として性交により、思春期以降初感染し、やはり不顕性が多いが、時に腰部以下、特に性器ヘルペスを発症する。その後仙骨神経節に潜伏感染をし、同様に性器ヘルペスを反復発症しうる。また、性器ヘルペスをもつ母親から産道感染により（不顕性も多いが）新生児ヘルペス（脳炎、肝炎、特発性血小板減少性紫斑病）を合併することもある。
- 診断：血清反応（ペア血清、IgM型抗体価、モノクローナル抗体）、PCR法、組織学的検査（水疱内容の塗抹で核内封入体を検出したり、蛍光抗体法でHSV-Agを検出する）など。
- 治療：アクシロビル点滴静注、IDU点眼（角結膜炎に対して）。

図17　単純ヘルペス

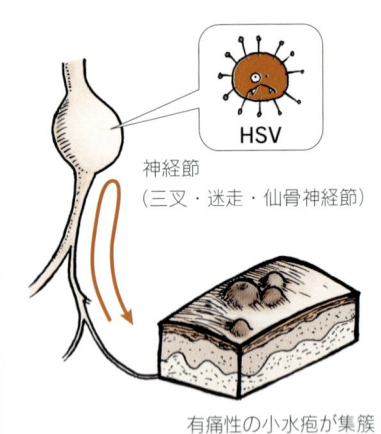

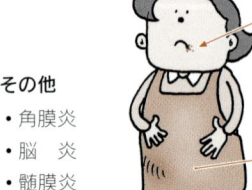

神経節（三叉・迷走・仙骨神経節）

HSV

有痛性の小水疱が集簇

その他
・角膜炎
・脳　炎
・髄膜炎
・肺・肝臓病変（免疫不全者）

口腔ヘルペス
・主にHSV-1による口周囲病変
  （初感染時）頬粘膜・歯肉粘膜の潰瘍
  （再発時）口唇周囲の水疱・膿疱

性器ヘルペス
・主にHSV-2による性器周囲病変
  外陰部・腟・陰茎の水疱・膿疱

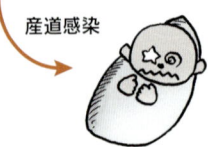

産道感染

新生児ヘルペス
・死亡率が高い。
・後遺症が多い。

[Point] **[伝染性紅斑]**

❏ 伝染性紅斑は俗に「リンゴ病、リンゴほっぺ病」とも呼ばれ、学童期に好発する疾患で、DNAウイルスの1つであるヒトパルボウイルスB19の感染で生じる。

❏ 飛沫感染により生じ、約2週間の潜伏期ののち、微熱とともに顔面の蝶形紅斑や大腿部の網目状（レース状）皮疹を認めるようになる（発熱は軽度もしくは認められないこともあるが、発熱が認められる場合には発疹と時を同じくして出現してくる）。発疹はその後消退するが、時に皮膚の刺激に対し再燃することもありうる。

❏ 診断：発疹の性状や血中の抗体価から行われる。

❏ 治療：特に必要なく、対症療法が行われる。

❏ 一般にはほとんど合併症をみない良性疾患であるが、時に関節炎やヒトパルボウイルスB19が赤芽球に感染することにより、赤芽球の分化・成熟を抑制するので、遺伝性球状赤血球症などの溶血性貧血では無形成性クリーゼを合併したり、また妊婦が妊娠初期に罹患することにより、胎児の赤芽球の分化・成熟が抑制され、重症貧血となり、胎児水腫を合併することもある。

図18　伝染性紅斑

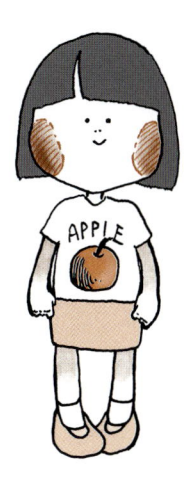

感冒様症状
- 発疹が出る前に現れることがある。
- 微熱、鼻汁など。成人では強い関節痛を伴うことがある。

発疹
- 両頬部に紅色の斑状丘疹（リンゴ病、リンゴほっぺ病）
- 四肢のレース状・網目状紅斑

合併症
- 骨髄無形成発作
  （溶血性貧血の患者でみられる重症の貧血発作。赤芽球へのウイルス感染による。）
- 胎児水腫、流産
- 関節炎
- 血小板減少症
- 顆粒球減少症
- 血球貪食症候群

[手足口病]

- 手足口病はピコルナウイルスに属するエンテロウイルス属のコクサッキーウイルスＡ16型や、エンテロウイルス71型による良性疾患である。
- 3〜4日の潜伏期ののち、発熱とともに、まず頬粘膜の潰瘍性発疹が出現する。その後、手と足に有痛性の水疱性紅斑を形成する。
- 家族内や集団内で発生することが少なくない。
- エンテロウイルス属の感染症なので、夏季に好発し、発疹は約1週間で軽快する。
- 合併症：髄膜炎を伴うこともあるので注意が必要である。
- 治療：対症療法で改善する。

[ウイルス性疣贅（ゆうぜい）]

- パピローマウイルスはヒト乳頭腫ウイルス（human papilloma virus；HPV）のことであり、パルボウイルス科に属するDNAウイルスである。
- パピローマウイルスは接触感染により皮膚や粘膜の上皮細胞に感染し、腫瘍化に関与する遺伝子が発動することにより異常増殖をし、皮膚では尋常性疣贅を、STDとしては尖圭コンジローマをきたすことがある。子宮頸癌もこのパピローマウイルスにより生じると考えられている。さらに、出生時に産道感染を受けた場合には新生児の喉頭乳頭腫などを認めることがある。

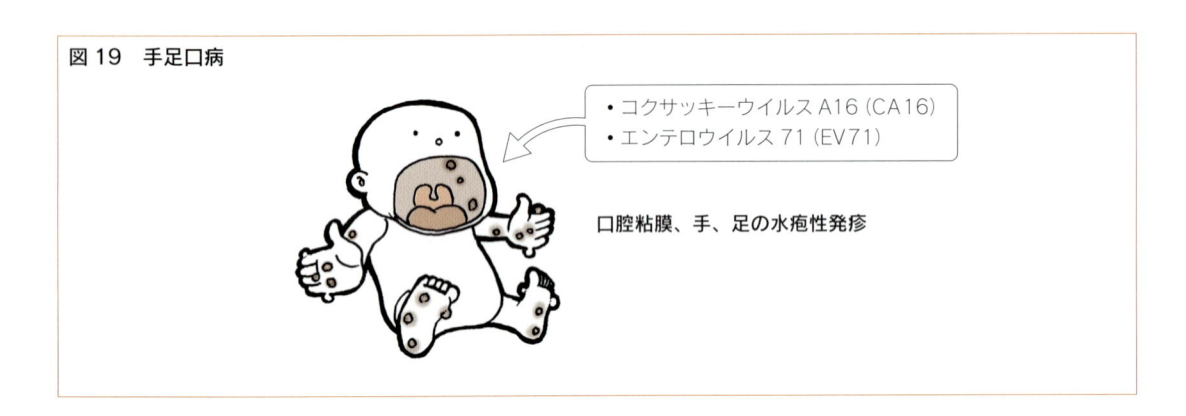

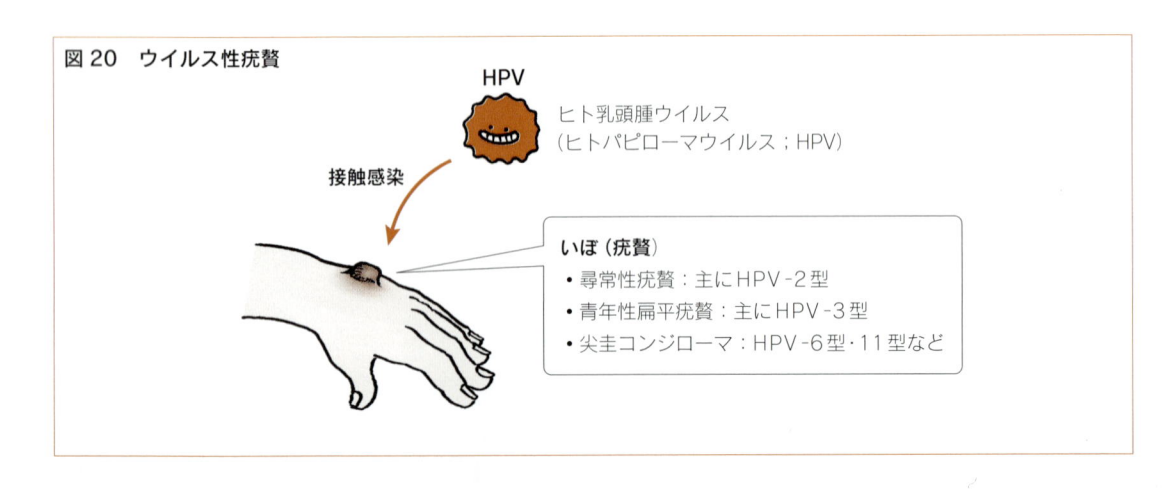

図19　手足口病

- コクサッキーウイルスA16（CA16）
- エンテロウイルス71（EV71）

口腔粘膜、手、足の水疱性発疹

図20　ウイルス性疣贅

HPV
ヒト乳頭腫ウイルス
（ヒトパピローマウイルス；HPV）

接触感染

いぼ（疣贅）
- 尋常性疣贅：主にHPV-2型
- 青年性扁平疣贅：主にHPV-3型
- 尖圭コンジローマ：HPV-6型・11型など

□□ 72 小児ウイルス性発疹症の診断に**有用でない**診察所見はどれか。

A 熱　型
B 皮疹経過
C 眼瞼結膜所見
D 口腔粘膜所見
E 心雑音

❏解法ガイド　　小児期には成人に比べると生まれてきてからの時間が短いため、外来性の微生物と接触する機会が少なく、それらに対し免疫系がすべて備わっているわけではないので、ウイルス性疾患に罹患する傾向が強い。さらに、小児期には生体の反応性が強いため、ウイルス自体の性質もあり、発疹を認めることも少なくない。これらがウイルス性発疹症と呼ばれるものである。

❏選択肢考察

A 一般的に感染症の診断においては発熱（熱型）が重要であるが、特にウイルス性発疹症では特徴的な熱型をきたすことが多い。例えば、
　麻　疹 ―――― 2峰性の高熱
　突発性発疹 ―― 高熱が3～4日続いてすぐに解熱する傾向
　風　疹 ―――― 3～4日の発熱を認めるがそれほど高熱をきたさない
などがある。(○)

B 皮疹についてはその病変自体が特徴的であるものや、その経過が特徴的なものがあり、それらは診断に役立つ。多くのウイルス性発疹症では発熱とともに発疹を認めるが、麻疹ではその発疹は2峰性の高熱の2峰目の山のところに出現し、また突発性発疹では高熱が3～4日続いてすぐに解熱するとともに発疹が出現するのが特徴である。(○)

C ウイルス性発疹症では眼瞼結膜に特徴的な所見を認めるものもあり、麻疹ではカタル症状が先行するので結膜炎や眼脂の増加を認める。(○)

D 口腔粘膜所見として有名なのは麻疹であり、2峰性の高熱の2峰目の山で発疹が出現する前に、口腔内病変としてKoplik斑を認める。そのほか、口腔粘膜所見として重要なのはヘルパンギーナであり、これは乳幼児に多く、コクサッキーA群ウイルス感染により生じ、夏季に好発するが、口腔粘膜所見として水疱を伴った発赤を認める。(○)

E 心雑音は心臓内の構造異常、例えば弁膜症や先天性心奇形などの場合に生じるが、一般的にウイルス性発疹症に特徴的なものではない。しかし、感染症の中では、感染性心内膜炎では心雑音を認める。ウイルス感染においても、コクサッキーB群ウイルスでは心筋炎とともに心内膜に炎症を認めることもあるが、特徴的な皮膚の発疹を認めることはない。さらに、心臓病変を伴った発疹は川崎病で認められることがあるが、川崎病の原因は不明であり、ウイルスであるとは確認されていない。(×)

解答：E

☐☐ **73**　32歳の女性。上口唇の小水疱と痛みとを主訴に来院した。上口唇の写真（⇒カラー口絵）を示す。
原因と考えられるのはどれか。
A　水痘・帯状疱疹ウイルス
B　ライノウイルス
C　EBウイルス
D　単純ヘルペスウイルス
E　ロタウイルス

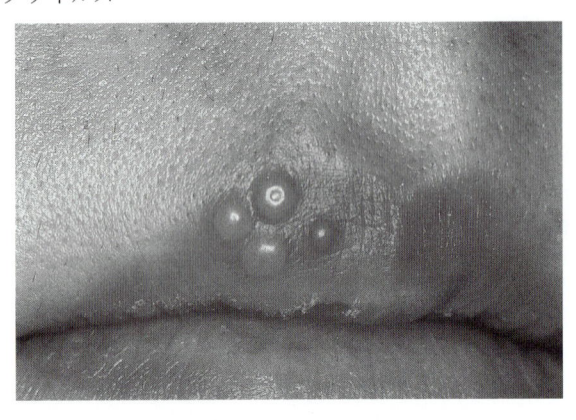

❏ 解法ガイド　　ヘルペスとは「小水疱」という意味である。単純ヘルペスには口唇周囲に有痛性小水疱を反復発症する1型単純ヘルペスウイルスと、性行為感染（STD）として陰部に水疱を形成する2型単純ヘルペスウイルスがある。
　　　　　　　　単純ヘルペスは90％以上は不顕性であるが、種々の誘因（発熱、月経、紫外線、疲労など）により再活性化して口唇周囲に有痛性小水疱を反復発症する。
❏ 診　　断　　単純疱疹。
❏ 選択肢考察　　A　水痘・帯状疱疹ウイルスは、小児期の初感染時には水痘（水ぼうそう）、成人期に免疫不全などに伴って発症するときには帯状疱疹を生じる。(×)
　　　　　　　　B　ライノウイルスは成人の鼻かぜの原因となるウイルスである。水疱をきたすのではない。(×)
　　　　　　　　C　EBウイルスは伝染性単核球症や上咽頭癌、Burkittリンパ腫、NK細胞リンパ腫などの原因となるが、水疱をきたすのではない。(×)
　　　　　　　　D　単純ヘルペスウイルスは口唇周囲に有痛性小水疱を反復発症する口唇ヘルペスの原因となる。(○)
　　　　　　　　E　ロタウイルスは乳幼児期のウイルス性腸炎に伴って生じる乳児冬季白色便下痢症の原因となるウイルスである。水疱をきたすのではない。(×)

解答：D

□□ **74** 10歳の女児。3日前から顔面の発疹が現れたため来院した。最近、学校の友人で同じような発疹を認めた者が数名いたという。体温36.8℃。顔面のほかに四肢に紅色網状斑を認める。その他の身体所見に異常はない。顔面の写真(⇒カラー口絵)を示す。
病原体はどれか。

A　コクサッキーウイルスA16
B　ヒトパルボウイルスB19
C　アデノウイルス3型
D　アデノウイルス8型
E　ヒトヘルペスウイルス6型

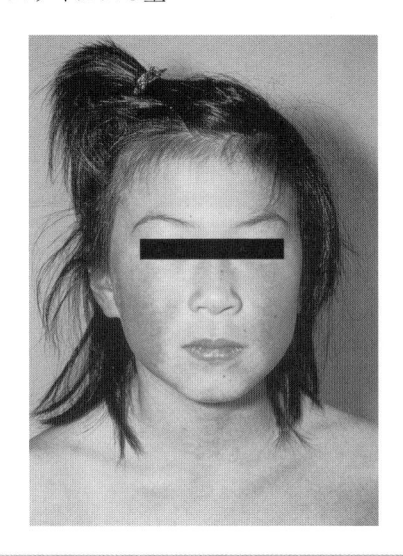

❏ **解法ガイド** 身体所見 #1 10歳の女児が3日前から顔面の発疹が現れたため来院した⇒10歳女児における顔面の発疹性病変としては、薬物性発疹やSLEやStill病などの膠原病、さらにウイルスをはじめとする感染性発疹性疾患などを考慮すべきである。

#2 最近、学校の友人で同じような発疹を認めた者が数名いた⇒この顔面の発疹は感染性病変によるものであると考えられる。

#3 体温36.8℃⇒発熱は認めず、一般の重篤な感染性疾患とは異なる。

#4 顔面のほかに四肢に紅色網状斑を認める⇒この感染性発疹が全身性に出現はしているが、特に炎症反応は強くないものであることを示している。

#5 その他の身体所見に異常はない⇒躯幹部などには病変は認められないのであろう。

画像所見 顔面の写真では、

#1 左右の頬部を中心としたびまん性の紅斑が鼻の部分で融合し、蝶形紅斑となっている所見が得られている⇒このような蝶形紅斑をきたす疾患としては、SLEや伝染性紅斑(リンゴ病)がある。

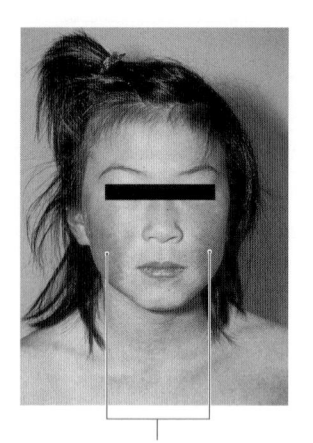

蝶形紅斑

- ❏ 診　　断　　伝染性紅斑（リンゴ病）。
- ❏ 解法サプリ　　伝染性紅斑はヒトパルボウイルスB19に感染後、約2週間の潜伏期をもって顔面の蝶形紅斑や、四肢の網目状（レース状）皮疹で発症する。一般に発熱は著明でなく、時に認められないことさえある。発疹はその後消退するが、時に皮膚の刺激に対し再燃することもありうる。
- ❏ 選択肢考察
  - A　コクサッキーウイルスA16はエンテロウイルス71型とともに手足口病の原因であり、伝染性紅斑を生じることはない。(×)
  - B　伝染性紅斑の病原体はヒトパルボウイルスB19であり、これはまた赤芽球に感染し、その分化成熟を抑制することにより赤血球の産生抑制による貧血を生じることがある。(○)
  - C　アデノウイルス3型は咽頭結膜熱、すなわちプール熱の原因であり、伝染性紅斑を生じることはない。(×)
  - D　アデノウイルス8型は流行性角結膜炎の原因であり、伝染性紅斑を生じることはない。(×)
  - E　ヒトヘルペスウイルス6型は突発性発疹の原因であり、伝染性紅斑を生じることはない。(×)

解答：B

□□ **75** 手足口病の原因となるのはどれか。
　A　エコーウイルス
　B　アデノウイルス
　C　コクサッキーウイルス
　D　ヒトパルボウイルス
　E　ポックスウイルス

❏ **解法ガイド**　　手足口病はエンテロウイルスのコクサッキーウイルスA16型やエンテロウイルス71型による乳幼児水疱性発疹である。3～4日の潜伏期の後、家族内や集団内で発生する。夏季に好発する。発熱後、まず頬粘膜の潰瘍性発疹が出現し、その後、手と足に有痛性の水疱性紅斑を認める。約1週間で自然に治癒する。合併症としては、髄膜炎が重要である。

❏ **選択肢考察**
　A　エコーウイルスはコクサッキーウイルスと同様にエンテロウイルスに属し、腸管感染や髄膜炎の原因となるが、手足口病の原因ではない。(×)
　B　アデノウイルスは、急性扁桃炎やプール熱、流行性角結膜炎、出血性膀胱炎などの原因となるが、手足口病の原因となるのではない。(×)
　C　手足口病の原因はコクサッキーウイルスA16型あるいはエンテロウイルス71型である。(○)
　D　ヒトパルボウイルスB19は、伝染性紅斑の原因ウイルスであり、骨髄赤芽球の無形成発作や胎児水腫の原因ともなるが、手足口病の原因ではない。(×)
　E　ポックスウイルスは天然痘（痘瘡）の原因ウイルスである。DNAウイルスで、動物ウイルスの中で最も大きい。手足口病の原因ではない。(×)

解答：C

☐☐ **76** 3歳の男児。前日から発熱があり、来院時に口腔粘膜に小紅斑がみられ、間もなく水疱となり、一部びらんに移行した。手・足にも発疹が出現した。手と足の写真（a、b⇒カラー口絵）を示す。

診断はどれか。

A 手足口病
B ヘルパンギーナ
C 咽頭結膜熱
D 水痘
E 麻疹

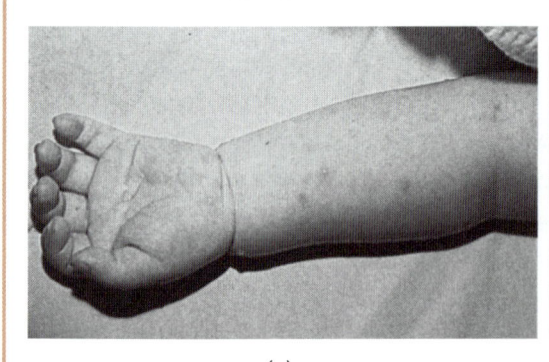

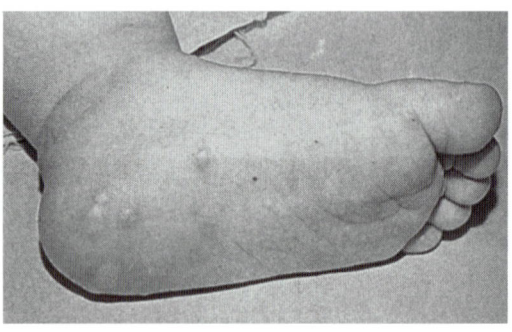

(a) (b)

❏ 解法ガイド

[身体所見] #1 3歳の男児。前日から発熱があり、来院時に口腔粘膜に小紅斑がみられ、間もなく水疱となり、一部びらんに移行した⇒発熱とともに紅斑が認められており、幼児期のウイルスなどの発疹性熱性疾患と考えられる。特に水疱を形成していることから、単純ヘルペスや水痘、手足口病、伝染性軟属腫などが考えられる。また、口腔粘膜のみならず手・足にも発疹が出現した。

[画像所見] #1 この症例の手足の発疹では小紅斑が多発し、中央部に類円形の水疱性病変が認められる。

#2 一部は水疱が破れ、びらんを形成しているようである。これは口腔粘膜に形成された発疹と同様の病変と考えられる。

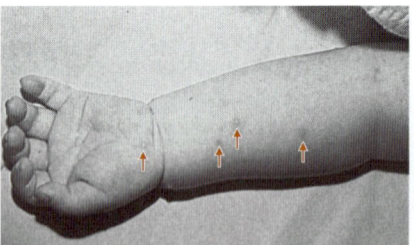

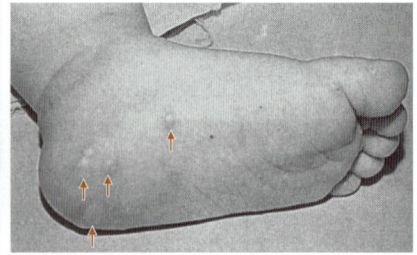

↑：類円形の水疱性病変

- **診　　断**　　手足口病。
- **解法サプリ**　　手足口病は3〜4日の潜伏期ののち、発熱とともに、まず頬粘膜の潰瘍性発疹が出現し、その後、手と足に有痛性の水疱性紅斑を形成する（下記のような臨床経過をたどる）。家族内や集団内で発生することが少なくない。エンテロウイルス属の感染症であるので、夏季に好発し、発疹は約1週間で軽快する。

- **選択肢考察**

  A　小児で発熱とともに手足の発疹では小紅斑が多発し、中央部に類円形の水疱性病変が認められるので手足口病と診断される。(○)

  B　小児の発熱、軟口蓋の小水疱がある場合にはヘルパンギーナと診断されるが、この患者では手足の発疹も認めるので否定的である。(×)

  C　咽頭結膜熱はアデノウイルス3型などにより生じる疾患で、幼児期や学童期の集団生活をする時期に、プールなどで接触感染して流行を認めることが多い。(×)

  D　水痘は小児の発熱、水疱を認めるが、水疱は全身性に認めるのであり、手や足、口に限局するものではない。(×)

  E　麻疹は小児の発熱と口腔内にKoplik斑を認めることがあるが、手や足の水疱性発疹を認めるのではない。(×)

解答：A

77 ヒト乳頭腫ウイルスが**原因でない**のはどれか。

A 尋常性疣贅
B 伝染性軟属腫
C 尖圭コンジローマ
D 喉頭乳頭腫
E 子宮頸癌

解法ガイド　ヒト乳頭腫ウイルス（ヒトパピローマウイルス、human papilloma virus；HPV）は二本鎖DNAウイルスで、皮膚型と粘膜型がある。性行為などの接触感染による。
　尖圭コンジローマはHPV‐6型、11型によることが多い。
　子宮頸癌はHPV‐16型、18型によることが多い。HPV‐16型、18型などに対するワクチンが開発されている。

選択肢考察
A 尋常性疣贅や青年性扁平疣贅はHPVによるもので、感染性はほとんどないが、広がることもある。治療には凍結療法やレーザー療法が行われる。(○)
B 伝染性軟属腫は「水いぼ」ともいわれ、ポックスウイルス科の伝染性軟属腫ウイルス（molluscum contagiosum virus）が原因で、アトピー性皮膚炎患者に好発し、小児がプールなどで感染する。直径数mm以下でやや白色で中央部にくぼみを伴う発疹が多発する。疼痛や瘙痒はない。1～2年で自然治癒するが、キュレットなどでとるか、凍結療法を行うこともある。(×)
C 尖圭コンジローマは性器に形成されるカリフラワー状の隆起性病変で、HPV‐6型、11型の性行為感染で生じる。(○)
D 喉頭乳頭腫は乳幼児期に多く、HPV‐6型、11型の産道感染で生じ、嗄声で発症するが、時に呼吸困難をきたすこともある。良性だが再発も多い。成人例では再発は少ないが、悪性化することもある。喉頭鏡で診断し、レーザーもしくは喉頭微細手術を行う。(○)
E 子宮頸癌は性行為感染により感染したHPV‐16型、18型によることが多いとされている。(○)

解答：B

到達目標 7　ヒト免疫不全ウイルス〈HIV〉感染症の感染経路、自然経過、症候、診断、治療と感染対策を説明できる。

Point

[後天性免疫不全症候群（acquired immunodeficiency syndrome；AIDS）]

- RNAウイルスのレトロウイルスに属するヒト免疫不全ウイルス（human immunodeficiency virus；HIV）による感染症で、長い潜伏期の間にCD4陽性（CD4$^+$）のhelper T細胞が障害され減少し、後天性に細胞性免疫が障害を受け、日和見感染や日和見悪性腫瘍を合併するものである。
- HIVの感染経路としては、性行為（異性間、同性間も）、血液製剤、静注薬物濫用、母子感染が主なもので、我が国では新しく罹患する患者では、同性間の性行為によるものが最も多い。
- 我が国は、先進国では珍しくAIDSやHIV感染者数は増加傾向にある。

[病態生理]

- CD4陽性のリンパ球に感染する。HIVの感染によって（2日くらいと）寿命の短くなったCD4陽性リンパ球は次第に減少し、非感染細胞もアポトーシスによって減少し、CD4陽性リンパ球が500/μL以下になるとARC（AIDS-related complex、AIDS関連症候群）を認めるようになり、200/μL以下になるとAIDSを発症するようになる。

[症　状]

- 無症候性キャリア：数年間はHIV陽性であっても臨床症状を認めない時期が続く。この間に次第にCD4陽性リンパ球が減少している。
- ARC：持続性全身性リンパ節腫脹を認め、発熱、下痢、体重減少や口腔内カンジダ症を伴う。自己免疫で血小板減少を認める。合併症として、認知症などの中枢神経症状、関節炎、消耗症候群（slim病）や各種の自己免疫疾患がある。
- AIDS：HIV感染後数年以上経過し、CD4が200/μL以下となって細胞性免疫不全を認めるものをいう。発熱、下痢、体重減少、全身性リンパ節腫脹をきたす。日和見感染症（ニューモシスチス肺炎、サイトメガロウイルス肺炎、網膜炎、カンジダ食道炎、クリプトコックス髄膜炎、結核・非結核性抗酸菌症など）や日和見悪性腫瘍（悪性リンパ腫、Kaposi肉腫）を合併する。

[診　断]

- 血中抗HIV抗体：HIV抗体の出現にはHIV感染後、約2か月かかる（window period）。
- 血漿中のHIV-RNA量：確定診断となる。また、治療・予後判定の指標にもなる。
- その他：CD4陽性リンパ球数200/μL以下。

[治　療]

- 抗HIV療法（HAART or ART療法、カクテル療法）：逆転写酵素阻害薬（ヌクレオシド系、非ヌクレオシド系）、プロテアーゼ阻害薬があり、ヌクレオシド系逆転写酵素阻害薬2剤にプロテアーゼ阻害薬1剤を併用する。
- 対症療法：ニューモシスチス肺炎の治療・予防にST合剤、ペンタミジンの投与。
  　　　　　サイトメガロウイルス網膜炎・間質性肺炎などの治療・予防にガンシクロビル投与。

[予　防]

- 性行為感染による感染予防に性交時ラテックスコンドームを使用する。

図21 HIV感染症

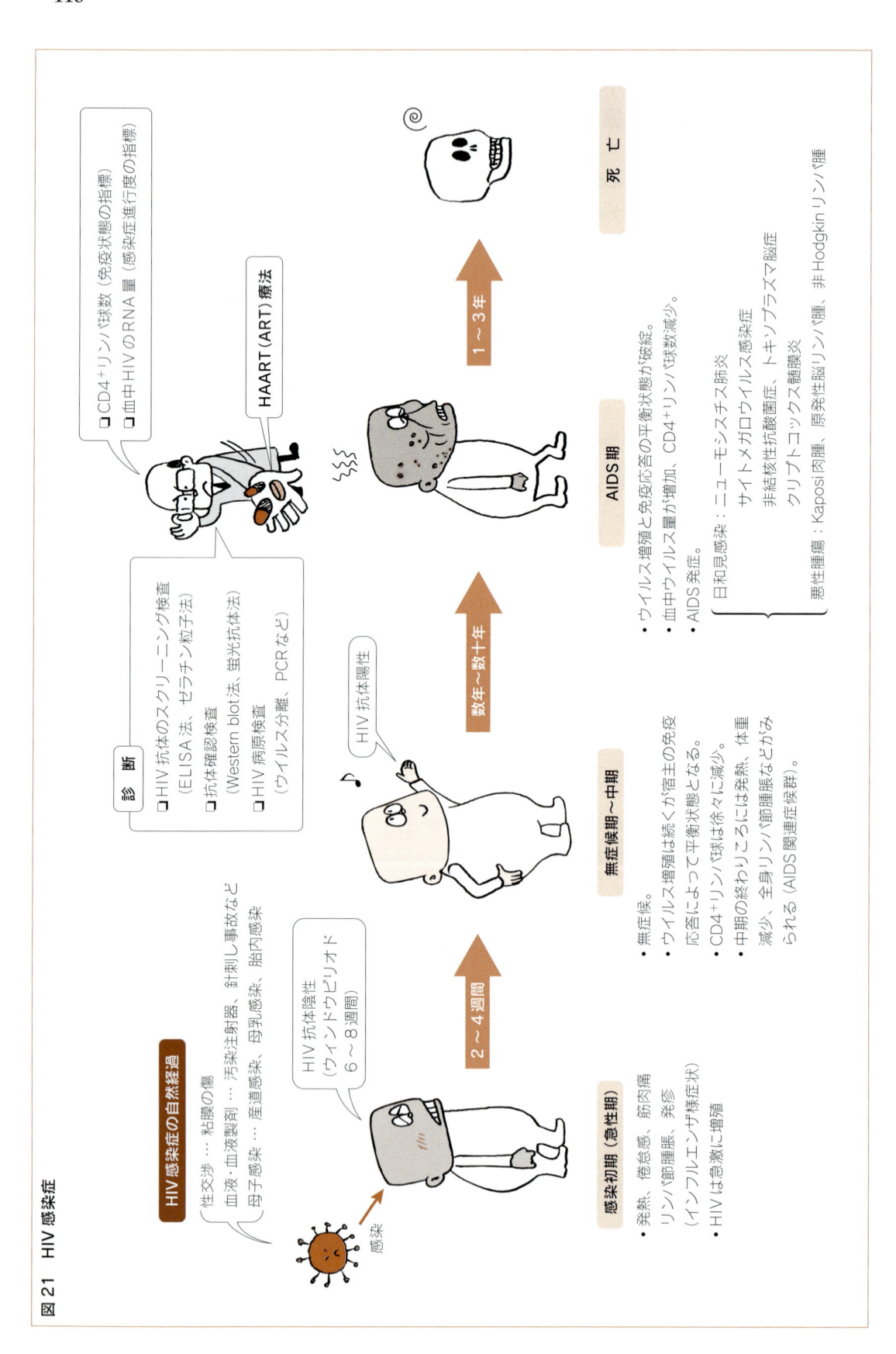

HIV感染症の自然経過

性交渉… 粘膜の傷
血液・血液製剤… 汚染注射器、針刺し事故など
母子感染… 産道感染、母乳感染、胎内感染

感染初期（急性期）

- 発熱、倦怠感、筋肉痛、リンパ節腫脹、発疹（インフルエンザ様症状）
- HIVは急激に増殖

HIV抗体陰性（ウィンドウピリオド 6～8週間）

↑ 2～4週間

無症候期～中期

- 無症候。
- ウイルス増殖は続くが宿主の免疫応答によって平衡状態となる。
- CD4+リンパ球は徐々に減少。
- 中期の終わりごろには発熱、体重減少、全身リンパ節腫脹などがみられる（AIDS関連症候群）。

HIV抗体陽性

↑ 数年～数十年

AIDS期

- ウイルス増殖と免疫応答の平衡状態が破綻。
- 血中ウイルス量が増加。CD4+リンパ球数減少。
- AIDS発症。

日和見感染：ニューモシスチス肺炎
サイトメガロウイルス感染症
非結核性抗酸菌症、トキソプラズマ脳症
クリプトコックス髄膜炎

悪性腫瘍：Kaposi肉腫、原発性脳リンパ腫、非Hodgkinリンパ腫

↑ 1～3年

死亡

診断

- HIV抗体のスクリーニング検査（ELISA法、ゼラチン粒子）
- 抗体確認検査（Western blot法、蛍光抗体法）
- HIV病原検査（ウイルス分離、PCRなど）

- CD4+リンパ球数（免疫状態の指標）
- 血中HIVのRNA量（感染症進行度の指標）

HAART（ART）療法

78 ヒト免疫不全ウイルス〈HIV〉の感染経路について**誤っている**のはどれか。

A　血液製剤
B　針刺し事故
C　性行為
D　飛沫感染
E　経産道感染

❏ 解法ガイド

AIDSは新興感染症（emerging infectious diseases）の一つで、1981年に報告され、1983年に初めて分離されたウイルスである。その感染経路としては、血液製剤（針刺し事故などを含む）や、性行為（異性間および同性間）、また母子感染の3つが主たるルートである。

本邦では当初、非加熱血液凝固因子製剤による血友病患者がHIV感染の大部分を占めていたが、近年は約90％が性行為（特に男性同性間）および異性間性行為（20％）による感染であり、STD（性感染症）の一つと数えられている。

血液製剤による感染については、献血用血液はスクリーニングによりほとんどHIVに汚染された血液が除去されているのに加え、HIV自体はB型肝炎ウイルスなどと比べると感染力は弱く、針刺し事故などでも0.3％程度の感染性で少ない。

母子感染は子宮内における経胎盤感染によることが多いが、無治療例の母子感染は13〜39％の確率と考えられており、抗HIV薬の投与により10％以下に感染確率を低下させることができる。

❏ 選択肢考察

A　我が国におけるHIV感染は、非加熱血液凝固因子製剤によるものが大部分を占めていたが、献血用血液はスクリーニングによりほとんどHIVに汚染された血液が除去されているので、血液製剤は感染源になりうるが、現在では感染経路としては激減している。(○)

B　針刺し事故はHIV感染の経路となりうるが、感染力は弱いので針刺し事故などでも0.3％程度の感染性である。静注薬物乱用によるものは最近の感染例の0.4％を占めている。(○)

C　HIVの感染経路は、近年は約90％が性行為、同性間性的接触（約70％、特に男性同性間）および異性間性行為（20％）による感染であり、性感染症の一つとされる。(○)

D　HIVは感染力が弱く、飛沫感染によるものはほとんどない。(×)

E　HIVの母子感染はHIV感染の0.3％を占める。感染経路に経産道感染が含まれる。(○)

解答：D

□□ **79** 子宮内感染することが多いのはどれか。

A　ヒトパピローマウイルス
B　HTLV-1
C　ヒト免疫不全ウイルス〈HIV〉
D　B型肝炎ウイルス
E　クラミジア

❏ **解法ガイド**　母児感染には、子宮内感染（胎内感染、経胎盤感染）、産道感染、母乳感染がある。

主な母児感染の病原体とその経路

子宮内感染 （胎内感染、経胎盤感染）	風疹 HIV トキソプラズマ サイトメガロウイルス ヒトパルボウイルス 梅毒
産道感染	B型肝炎ウイルス クラミジア ヘルペスウイルス パピローマ B群レンサ球菌 サイトメガロウイルス HIV
母乳感染	HTLV-1（成人T細胞白血病）

❏ **選択肢考察**

A　ヒトパピローマウイルスは産道感染で新生児の喉頭乳頭腫などの原因となる。(×)
B　HTLV-1は母乳感染をして、乳児期から長い潜伏期を経て、40〜50歳以上で成人T細胞白血病を発症することもある。産道感染はまれである。(×)
C　ヒト免疫不全ウイルス（HIV）の母児感染には子宮内感染があり、また分娩時の産道感染も認め、小児のHIVキャリアとなる。子宮内感染の予防に、母体への抗HIV薬の投与（母体のHIV-RNA量を減らす）がある程度有効である。また、産道感染の防止には選択的帝王切開を行って産道通過時の血液や体液曝露を避けている。(○)
D　B型肝炎ウイルスは主に産道感染により母児感染し、HBVキャリアとなる。(×)
E　クラミジアは主に産道感染により母児感染し、結膜炎やクラミジア肺炎の原因となる。(×)

解答：C

□□ 80　ヒト免疫不全ウイルス〈HIV〉について**誤っている**のはどれか。

A　レトロウイルスに属する。
B　逆転写酵素を有する。
C　CD4陽性のTリンパ球に感染する。
D　細胞性免疫が低下する。
E　多剤併用療法で治癒する。

❑解法ガイド　　ヒト免疫不全ウイルス（HIV）はレトロウイルスに属するRNAウイルスで、ウイルスのRNAをDNAに変換する逆転写酵素を有し、それにより形成されたDNAが宿主細胞のDNAに組み込まれる。感染を受けた宿主細胞が分裂するたびに、この遺伝子は複製され、さらにRNAに転写され蛋白に翻訳されるが、それに加えHIVプロテアーゼにより未熟な非感染性HIVを感染型に変換し、増殖していく。

　　HIVはCD4陽性のTリンパ球、すなわちhelper/inducer Tリンパ球に感染をし、数年〜十数年の経過でCD4陽性Tリンパ球が減少することにより、正常では750/μl程度であったCD4陽性Tリンパ球は、200/μl未満になったときに細胞性免疫不全が進行し、日和見感染症や日和見悪性腫瘍が認められるようになる。これを後天性免疫不全症候群（AIDS）と呼んでいる。

❑選択肢考察
A　HIVはAIDSの病原体であり、成人T細胞白血病の病原体であるHTLV-1とともに、レトロウイルスに属するRNAウイルスである。（◯）
B　HIVなどのレトロウイルスはウイルスのRNAをDNAに変換する逆転写酵素を有し、それにより形成されたDNAが宿主細胞のDNAに組み込まれる。（◯）
C　HIVは、エンベロープ表面に存在するgp120という糖蛋白がCD4分子と親和性が高く、それによりHIVはCD4陽性Tリンパ球に感染し、CD4陽性Tリンパ球の寿命を短縮し、主として細胞性免疫を障害する。（◯）
D　HIV感染ではCD4陽性のhelper/inducer Tリンパ球の減少で細胞性免疫が障害され、日和見感染や日和見腫瘍を認めるようになる。（◯）
E　HIVは静止状態にあるCD4陽性Tリンパ球などに潜伏感染してしまうため、現在の治療法ではたとえ血中ウイルス量を検出限界以下に抑え続けても、完全な排除は不可能に近いので、多剤併用療法で治癒するわけではない。（×）

解答：E

□□ 81　ヒト免疫不全ウイルス〈HIV〉感染症について**誤っている**のはどれか。
　A　病原体はDNAウイルスである。
　B　合併するKaposi肉腫はヒトヘルペスウイルス8型感染による。
　C　病原体は無症候期にも感染源となる。
　D　認知症の原因となる。
　E　HIV感染後2か月はHIV抗体が陰性である。

解法ガイド　　HIV感染症はRNAウイルスのレトロウイルスに属するヒト免疫不全ウイルス（HIV）による感染症で、我が国でもHIV感染者が13,913人、AIDS患者が累計6,371人となっている。第5類感染症に分類されている。

　HIVの膜表面に存在する糖蛋白が、リンパ球の膜表面のCD4抗原と親和性が強く、CD4陽性Tリンパ球に感染する。HIVの感染によって（2日くらいと）寿命の短くなったCD4陽性Tリンパ球は次第に減少し、非感染細胞もアポトーシスによって減少し、CD4陽性Tリンパ球が500/μl以下になるとARC（AIDS-related complex、AIDS関連症候群）を認めるようになり、200/μl以下になるとAIDSを発症するようになる。

　HIVはCD4陽性細胞で複製されるときに変異株を形成する頻度が高く、免疫系が抗原を認識しがたく、また、薬剤耐性の変異株も多く形成されうる。

選択肢考察　　A　ヒト免疫不全ウイルス（HIV）はRNAウイルスの逆転写酵素をもったレトロウイルスに属する。(×)
　B　合併する日和見腫瘍としては、Kaposi肉腫や悪性リンパ腫、浸潤性子宮頸癌などがあるが、Kaposi肉腫はヒトヘルペスウイルス8型感染によることが判明している。(○)
　C　HIVは感染初期とAIDS発症期に多く血液中に認められるが、無症候期にも少ないが血液中に認められる。それゆえHIVキャリアも感染源となるのである。(○)
　D　HIV感染の合併症として、認知症などの中枢神経症状、関節炎、消耗症候群（slim病）や各種の自己免疫疾患がある。(○)
　E　診断は抗HIV抗体やCD4リンパ球数、血漿中のHIV-RNAなどでなされる。しかし、HIV感染後2か月はHIV抗体が陰性であるので、この時期にはスクリーニングでも陽性と出ないため、もう一度後で検査する必要があり、献血などは避けなければならない。(○)

解答：A

82 40歳の男性。5日前から頭痛と複視とが出現したため来院した。6か月前から体重減少と全身倦怠感とを自覚し、1か月前から発熱を繰り返している。意識は混濁し、項部硬直を認める。口腔内に白苔を認める。血液所見：白血球 3,500（桿状核好中球 12％、分葉核好中球 66％、好酸球 5％、単球 9％、リンパ球 8％）。CRP 2.4mg/dl、HIV抗体陽性。
考えられるのはどれか。

A 脳梗塞　　　B 脳腫瘍　　　C 好中球機能不全
D 液性免疫不全　　　E 細胞性免疫不全

□解法ガイド　身体所見　#1 40歳の男性が5日前から頭痛と複視とが出現した⇒脳血管障害や脳腫瘍、髄膜炎などを考えたい。
#2 6か月前から体重減少と全身倦怠感を自覚⇒亜急性消耗性疾患が考えられる。
#3 1か月前から発熱を繰り返している⇒感染症や膠原病が考えられる。
#4 意識は混濁し、項部硬直を認める⇒髄膜刺激症状と考えられ、発熱が存在することを考慮すると、髄膜炎が最も考えられる。
#5 口腔内に白苔を認める⇒口腔内カンジダ症による鵞口瘡が疑われる。

検査所見　#1 白血球 3,500（基準 4,000〜8,500）⇒減少している。
#2 桿状核好中球 12％、分葉核好中球 66％、好酸球 5％、単球 9％、リンパ球 8％ ⇒分画からはリンパ球減少を認める。これは免疫不全に合致する所見である。
#3 CRP 2.4mg/dl（基準 0.3以下）⇒炎症反応を認める。感染症に合致する。
#4 HIV抗体陽性⇒この患者の免疫不全はAIDS感染の可能性が高い。

□診　　断　　後天性免疫不全症候群（AIDS）。

□解法サプリ　HIV抗体スクリーニング検査法（PA法：ゼラチン粒子凝集反応、EIA法：酵素免疫測定法）で検査を行い、偽陽性率が2〜3/1,000くらい（特に自己免疫疾患患者、頻回受血者、妊婦、経産婦など）あるので、スクリーニング検査で陽性になったものについてはHIV確認検査法（WB法：ウエスタンブロット法）で確認する。

感染してからHIV抗体が陽性になるまで、一般には6〜8週間を要する。高度免疫不全では抗体が産生されないこともある。さらにHIV陽性の母親から生まれた児では、母親からのIgG型の移行抗体を有しているため、出生後半年〜1年は判断ができない。そのような場合は必要に応じPCR法などでHIVの検出が行われている。

□選択肢考察　A 頭痛と複視から脳梗塞も考えられるが、感染の合併がなければ発熱を認めない。（×）
B 頭痛と複視から脳腫瘍も考えられるが、感染の合併がなければ発熱を認めない。（×）
C 好中球機能不全は慢性肉芽腫症などであるが、先天性に生じ、一般細菌の感染、特に黄色ブドウ球菌感染を認めることが多く、白血球・好中球増加を認める。HIV抗体陽性とは関係がない。（×）
D 液性免疫不全では一般細菌などの感染が多く、白血球・好中球増加を認める。HIV抗体陽性とは関係がない。（×）
E HIV抗体陽性なので、後天性免疫不全症候群による細胞性免疫不全が最も考えられる。これによる髄膜炎（多くはクリプトコックスや結核）、口腔内カンジダ症による鵞口瘡などを認めている。（○）

解答：E

□□ 83　ヒト免疫不全ウイルス〈HIV〉感染に対する抗レトロウイルス薬療法〈antiretroviral therapy；ART〉について**誤っている**のはどれか。
　　A　HIV感染が診断された時点から始める。
　　B　逆転写酵素阻害薬とプロテアーゼ阻害薬とを併用する。
　　C　多剤併用でもHIVの完全排除は困難である。
　　D　有効例では血中ウイルスは検出限界以下になる。
　　E　服薬遵守不良では薬剤耐性変異株の出現率が高い。

❏ 解法ガイド　　ART（もしくはHAART；highly active antiretroviral therapy）とは、カクテル療法とも呼ばれ、抗HIV薬による強力な多剤併用療法で、通常3剤以上の抗HIV薬、つまり核酸系逆転写酵素阻害薬2剤にプロテアーゼ阻害薬を1剤あるいは2剤加えたもの、プロテアーゼ阻害薬の代わりに非核酸系逆転写酵素阻害薬を加えたものもある。
　　これによりHIV感染において、原則として、血中ウイルス量を検出限界以下に抑え続けることを目標に、進行を抑え免疫能を保持し、QOLを改善し、HIV感染に関連した臨床症状を改善し、死亡を減らすことを目指すものである。
　　しかし、抗HIV治療を行うとその薬剤に耐性のウイルスが出現することが問題点であるので、ARTはHIV患者でCD4陽性T細胞数が十分に保持され、HIV-RNAも少ない段階では、早期に開始しても効果がないことが分かり、さらに、ART開始時期を遅らせても効果に差がないことから、CD4陽性T細胞数が350/μl以下などの基準に達した場合にARTを開始するように勧められている。
　　服薬方法（服用時間、食事の有無など）にもさまざまな条件を伴い、規則正しい服薬の持続（adherence）は患者にとって困難なことがある。規則正しい服薬が継続されなければ、HIVを十分に抑え続けられなくなり、多剤耐性の薬剤耐性ウイルスの出現を招きかねない。
　　ART治療開始後には免疫再構築症候群（immune reconstitution syndrome；IRS）と呼ばれる、免疫系が再構築して回復するときに生じる日和見感染症などの悪化を認めることもある。
　　また、HIVは静止状態にあるCD4陽性T細胞などに潜伏感染してしまうため、現在の治療法ではたとえ血中ウイルス量を検出限界以下に抑え続けても、完全な排除は不可能に近いことも確認されている。副作用としては、糖代謝異常、脂質代謝異常、リポジストロフィー、乳酸アシドーシス、出血傾向、C型肝炎ウイルスによる肝障害の増悪、免疫再構築症候群などがある。

❏ 選択肢考察　　A　HIV感染診断時にCD4陽性T細胞数が350/μl以下の症例、AIDSを発症している症例は条件が整い次第、ARTを開始するように勧められている。それゆえ、HIV感染が診断された時点から始めるのではない。(×)
　　B　薬剤耐性ウイルスの出現の可能性があるので、ARTでは単剤で治療を行うことはなく、当初から逆転写酵素阻害薬とプロテアーゼ阻害薬の多剤併用療法で行う。多剤併用では通常3剤以上の抗HIV薬、つまり核酸系逆転写酵素阻害薬2剤にプロテアーゼ阻害薬を1剤あるいは2剤加えたもの、プロテアーゼ阻害薬の代わりに非核酸系逆転写酵素阻害薬を加えたものもある。(○)
　　C　抗HIV治療は細胞分裂を行うT細胞に対して有効であるが、細胞分裂を行わな

い細胞（dormant cell）があるので、現在の治療法ではたとえ血中ウイルス量を検出限界以下に抑え続けても、完全な排除は不可能に近い。(○)

D　ART療法は、血中ウイルス量を検出限界以下に抑え続けることを目標に、進行を抑え免疫能を保持し、QOLを改善し、HIV感染に関連した臨床症状を改善し、死亡を減らすことを目指すものである。治療が成功すれば血中ウイルスは検出限界以下になる。(○)

E　規則正しい服薬が継続されなければ、多剤耐性の薬剤耐性ウイルスの出現を招きかねず、薬剤耐性変異株の出現を生じる。(○)

解答：A

□□ **84**　ヒト免疫不全ウイルス〈HIV〉の性行為感染について正しいのはどれか。
　A　経口避妊薬には感染予防効果がある。
　B　最も多いHIV感染の原因は異性間性交渉である。
　C　国内のHIV感染報告は外国国籍者が著増している。
　D　性器クラミジア感染患者ではHIV感染率が高い。
　E　コンドームはHIV感染予防効果は低い。

❏ 解法ガイド　　世界中のヒト免疫不全ウイルス（HIV）感染は増加しているが、先進国の多くが感染数の増加を認めなくなった。しかし、我が国は例外的に感染数が増加しており、2011（平成23）年は新規HIV感染者は1,056人で増加傾向である。新規AIDS患者も473人と増加傾向にある。
　　HIV感染経路では新規感染の約90％が性行為、同性間性的接触（70％、特に男性同性間）および異性間性行為（20％）による感染である。

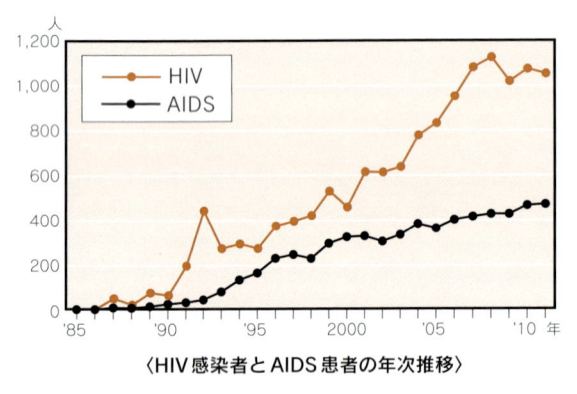

〈HIV感染者とAIDS患者の年次推移〉

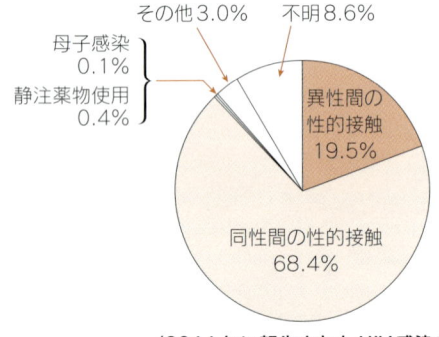

〈2011年に報告されたHIV感染者の感染経路別内訳〉

❏ 選択肢考察
　A　避妊法の中でHIV感染を予防できるのはコンドームのみであり、経口避妊薬には感染予防効果はないどころか、HIV感染の危険性のある性行為を助長する可能性があるといわれる。(×)
　B　最も多いHIV感染の感染経路は男性の同性間性交渉であり、異性間性交渉ではない。(×)
　C　国内のHIV感染報告は外国国籍者は男女ともに横ばいであるが、日本国籍の男性が著増している。(×)
　D　性器クラミジア感染患者では、炎症部位に白血球、特にTリンパ球も集積するので、CD4陽性細胞にHIVが感染することも多くなる。それゆえに、性器クラミジア感染患者では、新たなHIV感染を起こしやすい。(○)
　E　コンドームは避妊法であるが、HIVをはじめほとんどの性行為感染に対して感染予防効果がある。(×)

解答：D

到達目標 8 突発性発疹の症候と診断を説明できる。

Point
- 突発性発疹はDNAウイルスに属するヒトヘルペスウイルス6型、7型の感染で生じる。
- 母体免疫の消失する生後6か月〜2歳の乳幼児に多い。
- 症候：急激に発症する3日程度の高熱で発症し、さらに4〜5日目に解熱するとともに発疹が出現してくるのが特徴である。発疹は躯幹を中心とする紅斑であり、水疱などは認めない。頸部リンパ節腫脹を認めたり、大泉門が軽度膨隆することもありうる。
- 合併症：発熱時に熱性けいれんを認めることもある。
- 予後良好な一過性の疾患で、治療は対症療法。

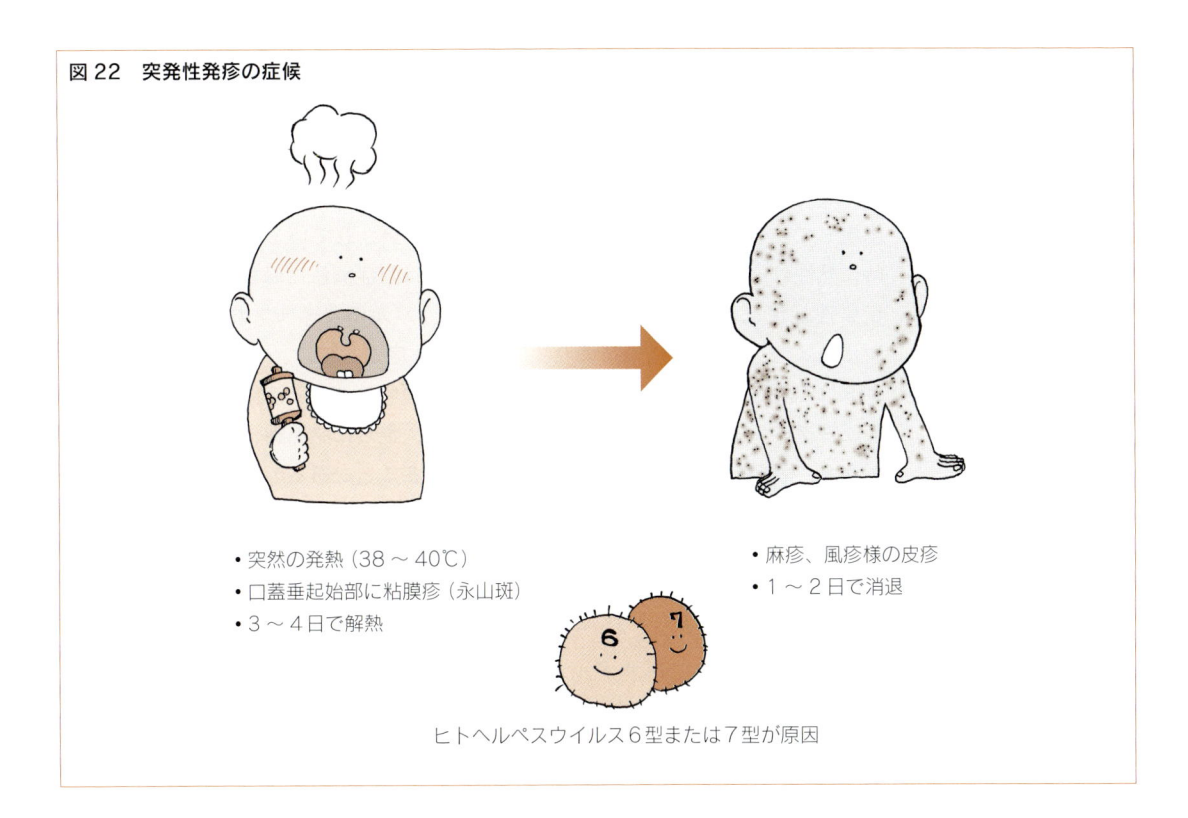

図22 突発性発疹の症候

- 突然の発熱（38〜40℃）
- 口蓋垂起始部に粘膜疹（永山斑）
- 3〜4日で解熱

- 麻疹、風疹様の皮疹
- 1〜2日で消退

ヒトヘルペスウイルス6型または7型が原因

85 ヘルペスウイルスが原因となるのはどれか。

A 突発性発疹
B 伝染性紅斑
C 咽頭結膜熱
D 流行性角結膜炎
E 冬季白色便下痢症

❏ **解法ガイド**　　ヘルペスウイルスは二本鎖DNAウイルスに属し、それには単純ヘルペスウイルス（1型、2型）や水痘・帯状疱疹ウイルス、サイトメガロウイルス、Epstein-Barr virus（EBV）、ヒトヘルペスウイルス6型などがある。ヒトヘルペスウイルス（human herpetic virus；HHV）の分類ではHHV-1型が単純ヘルペスウイルス1型、HHV-2型が単純ヘルペスウイルス2型、HHV-3型が水痘・帯状疱疹ウイルス、HHV-4型がEBウイルス、HHV-5型がサイトメガロウイルスとなっている。そのほか、HHV-8型としてAIDSなどの細胞性免疫不全時に出現するKaposi肉腫を形成するウイルスも存在している。

❏ **選択肢考察**
A 突発性発疹はHHV-6型、7型による感染症で、母体免疫の消失した生後6か月〜2歳の乳幼児に好発する。突然の高熱が3〜4日持続し、解熱とともに発疹が出現してくるのが特徴であり、4類感染症に分類されている。合併症として発熱時に熱性けいれんを認めることもある。治療は対症療法に尽きる。（○）
B 伝染性紅斑は俗に「リンゴ病」とも呼ばれ、パルボウイルス科に属するヒトパルボウイルスB19の感染により生じる。合併症としては、ヒトパルボウイルスB19は赤芽球に感染することにより造血を抑制するので、溶血性貧血患者では無形成性クリーゼ（aplastic crisis）の原因になり、さらに胎児期においても造血が抑制され、著明な貧血に伴う胎児水腫を合併することがあるので、注意を必要とする。伝染性紅斑はDNAウイルスによる疾患であるが、ヘルペスウイルスが原因となるものではない。（×）
C 咽頭結膜熱はプール熱ともいい、DNAウイルスであるアデノウイルス3型により生じる。ヘルペスウイルスが原因となるものではない。（×）
D 流行性角結膜炎はDNAウイルスであるアデノウイルス8型により生じる。ヘルペスウイルスが原因となるものではない。（×）
E 乳児期に好発する冬季白色便下痢症はロタウイルスによる消化管感染症であるが、これはRNAウイルスであり、ヘルペスウイルスが原因となるものではない。（×）

解答：A

86　8か月の男児。発熱と発疹とを主訴に来院した。3日前から39℃台の発熱がみられた。今日は37℃台に下がったが、顔面、胸腹部および背部に半米粒大の紅斑が出現し、手足に広がってきた。機嫌は悪くなかった。頸部に小豆大のリンパ節を数個触れる。咽頭に軽度の発赤を認める。白血球7,200。CRP 0.7 mg/dl。
原因として最も考えられるのはどれか。
- A　アデノウイルス
- B　コクサッキーウイルスA16
- C　ヒトパルボウイルスB19
- D　ヒトヘルペスウイルス6
- E　EBウイルス

❏ **解法ガイド**　**身体所見**　#1　8か月の男児が発熱と発疹とを主訴に来院した⇒薬疹のほか、発疹性ウイルスの感染やStill病、川崎病などの可能性がある。
　　　#2　3日前から39℃台の発熱がみられた⇒急性の高熱をきたすので、Still病、川崎病、麻疹や水痘、突発性発疹などが考えられる。
　　　#3　今日は37℃台に下がったが、顔面、胸腹部および背部に半米粒大の紅斑が出現し、手足に広がってきた⇒3日間の高熱の後、解熱とともに躯幹部などに紅斑が出現しているので、突発性発疹が最も考えられる。
　　　#4　機嫌は悪くなかった⇒重篤な疾患である可能性は低い。
　　　#5　頸部に小豆大のリンパ節を数個触れる⇒非特異性リンパ節腫大の可能性もあるが、突発性発疹や風疹でも認められる所見である。
　　　#6　咽頭に軽度の発赤を認める⇒軽度のカタル症状を認める。
　　　検査所見　#1　白血球7,200⇒正常で細菌感染は否定的である。
　　　#2　CRP 0.7 mg/dl（基準0.3以下）⇒炎症反応は比較的軽度であるので、突発性発疹などのウイルス感染に合致する所見である。

❏ **診　断**　突発性発疹。

❏ **解法サプリ**　突発性発疹はヒトヘルペスウイルス6型（HHV-6型）による感染症で、6か月〜2歳の乳幼児期に好発し、突然の約3日間続く高熱を生じ、解熱とともに躯幹を中心とした発疹が多発するのが特徴である。発熱初期に熱性けいれんを合併することがある。熱性けいれんはてんかんとは異なり、持続時間も短く、また反復するが、それほど頻度は高くなく、左右対称性に生じ、後麻痺は残さず、脳波の異常も認めない。

❏ **選択肢考察**　A　アデノウイルスはDNAウイルスに含まれ、急性咽頭扁桃炎、咽頭結膜熱や流行性角結膜炎などの原因となるウイルスであるが、突発性発疹の原因ではない。（×）
　　　B　コクサッキーウイルスA16やエンテロウイルス71型は手足口病の原因ウイルスであるが、突発性発疹の原因ではない。（×）
　　　C　ヒトパルボウイルスB19感染は学童期に好発する顔面の蝶形紅斑や四肢のレース状の皮疹を特徴とする伝染性紅斑（リンゴ病）の病原体である。（×）
　　　D　突発性発疹の原因はHHV-6型である。（○）
　　　E　EBウイルスは伝染性単核球症や上咽頭癌、Burkittリンパ腫、NK細胞リンパ腫などの原因となるが、突発性発疹の原因ではない。（×）

解答：D

□□ 87　8か月の乳児。38〜39℃の発熱が2日間続いた。
まず考えるべき疾患で**ない**のはどれか。
A　突発性発疹
B　急性髄膜炎
C　急性腎盂腎炎
D　急性中耳炎
E　伝染性単核球症

❏ 解法ガイド　身体所見　#1　8か月の乳児が38〜39℃の発熱が2日間続いた⇒37℃台の発熱は微熱であり、39℃以上の発熱を高熱ということが多い。一般に乳児期は、生後6か月ころまでは胎盤を介して母体から移行したIgGによる免疫で感染が防御されているが、それ以降は母体免疫が減弱するため、各種感染症に罹患する可能性が高い。この症例も8か月の乳児であり、発熱が2日間持続しているので、感染症、もしくはこの年齢では神経芽細胞腫などの腫瘍も考慮したい。

❏ 診　　断　　感染症や腫瘍として一般診察所見で異常を呈しにくいもの。

❏ 解法サプリ　乳児の熱性疾患の原因を考えるときには、母体免疫やワクチン接種の有無を考慮して、さらに小児特有の感染症を鑑別診断する必要がある。

❏ 選択肢考察
A　突発性発疹は母体免疫の消失する生後6か月〜2歳の乳幼児に多く、急激に発症する3日程度の高熱で発症し、さらに4〜5日目に解熱するとともに発疹が出現してくるのが特徴である。乳児期の高熱で最も考えるべき疾患の一つである。(○)
B　急性髄膜炎は乳幼児で高熱を呈し、重篤なものでは常に考慮すべき疾患である。特に新生児などでは髄膜刺激症状が明らかでないことが多く、大泉門の膨隆が診断上重要である。(○)
C　急性腎盂腎炎は、乳児においては生理的に膀胱尿管逆流現象が観察されることからも生じやすい疾患の一つであり、特に診察所見などでは異常を呈することは少ないので、注意する必要がある。(○)
D　乳児期には耳管が短く、咽頭常在菌が上行性に感染し、急性中耳炎の原因となりやすいので、小児の発熱の原因として急性中耳炎は頻度が高い。発熱症例の診断としては必ず耳鏡を用いた鼓膜所見の観察を行うべきである。(○)
E　EBウイルスによる感染症は唾液などを介して感染するが、乳幼児期に感染した場合にはほとんどが無症状であり、20歳前後で感染したときのように、熱性疾患として伝染性単核球症を認めることはない。(×)

解答：E

到達目標 9 咽頭結膜熱の症候と診断を説明できる。

Point

- アデノウイルスはDNAウイルスの一つで、呼吸器や眼、消化管などの粘膜およびリンパ組織に感染することにより、小集団における流行を反復することが多い。特にアデノウイルス3型による咽頭結膜熱（プール熱）やアデノウイルス8型による流行性角結膜炎、アデノウイルス11型による出血性膀胱炎などが代表的である。
- 粘膜を介する飛沫もしくは接触感染で、局地的な流行をきたすこともある。

[咽頭結膜熱（プール熱）]

- アデノウイルス3型などにより、幼児・学童に、夏季にプールなどで感染する。一部アデノウイルス7型により、肺炎合併で重症化する。
- 症候：発熱、咽頭炎、結膜炎を認める。
- 合併症：腸重積症が続発することがある。
- 予防：うがい励行。タオルは個別のものを使う。プールから上がったらシャワー・洗眼を行う。

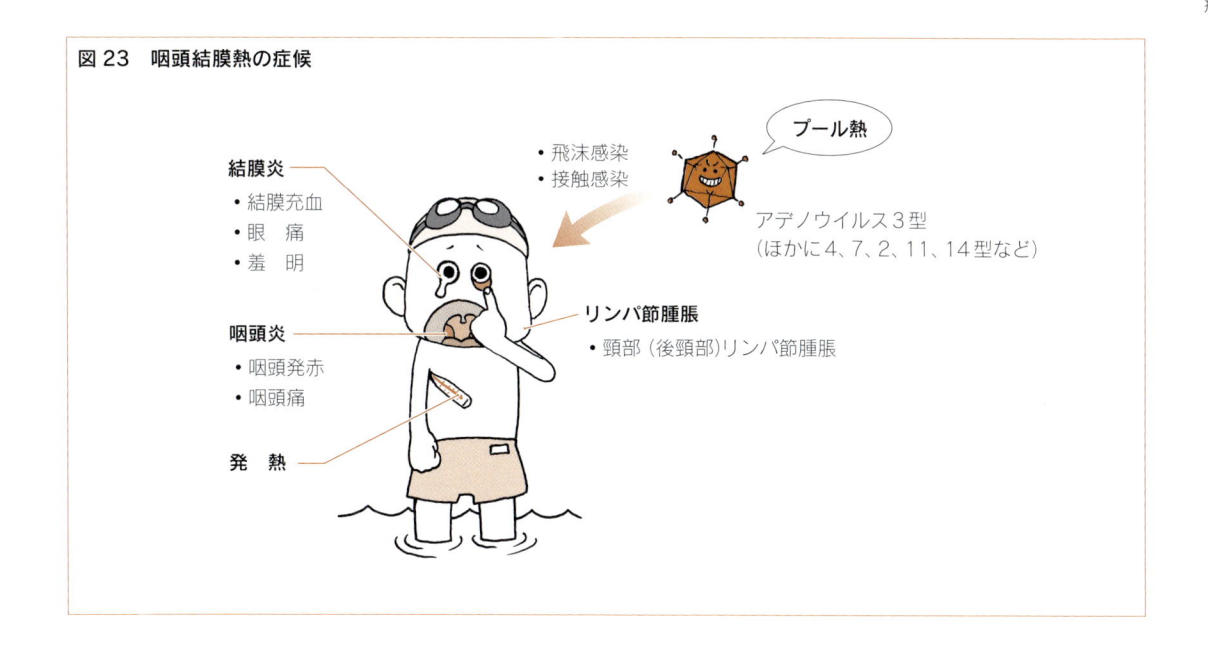

図23 咽頭結膜熱の症候

結膜炎
- 結膜充血
- 眼痛
- 羞明

咽頭炎
- 咽頭発赤
- 咽頭痛

発熱

- 飛沫感染
- 接触感染

プール熱

アデノウイルス3型
（ほかに4、7、2、11、14型など）

リンパ節腫脹
- 頸部（後頸部）リンパ節腫脹

☐☐ **88**　咽頭結膜熱の病原体はどれか。

　A　レンサ球菌
　B　黄色ブドウ球菌
　C　エンテロウイルス
　D　アデノウイルス
　E　単純ヘルペスウイルス

❏ **解法ガイド**　　咽頭結膜熱は「プール熱」とも呼ばれ、夏季に好発し、小児がプールで感染することが多い。接触感染でヒト-ヒト感染し、アデノウイルス免疫クロマトグラフィを用いたアデノチェックで診断される。アデノチェックは特異度は100％に近いが、感度がやや低い。

❏ **選択肢考察**　　A　レンサ球菌は猩紅熱や丹毒の原因となるが、咽頭結膜熱の病原体ではない。(×)

　B　黄色ブドウ球菌は眼瞼の麦粒腫（ものもらい）などの原因となるが、咽頭結膜熱の病原体ではない。(×)

　C　エンテロウイルスは腸管感染のほか、エンテロウイルス70とコクサッキーウイルスA24変異株は急性出血性結膜炎の原因となるが、咽頭結膜熱の病原体ではない。(×)

　D　咽頭結膜熱はアデノウイルス3型（4型、一部7型→肺炎合併で重症化）が原因である。(○)

　E　単純ヘルペスウイルスはヘルペス性角膜炎などの原因であるが、咽頭結膜熱の病原体ではない。(×)

解答：D

89 35歳の女性。3日前からの左眼の発赤、痒みおよび眼脂を主訴に来院した。体温37.5℃。脈拍80/分、整。血圧110/80mmHg。咽頭の軽度の発赤と左扁桃リンパ節の圧痛とを認める。結膜塗擦物のアデノチェック〈アデノウイルス免疫クロマトグラフィ〉は陽性であった。左眼部の写真（⇒カラー口絵）を示す。
診断はどれか。
A 急性出血性結膜炎
B ヘルペス角膜炎
C 咽頭結膜熱
D アレルギー性結膜炎
E 内頸動脈海綿静脈洞瘻

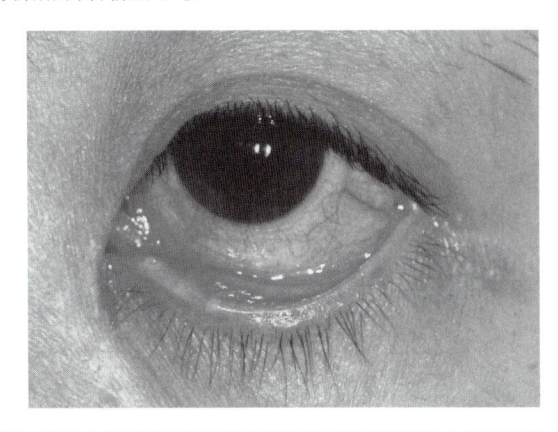

❏解法ガイド 身体所見 #1 35歳の女性が3日前からの左眼の発赤、痒みおよび眼脂を主訴に来院した⇒急性の結膜のカタル症状があり、急性結膜炎が疑われる。
#2 体温37.5℃⇒微熱を認める。
#3 脈拍80/分、整。血圧110/80mmHg⇒バイタルサインに異常はない。
#4 咽頭の軽度の発赤と左扁桃リンパ節の圧痛とを認める⇒結膜と咽頭の両方に炎症を伴う急性感染症として、咽頭結膜熱が最も考えられる。流行性角結膜炎では耳前リンパ節腫脹が特徴である。
検査所見 #1 結膜塗擦物のアデノチェックが陽性⇒アデノウイルス結膜炎と考えられ、流行性角結膜炎もしくは咽頭結膜熱と診断される。
画像所見 #1 眼球および眼瞼結膜に発赤、浮腫などを認める。

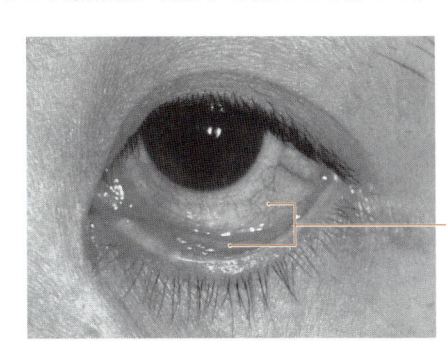

眼球結膜、眼瞼結膜ともに充血している

- **診　　断**　　咽頭結膜熱。
- **解法サプリ**　　アデノウイルス結膜炎にはアデノウイルス8型などによる流行性角結膜炎とアデノウイルス3型などによる咽頭結膜熱がある。

　　咽頭結膜熱（プール熱）はアデノウイルス3型（4型、一部7型→肺炎合併で重症化）が原因である。夏季に好発し、小児がプールで感染することが多い。4～7日の潜伏期の後、発熱、結膜炎（瘙痒、眼脂）、咽頭痛などを認める。

　　感染経路は、プールを介した場合には、汚染した水から結膜への直接侵入と考えられている。タオルを共用したことが感染のリスクを高めるともいわれ、それ以外では通常手指を介した接触感染であり、結膜あるいは上気道からの感染である。

　　予防としては、手洗い励行、タオルは個別のものを使う、プールから上がったらシャワー・洗眼などを行う。

- **選択肢考察**
  - A　急性出血性結膜炎はエンテロウイルス70とコクサッキーウイルスA24変異株による激しい出血症状を伴う結膜炎で、接触感染をする。突然の強い眼の痛み、異物感、羞明などで始まり、結膜の充血、特に結膜下出血を伴うことが多い。画像所見やアデノチェックなどの所見から否定的である。（×）
  - B　ヘルペス角膜炎では樹枝状角膜炎を認める。（×）
  - C　アデノチェックが陽性の結膜炎で、咽頭炎も伴っていることなどから、咽頭結膜熱と診断される。（○）
  - D　アレルギー性結膜炎はアレルギー性鼻炎に合併することが多く、発熱はほとんど認められず、咽頭炎を認めることは少ない。（×）
  - E　内頸動脈海綿静脈洞瘻は外傷以外に、特発性に生じることもあるが、結膜充血以外に拍動性眼球突出などを認める。（×）

解答：C

到達目標 10 サイトメガロウイルス〈CMV〉感染症の症候、診断と治療を説明できる。

Point

- サイトメガロウイルス（cytomegalovirus；CMV）はヘルペス科の弱毒DNAウイルスであり、細胞の核内で増殖する。血液、母乳、便・尿、精液、唾液などに含まれており、繰り返しの曝露で感染するが、そのほとんどは不顕性であり、免疫抑制薬投与時やAIDSなどでは重篤化する。
- 病理学的には「フクロウの目」と表現される特徴的な核内封入体をもつ巨細胞が証明されるため、サイトメガロウイルス感染症は別名「巨細胞封入体症」とも呼ばれている。

[症状]

- 子宮内における胎児期の感染では心奇形や小頭症、網膜炎、血小板減少、肝脾腫大、間質性肺炎などを認め、出生後しばらく尿中などにウイルスを排出する。
- ウイルスのキャリア状態のものから白血球を含む輸血を受けた場合などにEBウイルスによる伝染性単核球症類似の症状を呈することもある。
- 細胞性免疫不全のcompromised hostにおける感染では重篤な肺炎、肝炎、髄膜炎、網膜炎、腎炎などを認めることがある。

[診断]

- サイトメガロウイルス抗原の検出や、PCR法による診断、および抗サイトメガロウイルスIgM抗体の検出、またはペア血清などで抗サイトメガロウイルス抗体価の上昇を確認することが有用である。
- 生検（→核内封入体をもつ巨細胞）、細胞診。

[治療]

- ガンシクロビルが有効であるが、中止により再燃することが多いので、維持療法が必要となる。副作用として骨髄抑制に留意する必要がある。
- そのほか、抗サイトメガロウイルス抗体価の高いγ-グロブリンの投与もなされている。

図24 サイトメガロウイルス感染の病理学的特徴

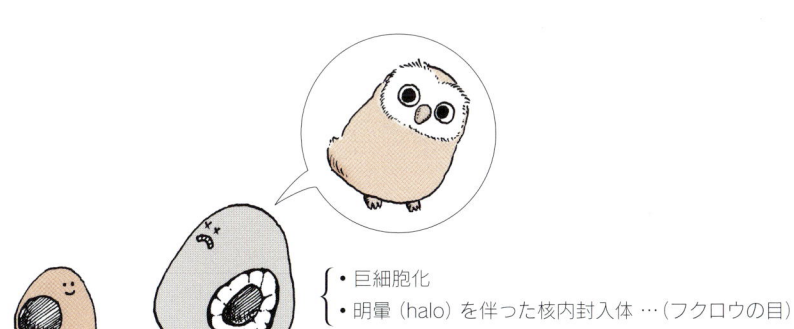

- 巨細胞化
- 明暈（halo）を伴った核内封入体…（フクロウの目）

正常細胞　サイトメガロウイルス感染細胞

図25　サイトメガロウイルスの健常人、胎児、免疫不全者への感染

①健常人の感染

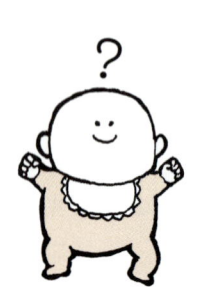

新生児・乳児期のCMV感染
- 産道、母乳、尿、唾液を介して感染。
- ほとんどが不顕性感染。

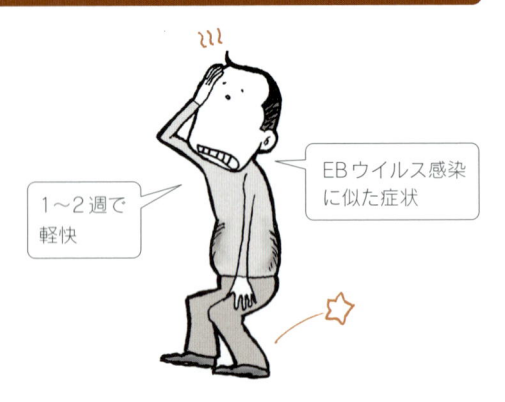

成人のCMV初感染症
1〜2週で軽快
EBウイルス感染に似た症状
- 発熱、頭痛
- 肝脾腫
- 筋肉痛
- 頸部リンパ節腫脹

②胎児の感染

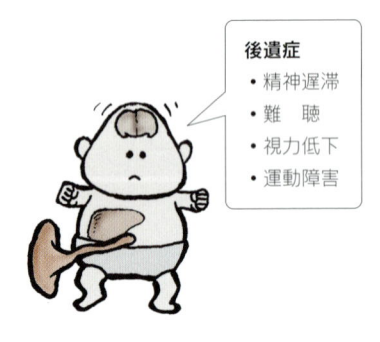

後遺症
- 精神遅滞
- 難聴
- 視力低下
- 運動障害

先天性CMV感染症
- 母親からの経胎盤感染
- 出生時低体重、黄疸、出血斑、肝脾腫、小頭症、脳室周囲石灰化、脈絡膜炎、DICなど

③免疫不全者の感染

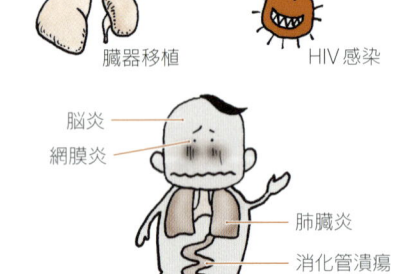

臓器移植　HIV感染
脳炎
網膜炎
肺臓炎
消化管潰瘍

免疫不全者のCMV感染症
- 臓器移植、HIV感染などで免疫不全になる。
- 潜伏性CMVの再活性化、初感染のリスク増。
- 肺、消化管、中枢神経が侵される。

☐☐ **90** 乳幼児期におけるサイトメガロウイルス感染の症候として最も多いのはどれか。

　A　ウイルス性肝炎
　B　間質性肺炎
　C　網膜炎
　D　脳　炎
　E　不顕性感染

❏ **解法ガイド**　　サイトメガロウイルス（CMV）はヘルペスウイルス科の弱毒DNAウイルスで、初感染、再感染あるいは再活性化によって感染症を生じる。

　幼小児期には不顕性感染の形で感染し、生涯その宿主に潜伏感染し、免疫抑制状態下で再活性化し、種々の病態を引き起こす。我が国では70〜90％以上が乳幼児期に不顕性感染をしている。

　成人期のサイトメガロウイルスの初感染は、免疫異常がなくても、ウイルス性肝炎などのEBウイルスによる伝染性単核球症類似の症状を認める。

　免疫不全などでは、輸血後単核球増加症として未感染の患者に対しサイトメガロウイルスを保有している人からの輸血で白血球を介して感染が成立し、伝染性単核球症様の症状（発熱、全身性リンパ節腫脹、肝脾腫大、末梢血液中の異型リンパ球の出現など）を認めることがある。

❏ **選択肢考察**
　A　ウイルス性肝炎は肝炎ウイルスによるもののみならず、EBウイルスによる伝染性単核球症やサイトメガロウイルス感染症などでも認められる。しかし、乳幼児期におけるサイトメガロウイルス感染症では、ほとんど不顕性感染で、ウイルス性肝炎は認めない。(×)
　B　間質性肺炎は潜伏感染していたサイトメガロウイルスが、AIDSなどの免疫抑制状態下で再活性化した場合に認めることが多い。ニューモシスチス肺炎と重複感染することもある。(×)
　C　網膜炎も潜伏感染していたサイトメガロウイルスが、AIDSなどの免疫抑制状態下で再活性化した場合に認めることが多い。(×)
　D　サイトメガロウイルス脳炎の頻度は低いが、AIDSなどの免疫抑制状態下で再活性化した場合に認めることが多い。(×)
　E　乳幼児期におけるサイトメガロウイルス感染では不顕性感染となることが多く、「感染」はするが「感染症」は呈さないことが多い。(○)

解答：E

91 先天性サイトメガロウイルス感染症で合併頻度が低いのはどれか。
A　網脈絡膜炎
B　聴力障害
C　巨大児
D　核内封入体
E　頭蓋内石灰化

❏ **解法ガイド**　サイトメガロウイルスの母子感染としては経胎盤感染のほか、出産時の産道感染や母乳を介する感染などもありうる。先天性サイトメガロウイルス感染症は、妊婦がサイトメガロウイルスに初感染することにより経胎盤性に感染し、小頭症や脳内石灰化、網脈絡膜炎、心奇形、肝脾腫大、黄疸、聴力障害、血小板減少などを伴うものである。出生後、しばらくの期間中は尿中などへウイルスが排泄され、それが感染源となることもある。

また、先天性サイトメガロウイルス感染症ではないが、産道感染によりサイトメガロウイルスの感染を受けた場合には、多くは不顕性に経過するが、時に巨細胞性肺炎や肝炎を起こすこともある。

❏ **選択肢考察**
A　先天性サイトメガロウイルス感染症では、点状出血性皮疹、肝脾腫、小頭症などとともに、網脈絡膜炎を生じる。(○)
B　先天性サイトメガロウイルス感染症の神経合併症では、小頭症や精神発達遅延とともに聴力障害を認める。(○)
C　先天性サイトメガロウイルス感染症では、低出生体重児になることはあっても、巨大児となることはまれである。母体の糖尿病や妊娠糖尿病(gestational diabetes；GDM)では巨大児となることが多い。(×)
D　先天性サイトメガロウイルス感染症の病理所見では、感染臓器内に核内封入体によるフクロウの目(owl's eye)と呼ばれる特徴的な所見を有する巨細胞が証明されることもあり、巨細胞封入体症と呼ばれる。(○)
E　先天性サイトメガロウイルス感染症では、水頭症とともに頭蓋内石灰化を認めることが多い。頭蓋内石灰化の合併時には、精神発達遅延の合併率が高い。(○)

解答：C

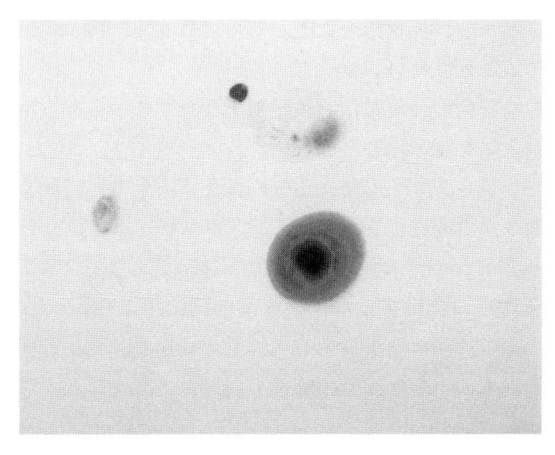

□□ **92**　50歳の女性。呼吸困難のため来院した。数年来、関節リウマチに対して副腎皮質ステロイド薬による治療を受けていたが、急激に呼吸困難が増強してきた。胸部X線写真（a）と気管支肺胞洗浄液Papanicolaou染色標本（b ⇒カラー口絵）とを示す。
診断はどれか。

　A　肺胞出血
　B　薬剤性肺臓炎
　C　肺血栓塞栓症
　D　サイトメガロウイルス肺炎
　E　ニューモシスチス肺炎

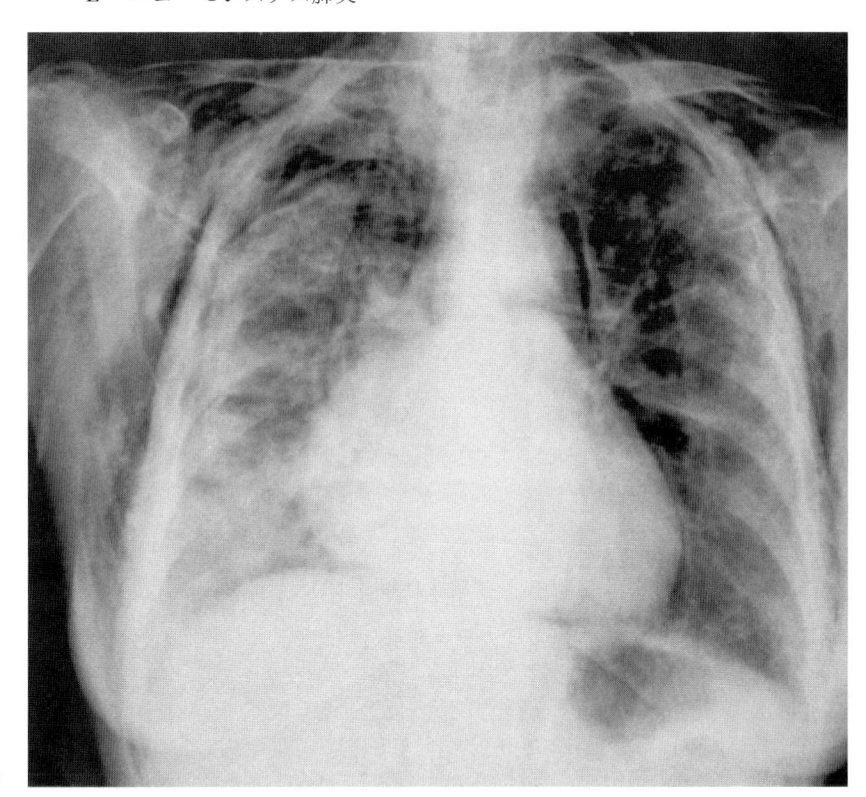

(a)

(b)

❏ 解法ガイド 【身体所見】 #1 50歳の女性が呼吸困難で来院。数年来、関節リウマチに対して副腎皮質ステロイド薬による治療を受けていた⇒関節リウマチによる間質性肺炎、もしくは副腎皮質ステロイドにより免疫抑制が生じ、それによる肺結核や非結核性抗酸菌症、ニューモシスチス肺炎やサイトメガロウイルス肺炎などをきたしたものと考えられる。

#2 急激に呼吸困難が増強⇒心不全や呼吸器病変が急速に生じたと考えられる。

【画像所見】 #1 胸部X線写真では両肺野に、びまん性のすりガラス状陰影が認められる。やや心拡大も認められる。

#2 気管支肺胞洗浄液 Papanicolaou 染色標本では、核内に封入体を認める⇒サイトメガロウイルスなどの DNA ウイルス感染と考えられる。

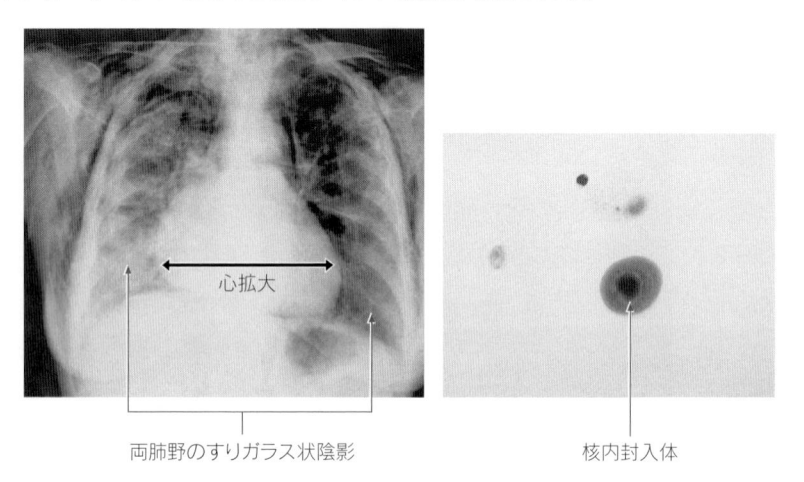

両肺野のすりガラス状陰影　　核内封入体

❏ 診　　断　　サイトメガロウイルス肺炎。

❏ 解法サプリ　　サイトメガロウイルスは一般的には弱毒ウイルスであり、ほとんどの感染は不顕性であるが、臓器移植時の免疫抑制薬投与中や AIDS 患者などで日和見感染を生じた場合には巨細胞性間質性肺炎や肝炎など、全身性の感染症を伴うこともある。

❏ 選択肢考察　　A 肺胞出血も急速な呼吸困難を生じ、両肺野の間質性陰影を認めることもあるが、Papanicolaou 染色で核内に封入体を認めることはない。(×)

B 薬剤性肺臓炎はメトトレキサートによる間質性肺炎などのように、多くはアレルギー性に生じ、両肺野の間質性陰影を伴った急速な呼吸困難をきたすこともある。しかし、免疫不全に生じるのではなく、Papanicolaou 染色で核内に封入体を認めることはない。(×)

C 肺血栓塞栓症は急激に呼吸困難をきたすこともあるが、両肺野の間質性陰影や核内封入体を認めることはない。(×)

D 副腎皮質ステロイドによる細胞性免疫不全で、潜伏感染していたサイトメガロウイルスが再活性化され、サイトメガロウイルス肺炎をきたしたものであろう。(○)

E ニューモシスチス肺炎もサイトメガロウイルスと同様、AIDS などの細胞性免疫不全に時に合併するが、気管支肺胞洗浄の Papanicolaou 染色で核内に封入体を認めるのでニューモシスチス肺炎ではなく、サイトメガロウイルス肺炎と診断される。ニューモシスチス肺炎ではメテナミンなどの鍍銀染色を行う。(×)

解答：D

□□ **93**　サイトメガロウイルス感染に対する治療薬はどれか。

A　アシクロビル
B　ガンシクロビル
C　ノイラミニダーゼ阻害薬
D　逆転写酵素阻害薬
E　プロテアーゼ阻害薬

□解法ガイド　　抗ヘルペス薬には、単純ヘルペスウイルスや水痘・帯状疱疹ウイルスに対するアシクロビルと、サイトメガロウイルスに対するガンシクロビルがある。

アシクロビルは、単純ヘルペスウイルス、水痘・帯状疱疹ウイルスのウイルス感染細胞内で、ウイルス由来のチミジンキナーゼという酵素によりリン酸化され、アシクロGMPとなる。さらに、アシクロGMPは、ヒトのキナーゼによりさらにリン酸化され、アシクロGTPとなり、ウイルスDNAに直接結合することによりDNA鎖の伸長を阻害するとともに、DNAポリメラーゼを阻害することにより、ウイルスのDNA合成を阻害する。アシクロビルは腎障害などの副作用がある。

一方、ガンシクロビル（デノシン®）はグアノシンのアナログで、ウイルス感染細胞内に入ると、サイトメガロウイルスや単純ヘルペスウイルス、水痘・帯状疱疹ウイルスのキナーゼによりリン酸化されて、ウイルスDNAポリメラーゼによるdGTPのDNAへの組み込みが障害され、また、ウイルスDNAに直接結合することによりDNA鎖の伸長を阻害する。ガンシクロビルの副作用としては骨髄抑制や中枢神経障害、催奇形性などがある。現在、ガンシクロビルに対する耐性ウイルスも出現している。

□選択肢考察
A　アシクロビルは、単純ヘルペスウイルスや水痘・帯状疱疹ウイルスの治療薬であり、サイトメガロウイルスの治療薬ではない。(×)
B　ガンシクロビルはホスカルネットとともに、サイトメガロウイルス感染症の治療や予防に用いられる。ガンシクロビルは単純ヘルペスウイルス、水痘・帯状疱疹ウイルス、EBウイルス、ヒトヘルペスウイルス6型にも有効性が示されているが、サイトメガロウイルス感染症（網膜炎、移植患者、AIDS患者）にのみ適応がある。(○)
C　ノイラミニダーゼ阻害薬は、インフルエンザウイルス（A型もB型も）が感染細胞から放出されるのを抑制することで、インフルエンザウイルスの増殖を抑制し、インフルエンザの治療および予防作用がある。サイトメガロウイルスの治療薬ではない。(×)
D　逆転写酵素はレトロウイルスであるHIVの増殖に必要な酵素であるが、ヌクレオシド系もしくは非ヌクレオシド系の逆転写酵素阻害薬は、この酵素を抑制することで、感染細胞内におけるHIVのRNAを元にしたDNAへの転写を抑制し、抗HIV作用を示すものである。サイトメガロウイルスの治療薬ではない。(×)
E　プロテアーゼ阻害薬は、HIVの感染細胞内で新たに産生されたHIVの蛋白質を活性化するプロテアーゼを阻害することで、HIVの増殖を抑制する。サイトメガロウイルスの治療薬ではない。(×)

解答：B

到達目標 11 伝染性単核（球）症の症候と診断を説明できる。

Point
- 伝染性単核球症はDNAウイルスのヘルペスウイルスに属するEpstein-Barr virus（EBウイルス、EBV）による感染症である。
- 本邦では乳児期に大部分の人がEBウイルスに感染しているが、未感染者が思春期〜若年成人期にウイルスを保有している人の唾液を介する感染で生じる。kissing disease（接吻病）ともいわれる所以である。
- 4週間前後の経過で改善するが、感染を受けたBリンパ球は唾液中に約半年間排出され続けるので、ヒトからヒトへの唾液を介する感染が成立する。一般にEBウイルスの感染は幼児期の感染では不顕性感染で終わることが多いが、思春期以降の初感染により伝染性単核球症が生じる。
- 症候：2〜5週の潜伏期ののち、発熱、咽頭痛、全身性リンパ節腫脹、肝脾腫や発疹などを認める。
- 所見：炎症反応。
  肝機能障害。
  異型リンパ球の出現を伴った末梢血リンパ球の増加（EBウイルス感染後は咽頭からBリンパ球に感染し、その結果IgMの産生が増加するとともに、Tリンパ球が反応性に増殖し、異型リンパ球となりうる）。
  Paul-Bunnel反応陽性。
  抗EBウイルス抗体価の上昇。
- 治療：対症療法。予後良好。

図26 伝染性単核球症の症候

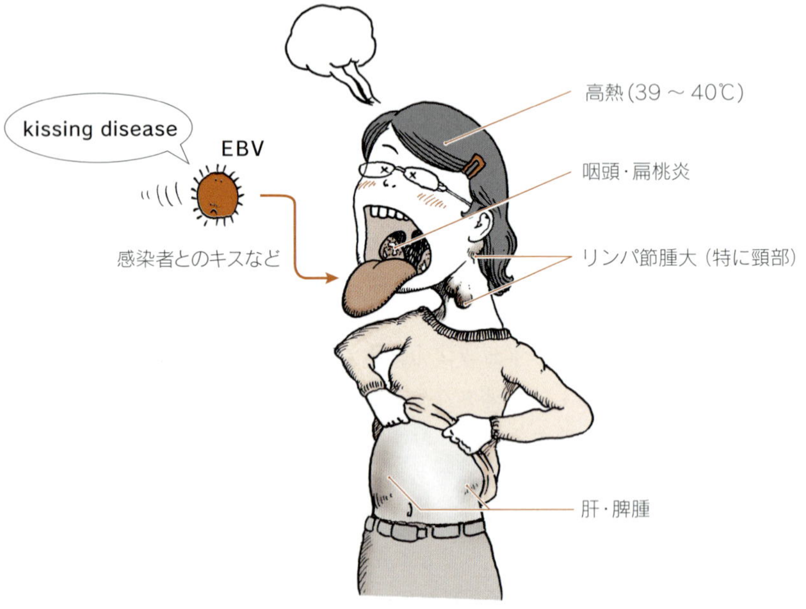

94 伝染性単核球症の症候として**誤っている**のはどれか。

A　発　熱
B　咽頭痛
C　リンパ節腫大
D　肝脾腫大
E　紫　斑

❏ 解法ガイド　　伝染性単核球症はDNAウイルスのヘルペスウイルスに属するEpstein‐Barr virus（EBウイルス、EBV）による感染症である。若年成人期にキスなどによる唾液を介する感染で（kissing disease）、2〜5週間の潜伏期をもって発熱、咽頭痛、全身性リンパ節腫脹などで発症する。肝脾腫大や、躯幹部を中心とした紅斑を認めることもある。

❏ 選択肢考察
A　発熱は伝染性単核球症の初発症状の一つである。(○)
B　急性の咽頭炎や扁桃炎を認め、咽頭痛や咽頭の発赤、扁桃発赤腫大などを認める。(○)
C　伝染性単核球症では、有痛性の頸部リンパ節腫大とともに、全身性のリンパ節腫大も認める。(○)
D　伝染性単核球症では肝脾腫大を認める。ウイルス性肝炎を認め、血清トランスアミナーゼの上昇を認める。(○)
E　伝染性単核球症では発疹を認めることがあるが、これは紅斑であり紫斑ではない。ABPC（アンピシリン）などのペニシリン系抗生物質により発疹が誘発されるので注意が必要である。(×)

解答：E

□□ **95** 伝染性単核球症の一般的な感染経路はどれか。
A 尿
B 便
C 唾液
D 血液
E 精液

❏ **解法ガイド**　一般に本邦ではEBウイルスに対しては乳児期に大部分の人が感染しているが、思春期〜若年成人期にウイルスを保有している人の唾液を介する感染で生じる。それゆえ、kissing disease（接吻病）ともいわれる。2〜5週の潜伏期ののち、発熱、咽頭痛、全身性リンパ節腫脹、肝脾腫や発疹などを認めるのが特徴であり、また検査所見として炎症反応や肝機能障害に加え、異型リンパ球の出現を伴った末梢血リンパ球の増加やPaul-Bunnel反応、抗EBウイルス抗体価の上昇が特徴的である。

　EBウイルス感染後は咽頭からBリンパ球に感染し、その結果IgMの産生が増加するとともに、Tリンパ球が反応性に増殖し、異型リンパ球となりうる。伝染性単核球症は4週間前後の経過で改善するが、感染を受けたBリンパ球は唾液中に約半年間排出され続けるので、ヒトからヒトへの唾液を介する感染が成立する。一般に幼児期の感染では不顕性感染で終わることが多いが、思春期以降の初感染により伝染性単核球症が生じる。

　特異的な治療はなく、対症療法に尽きるが、ABPC（アンピシリン）などのペニシリン系抗生物質により発疹が誘発されるので、その使用は注意を要する。

❏ **選択肢考察**
A 伝染性単核球症の原因となるEBウイルスなどは尿中に排泄されることはほとんどなく、一般的な感染経路とはいえない。(×)
B 便中にもEBウイルスはほとんど排泄されず、一般的な感染経路ではない。それゆえ、伝染性単核球症は経口感染とはいえない。(×)
C 伝染性単核球症の感染の大部分は唾液を介する感染である。本邦では多くの人が幼児期にEBウイルスの初感染を受けるが、その場合は不顕性感染に終わることが多いが、思春期や若年成人期にEBウイルスの初感染を受けることにより伝染性単核球症を発症する。EBウイルスに感染するとBリンパ球が感染を受け、それが約半年間にわたって唾液中に出現し、そうなると感染を拡大する。(○)
D 伝染性単核球症の一部のものは、サイトメガロウイルス陽性の血液を易感染者に輸血した場合に輸血後単核球症として類似症状が出現することがあるが、これはまれであり、いわゆる伝染性単核球症の一般的な感染経路とはいえない。(×)
E 伝染性単核球症の一部のものは、精液を介して性行為感染として感染することもあるが、伝染性単核球症の大部分は唾液を介するものである。HIVやHTLV-1などでは精液にもウイルスが含まれる。(×)

解答：C

☐☐ **96** 　20歳の女性。1週前からの発熱と咽頭痛とを主訴に来院した。頸部にリンパ節腫脹を認める。右肋骨弓下に肝を触知し、脾濁音界の拡大を認める。白血球11,000（桿状核好中球10％、分葉核好中球30％、好酸球2％、好塩基球1％、リンパ球45％、異型リンパ球12％）。血液生化学所見：総ビリルビン1.0mg/dl、AST 186IU/l、ALT 196IU/l。
　予想される病原体はどれか。
　A　ウイルス
　B　リケッチア
　C　細　菌
　D　真　菌
　E　寄生虫

❏ **解法ガイド**　**身体所見**　#1　20歳の女性の若年成人が、1週前からの発熱および咽頭痛を主訴に来院した⇒急性咽頭炎と考えられる。
　　　　　　　　　　#2　急性咽頭扁桃炎による所属リンパ節腫大として頸部にリンパ節腫脹を認める。
　　　　　　　　　　#3　右肋骨弓下に肝を触知し、脾濁音界の拡大を認める⇒肝脾腫を認める。
　　　　　　　検査所見　血液所見では、
　　　　　　　　　　#1　白血球11,000（基準4,000〜8,500）⇒増加している。
　　　　　　　　　　#2　桿状核好中球10％、分葉核好中球30％、好酸球2％、好塩基球1％、リンパ球45％、異型リンパ球12％⇒異型リンパ球を多く認める。これは伝染性単核球症などで認められる所見である。
　　　　　　　　　　血液生化学所見では、
　　　　　　　　　　#3　総ビリルビン1.0mg/dl（基準0.2〜1.0）⇒基準上限である。
　　　　　　　　　　#4　AST 186IU/l（基準40以下）、ALT 196IU/l（基準35以下）⇒肝機能障害を認める。

❏ **診　断**　伝染性単核球症。
　　　　　若年成人の急性咽頭扁桃炎とともに肝脾腫、リンパ節腫大、さらに異型リンパ球の出現やトランスアミナーゼなどの増加を認めることから、伝染性単核球症が最も考えられる。

❏ **選択肢考察**　　A　伝染性単核球症の原因はEBウイルスである。伝染性単核球症はEBウイルスにより生ずるが、それ以外にもやはり同じヘルペスウイルスに属するサイトメガロウイルスによって生じる伝染性単核球症様症状も認められる。これは特にサイトメガロウイルス陽性者からの輸血を受けた場合に生じるもので、輸血後単核球増加症とも呼ばれる。（○）
　　　　　B　リケッチア感染では、つつが虫病や発疹チフスなどを認める。しかし、伝染性単核球症をきたすことはない。（×）
　　　　　C　伝染性単核球症は細菌感染で生じるのではない。（×）
　　　　　D　伝染性単核球症は真菌感染で生じるのではない。（×）
　　　　　E　伝染性単核球症は寄生虫感染で生じるのではない。（×）

解答：A

□□ 97　18歳の男子。3日前から強い咽頭痛と38℃の発熱とがあり来院した。両側の頸部リンパ節を数個触れる。血液検査所見：赤血球450万、白血球14,000（桿状核好中球5％、分葉核好中球45％、単球2％、好酸球3％、リンパ球30％、異型リンパ球15％）、血小板22万。血液生化学所見：AST 86 IU/*l*、ALT 77 IU/*l*。
最も有用な検査はどれか。
A　血液培養
B　リンパ節生検
C　骨髄穿刺
D　ウイルス抗体価
E　咽頭培養

❏解法ガイド　身体所見　#1　18歳の男子が3日前から強い咽頭痛と38℃の発熱とがあり来院した⇒発熱と強い咽頭痛とを認める場合には、幼児期や学童、若年者ではA群レンサ球菌感染が最も考えられ、そのほか、アデノウイルスや、また思春期から若年成人ではEBウイルス、まれにサイトメガロウイルスなどによる伝染性単核球症なども考慮される。若年性関節リウマチ（JRA）のStill病でも発熱や咽頭痛を呈するので、鑑別が必要である。

　#2　両側の頸部リンパ節を数個触れる⇒これは咽頭扁桃炎が存在することにより、その所属リンパ節として腫大してきた反応性のものと考えられる。

検査所見　血液所見では、
#1　赤血球450万（基準410～530万）⇒貧血はない。
#2　白血球14,000（基準4,000～8,500）⇒上昇している。
#3　血小板22万（基準15～40万）⇒血小板数は正常である。
#4　桿状核好中球5％、分葉核好中球45％、単球2％、好酸球3％、リンパ球30％、異型リンパ球15％⇒白血球分画では、リンパ球の増加を認める。成熟リンパ球の絶対数が増加するものとしては、伝染性単核球症、百日咳、慢性リンパ性白血病などがある。また、異型リンパ球の出現を認めるのは、ウイルス性肝炎や風疹、麻疹などもあるが、10％以上では伝染性単核球症が最も考えられる。

血液生化学所見では、
#5　AST 86 IU/*l*（基準40以下）、ALT 77 IU/*l*（基準35以下）⇒トランスアミナーゼの上昇を認め、肝機能障害が存在するので、伝染性単核球症に合致する所見といえる。

❏診　断　伝染性単核球症。

❏解法サプリ　典型的な伝染性単核球症の症例である。伝染性単核球症は成人期のEBウイルスの初感染で発症する。
　EBウイルスはヘルペス科に属するDNAウイルスで、思春期や若年成人の初感染により、発熱、急性咽頭扁桃炎、全身性リンパ節腫大、肝脾腫大、時に発疹などを認める急性熱性疾患である。伝染性単核球症の原因となりうる。

❏選択肢考察　A　伝染性単核球症はEBVによるので、細菌を検出する血液培養は有用ではない。(×)
　　　　　　B　この患者は悪性リンパ腫などではないので、リンパ節生検は有用ではない。(×)

C 異型リンパ球は腫瘍細胞ではないので、白血病の可能性は低く、骨髄穿刺は有用ではない。(×)
D 伝染性単核球症はEBVによるので、IgM型抗EBV抗体価などのウイルス抗体価測定が有用である。(○)
E 伝染性単核球症はEBVによるので、細菌を検出する目的の咽頭培養は有用ではない。(×)

解答：D

到達目標 12　プリオン病（Creutzfeldt-Jakob病、牛海綿状脳症〈BSE〉、狂牛病）を概説できる。

Point

- プリオンは感染能を有する蛋白粒子という意味のproteinaceous infectious particleに由来する。
- プリオン病は異常なプリオン蛋白（prion protein）の出現によって、膜を構成している蛋白である正常のプリオン蛋白（PrP^C）の立体構造が変化し、異常なプリオン蛋白（PrP^{Sc}）となり、それにより脳の神経細胞が進行性に破壊され、海綿状状態をきたすものである。
- 原因：特発性に生じるもののほか、プリオン蛋白に感染しているヒトからの硬膜や角膜などの臓器移植、ヒト成長ホルモン製剤、脳波の電極刺入などによる感染例も過去には認められた。

[Creutzfeldt-Jakob病]

- Creutzfeldt-Jakob病（CJD）は数か月〜2年の経過で死亡する予後不良な進行性疾患で、プリオン蛋白による感染性脳症が原因である。
- 好発年齢：50〜60歳代。
- 臨床症状：認知症のほかミオクローヌスや行動異常、錐体外路症状など多彩な症状を伴い、数か月で無動無言症、1〜2年以内に死に至る経過をとることが多い。
- 他の認知症性疾患に比し急速に進行し、数週間から数か月で精神の荒廃に至る。
- CJDは角膜や腎臓などの臓器移植、さらに下垂体抽出製剤である成長ホルモンなどで感染した例があり、近年でも脳外科の手術時に用いられた乾燥硬膜の移植により感染した例もある。このようにプリオンは脳以外の諸臓器にも感染しており、異常プリオン蛋白の感染性は通常の消毒では除去できない。オートクレーブや水酸化ナトリウム溶液などが感染性の除去に有効である。
- 脳波上、周期性同期性放電（periodic synchronous discharge；PSD）を認める。

[牛海綿状脳症（bovine spongiform encephalopathy；BSE、狂牛病）]

- 感染性蛋白である異常プリオンにより生じる進行性・致死性の伝達性海綿状脳症で、牛海綿状脳症の感染牛肉を摂取することで生じる。
- 数か月〜数年間の潜伏期の後、亜型のCJD（variant CJD、vCJD）の病像を呈する。
- 感染牛の報告はヨーロッパに多く、我が国でも30頭弱の報告がある。
- 患者の報告は我が国で感染した例はない（→ヨーロッパで感染して発症した例はある）が、英国をはじめとするヨーロッパに多い。
- ELISA法でスクリーニングし、ウェスタンブロット法で確認する。
- 脳波でPSDを認めないのが特徴である。
- 対策は感染症法ではなく、厚生労働省関係牛海綿状脳症対策特別措置法による。

図27　プリオン病

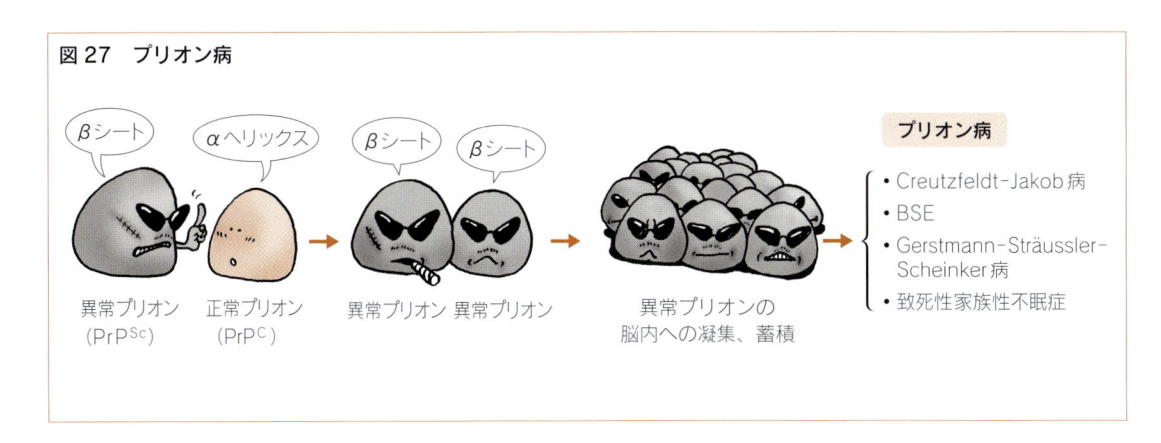

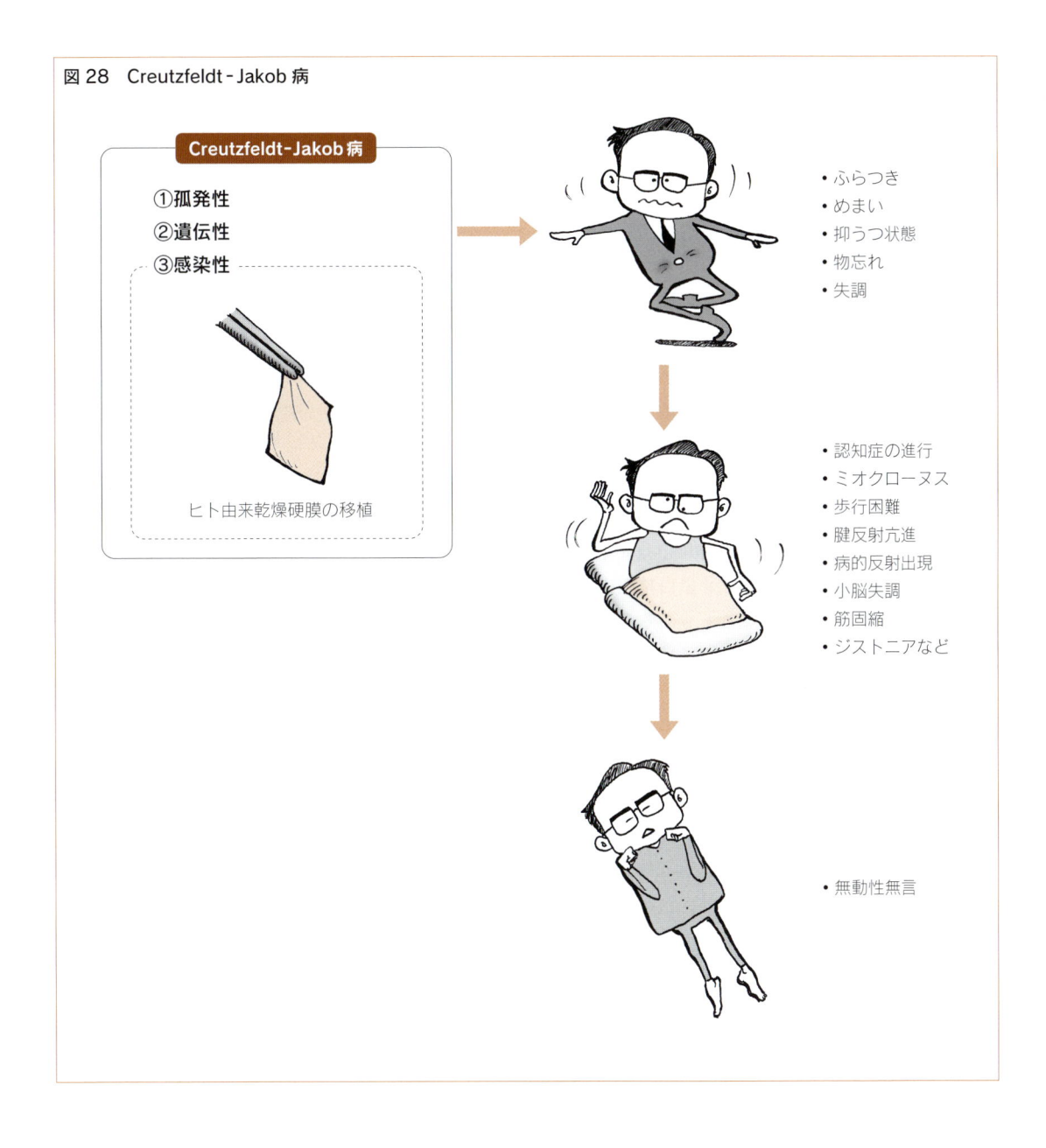

- βシート：異常プリオン（PrP^Sc）
- αヘリックス：正常プリオン（PrP^C）
- 異常プリオン＋異常プリオン
- 異常プリオンの脳内への凝集、蓄積

プリオン病
- Creutzfeldt-Jakob病
- BSE
- Gerstmann-Sträussler-Scheinker病
- 致死性家族性不眠症

図28　Creutzfeldt-Jakob病

Creutzfeldt-Jakob病
① 孤発性
② 遺伝性
③ 感染性

ヒト由来乾燥硬膜の移植

- ふらつき
- めまい
- 抑うつ状態
- 物忘れ
- 失調

- 認知症の進行
- ミオクローヌス
- 歩行困難
- 腱反射亢進
- 病的反射出現
- 小脳失調
- 筋固縮
- ジストニアなど

- 無動性無言

98 プリオンが原因となるのはどれか。

A 亜急性硬化性全脳炎
B Alzheimer病
C 多発性硬化症
D Creutzfeldt‐Jakob病
E 脳膿瘍

解法ガイド　プリオンは感染能を有する蛋白粒子という意味のproteinaceous infectious particleに由来する。

プリオン病は異常なプリオン蛋白（prion protein；PrP）の出現によって、膜を構成している蛋白である正常のプリオン蛋白の立体構造が変化し、異常なプリオン蛋白となり、それにより脳の神経細胞が進行性に破壊され、海綿状状態をきたすものである。原因としては特発性に生じるもののほか、プリオン蛋白に感染しているヒトからの硬膜や角膜などの臓器移植、ヒト成長ホルモン製剤、脳波の電極刺入などによる感染例も過去には認められた。

狂牛病は亜型のCreutzfeldt‐Jakob病（variant CJD）であり、比較的若年者に多く、脳波でPSD（periodic synchronous discharge、周期性同期性放電）を認めないのが特徴である。

選択肢考察

A 亜急性硬化性全脳炎は変異型麻疹ウイルスの遅発ウイルス感染が原因となる。ウイルスは遺伝物質としてRNAもしくはDNAのいずれか一方を有するので、プリオンではない。(×)

B Alzheimer病はβアミロイドの沈着による神経細胞の脱落で、緩徐進行性の認知症を特徴とする変性疾患である。(×)

C 多発性硬化症は中枢神経白質の髄鞘構成成分に対する自己免疫と考えられており、プリオン病ではない。(×)

D Creutzfeldt‐Jakob病はプリオン病の代表で、特発性に生じる頻度が最も高いが、プリオン蛋白に感染しているヒトからの硬膜や角膜などの臓器移植などが原因となることもある。(○)

E 一般に脳炎はウイルスによるもので、脳膿瘍は細菌によるものであり、プリオン病ではない。(×)

解答：D

99 Creutzfeldt-Jakob 病について正しいのはどれか。
　A　認知症の進行は遅い。
　B　ミオクローヌスを認める。
　C　脳波で棘徐波複合を認める。
　D　遅発ウイルス感染が原因となる。
　E　予後良好である。

❏ **解法ガイド**　　Creutzfeldt-Jakob 病（CJD）は異常プリオン蛋白（scrapie prion protein；PrP^Sc）による感染性脳症により、初老期発症の急速進行性認知症、ミオクローヌスなど多彩な症状を呈し、脳は海綿状変性をきたし、脳波上周期性同期性放電（PSD）を認め、数か月の経過で死亡する予後不良の進行性疾患である。中・高齢者に多く、最も多い特発性 CJD の発症頻度は 1/100 万人くらいである。

　異常プリオンは特発性、遺伝性、外来性（医原性）に形成されるものがある。外来性の異常プリオンは、硬膜・角膜移植などの臓器移植、ヒト GH 製剤、脳波電極刺入などによる感染が原因となることもある。プリオン自体は核酸をもたないのでウイルスではなく感染性蛋白である。

❏ **選択肢考察**
　A　Alzheimer 病などの変性疾患の認知症ではその進行は遅いが、Creutzfeldt-Jakob 病の認知症の進行は比較的早く、数週間から数か月の経過をとる。(×)
　B　Creutzfeldt-Jakob 病では不随意運動を認め、ミオクローヌスを認める。多彩な症状を呈し、脳は海綿状変性をきたす。(○)
　C　脳波では、周期性同期性放電（PSD）を認めるのが特徴である。棘徐波複合を認めるのは小発作や Lennox-Gastaut 症候群などのてんかん発作である。(×)
　D　Creutzfeldt-Jakob 病の原因は、亜急性硬化性全脳炎などのように遅発ウイルス感染ではなく、感染性蛋白である異常プリオンが原因となる。(×)
　E　Creutzfeldt-Jakob 病は数か月の経過で死亡する予後不良の進行性疾患である。(×)

解答：B

☐☐ **100**

63歳の女性。5か月前から歩行時のふらつきとめまい感とがあった。3か月前から記銘力障害と人格変化とを認めるようになった。体温37.4℃、見当識障害があり、発語は減少している。四肢に筋固縮を認め、顔面と右上下肢とに素早い不随意運動を認める。脳脊髄液検査所見には異常がない。頭部造影MRIで脳室・脳溝の拡大、前頭葉・側頭葉優位の著明な大脳萎縮が認められる。
この疾患の原因はどれか。

A　ウイルス
B　プリオン
C　細　菌
D　真　菌
E　原　虫

❏ 解法ガイド　身体所見　#1　63歳の女性に、5か月前から歩行時のふらつきとめまい感が出現している⇒亜急性発症。この段階では、脳幹部から小脳の中枢神経系か内耳の疾患を考えたい。

　#2　3か月前からは記銘力障害、人格変化を認める⇒大脳皮質症状を認める。
　#3　体温37.4℃⇒微熱。細菌感染などを疑わせる所見ではない。
　#4　見当識障害があり、発語は減少している⇒見当識障害は大脳皮質病変によると思われる。運動性言語中枢の異常か前頭葉の異常で自発性が低下したものであろう。
　#5　四肢に筋固縮が存在している⇒錐体外路症状とも思える。
　#6　顔面と右上下肢とに素早い不随意運動⇒Huntington舞踏病かミオクローヌスかもしれない。
　#7　脳脊髄液検査所見には異常がない⇒髄膜炎や脳炎などの中枢神経系感染症などは否定的である。

　画像所見　#1　頭部造影MRIでは、脳室拡大・脳溝拡大のほか、前頭葉や側頭葉優位の著明な大脳萎縮が認められる。

❏ 診　断　Creutzfeldt‒Jakob病。

❏ 解法サプリ　亜急性の経過をとった認知症で、ミオクローヌスを伴っていることからCreutzfeldt‒Jakob病と推測される。

❏ 選択肢考察　A　Creutzfeldt‒Jakob病の病原体は核酸を有するウイルスではない。ウイルスは脳炎や髄膜炎の原因となる。（×）
　B　Creutzfeldt‒Jakob病の病原体は感染性の蛋白であるプリオンである。プリオンは健常人にも存在するが、Creutzfeldt‒Jakob病では異常プリオンが感染することで正常プリオンが異常プリオンとなるものである。（〇）
　C　細菌は髄膜炎や脳膿瘍の原因となるが、Creutzfeldt‒Jakob病の病原体ではない。（×）
　D　真菌の中でクリプトコックスは髄膜炎の原因となるが、Creutzfeldt‒Jakob病の病原体ではない。（×）
　E　原虫はCreutzfeldt‒Jakob病の病原体ではない。（×）

解答：B

□□ 101　60歳の女性。2か月前から計算などに誤りが多くなり、つじつまの合わないことを言うようになったため来院した。呼びかけに対し体をびくっとすることはあるが、応答はしない。四肢にミオクローヌスが認められる。頭部単純CTでは明らかな異常所見はない。脳波を示す。
　　　　診断はどれか。
　　　　A　Creutzfeldt‐Jakob病
　　　　B　Alzheimer病
　　　　C　亜急性硬化性全脳炎
　　　　D　単純ヘルペス脳炎
　　　　E　牛海綿状脳症

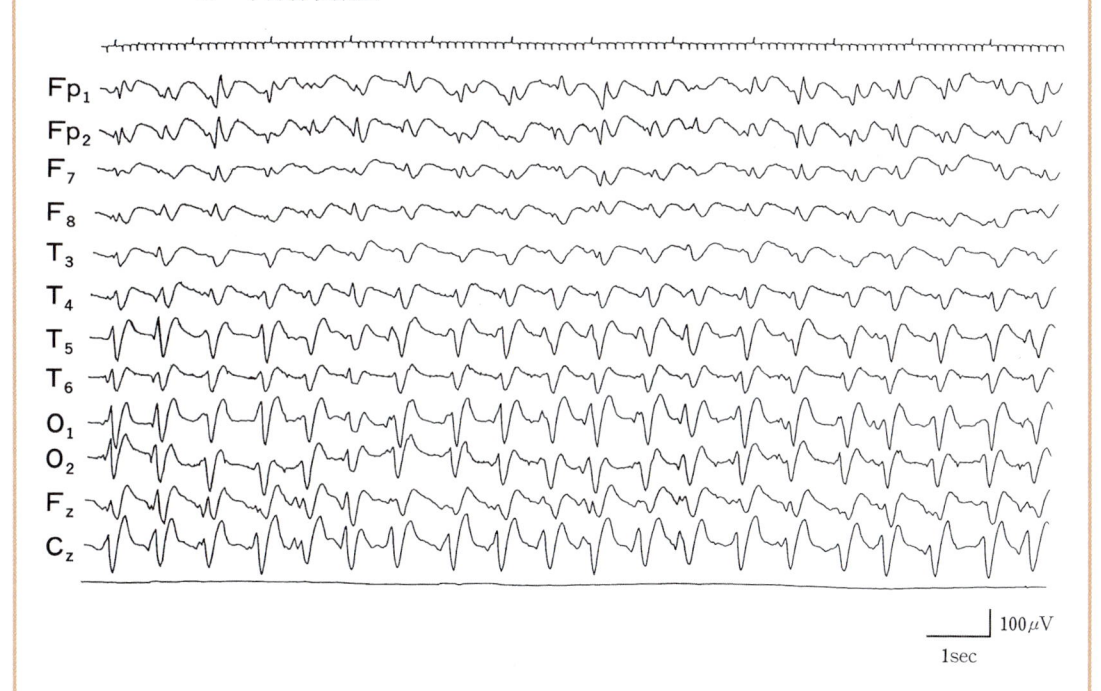

❏解法ガイド　身体所見　#1　60歳の女性が2か月前から計算などに誤りが多くなり、つじつまの合わないことを言うようになった⇒計算能力低下と論理性の低下があるので、認知症をきたしたものと考えられる。
　　　　　　　　　　　#2　呼びかけに対し体をびくっとすることはあるが、応答はしない⇒自発性はない。これは四肢にミオクローヌスが認められるということに合致する所見である。
　　　　　　画像所見　#1　頭部単純CTでは明らかな異常所見はない⇒これはCreutzfeldt‐Jakob病では海綿状脳症により進行性の脳の萎縮などが認められるが、形態学的にはそれほど進行していないものと考えられる。
　　　　　　　　　　　#2　脳波は左側、右側と左右対称的に記録されており、下に向く波が陽性波であり、右下にcalibration（較正曲線）が存在している。
　　　　　　　　　　　#3　記録は前頭から側頭、後頭に向かってなされている。いずれの誘導においても左右対称性に約1Hzの周期で鋭波が繰り返される、いわゆる周期性同期性放

電（periodic synchronous discharge；PSD）を認める⇒このPSDの所見は学童期の小児に認められる亜急性硬化性全脳炎でも出現するが、Creutzfeldt-Jakob病では1Hzの周期で鋭波が繰り返されるのに対し、亜急性硬化性全脳炎では2～3Hzで高振幅徐波が認められるのが特徴である。

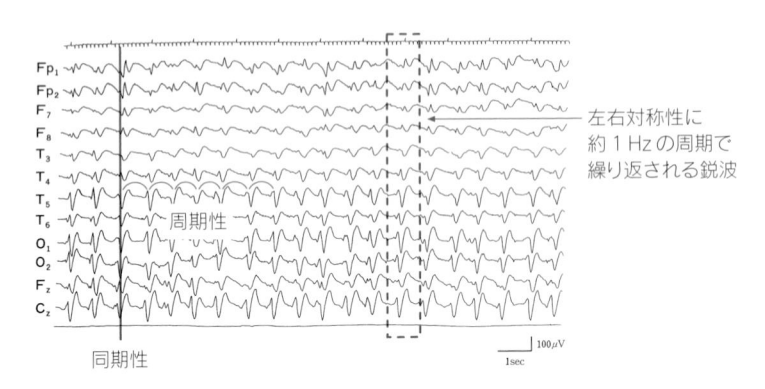

左右対称性に約1Hzの周期で繰り返される鋭波

周期性

同期性

- ❏ 診　　断　　Creutzfeldt-Jakob病。
- ❏ 選択肢考察
    A 亜急性に進行する認知症とミオクローヌス、および脳波上のPSDからCreutzfeldt-Jakob病と診断される。(○)
    B Alzheimer病も認知症症状を伴うが、ミオクローヌス発作などの不随意運動を認めることはなく、また脳波上のPSDも認められない。また認知症の進行は変性疾患であるため、より緩徐である。(×)
    C 亜急性硬化性全脳炎は乳幼児期の麻疹感染などにより、異型麻疹ウイルスの持続感染を生じ、10歳前後に認知症とミオクローヌスなどの不随意運動、脳波上のPSDを認める遅発ウイルス感染症である。(×)
    D 単純ヘルペス脳炎はヘルペスウイルスによる側頭葉を中心とする脳炎であり、急性の経過をとる。この症例のような亜急性の経過をとることはなく、また多くの症例では一側の側頭葉を中心とした脳波異常を認める。(×)
    E 牛海綿状脳症（狂牛病）もCreutzfeldt-Jakob病と同様にプリオンによる感染症であるが、プリオンに感染した牛肉を経口摂取して生じる。牛海綿状脳症でも亜急性に進行する認知症とミオクローヌスなどは認めるが、脳波上のPSDは認めない。(×)

解答：A

到達目標 13 ヒトT細胞白血病ウイルス〈HTLV-1〉感染症の症候、診断と治療を説明できる。

Point

- レトロウイルスの一つであるHTLV-1が乳児期の母乳感染によりCD4陽性のT細胞のDNAに組み込まれ、持続感染していたものが、成人期になり単クローン性の腫瘍性増殖をしたものが成人T細胞白血病（adult T-cell leukemia；ATL）である。

    cf. レトロウイルス
    RNAウイルスで、ウイルスのRNAをDNAに変換する逆転写酵素をもち、形成されたDNAが宿主細胞のDNAに組み込まれる。

- HTLV-1感染は、歩行障害や排尿障害を生じるHAM（HTLV-1 associated myelopathy）やぶどう膜炎をきたすHAU（HTLV-1 associated uveitis）などの原因となる。

[成人T細胞白血病（ATL）]

- 九州を中心とする日本の南西地域に多い。ATLは、母親がHTLV-1キャリアであった場合に、母乳中に含まれるHTLV-1感染Tリンパ球が新生児～乳児期に母乳を介して感染し、数十年の潜伏期ののちに腫瘍性増殖をする。病原体のキャリア率には母乳感染という特殊性があるため、地域特異性がある。

- 症候：腫瘍細胞の臓器浸潤傾向が強いため肝脾・リンパ節腫大や皮疹などを認め、細胞性免疫不全によるニューモシスチス肺炎などの日和見感染症を伴い、また液性因子による高Ca血症を認めるのが特徴である。

- 核に切れ込みの入ったクローバー状のT細胞の腫瘍性増殖を認める。

- 標準的な治療法は確立しておらず、完全寛解への導入は困難である。

- 高Ca血症に対しては生理食塩水やフロセミドの投与によるwashout、副腎皮質ステロイド薬の投与やカルシトニン、ビスホスホネート投与などが有用である。

[HAM（HTLV-1 associated myelopathy）]

- HTLV-1関連脊髄症（HAM）はHTLV-1キャリアの成人発症で、慢性脊髄炎を生じ、緩徐進行性の痙性対麻痺や排尿障害が主徴となる。感覚障害は軽度で、基本的に神経症状は左右対称性であり、知能や脳神経系、上肢などが障害されないのが特徴である。

- 診断：髄液中の抗HTLV-1抗体が陽性で、リンパ球増加（特に核がクローバー状のCD4陽性の異型リンパ球）やIgGの増加などがあればHAM症候群と診断される。

- 治療：ステロイドやインターフェロンが有効なことが多い。

図29　HTLV-1感染症

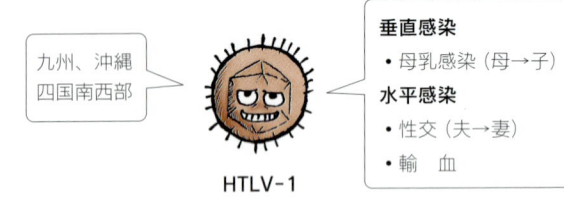

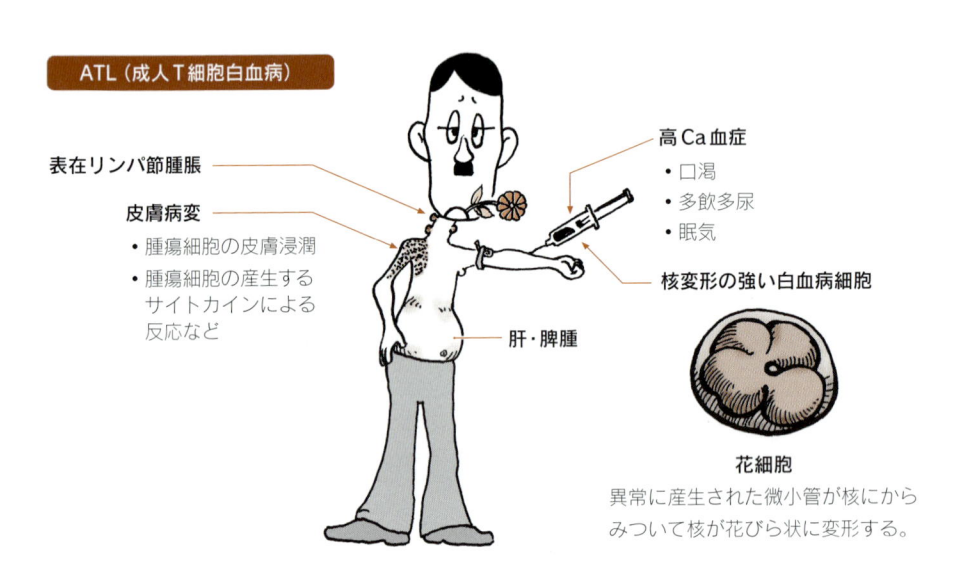

九州、沖縄
四国南西部

HTLV-1

垂直感染
- 母乳感染（母→子）

水平感染
- 性交（夫→妻）
- 輸　血

ATL（成人T細胞白血病）

表在リンパ節腫脹

皮膚病変
- 腫瘍細胞の皮膚浸潤
- 腫瘍細胞の産生する
  サイトカインによる
  反応など

肝・脾腫

高Ca血症
- 口渇
- 多飲多尿
- 眠気

核変形の強い白血病細胞

花細胞
異常に産生された微小管が核にからみついて核が花びら状に変形する。

HTLV-1感染T細胞からのサイトカイン
↓
脊髄障害（胸髄の側索錐体路に強い）

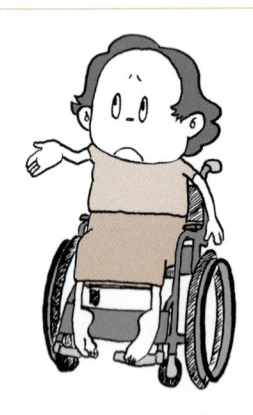

HAM／TSP（HTLV-1関連脊髄症）
- 痙性不全対麻痺（歩行障害）
- 神経因性膀胱（頻尿、排尿障害）
- 錐体路障害（病的反射、腱反射亢進）
- 感覚障害（両下肢のしびれ、振動覚低下）

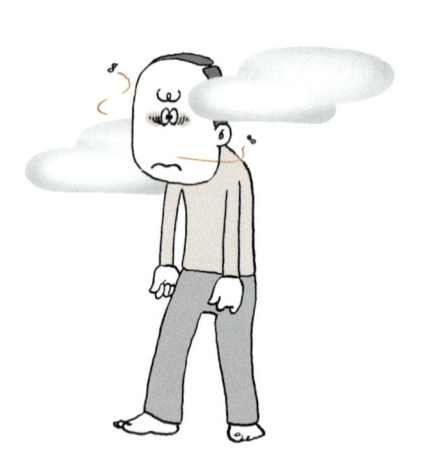

HAU（HTLV-1ぶ関連どう膜炎）
- 飛蚊症
- 霧　視
- 視力低下

> **102** HTLV‑1感染により生じるのはどれか。
>
> A 後天性免疫不全症候群
> B 成人T細胞白血病
> C Burkittリンパ腫
> D NK細胞リンパ腫
> E MALTリンパ腫

❏ 解法ガイド

レトロウイルスの一つであるHTLV‑1が乳児期の母乳感染によりCD4陽性のT細胞のDNAに組み込まれ、持続感染をしていたものが、成人期になり単クローン性の腫瘍性増殖をしたものが成人T細胞白血病である。

また、HTLV‑1感染は、歩行障害や排尿障害を生じるHAM（HTLV‑1 associated myelopathy）やぶどう膜炎をきたすHAU（HTLV‑1 associated uveitis）などの原因となることもある。

❏ 選択肢考察

A 後天性免疫不全症候群はHIV感染により生じる。HIVもHTLV‑1ともに逆転写酵素を有するレトロウイルスに属するが、HTLV‑1感染では成人T細胞白血病やHAMなどをきたす。(×)

B 成人T細胞白血病はHTLV‑1感染が乳児期の母乳感染によりCD4陽性のT細胞のDNAに組み込まれ、持続感染をしていたものが、成人期になり単クローン性の腫瘍性増殖をしたものである。核に切れ込みの入ったクローバー状のT細胞の腫瘍性増殖が特徴である。(○)

C Burkittリンパ腫はEpstein‑Barr virus（EBウイルス）感染により生じることがある。これはAfrican Burkittと呼ばれる。ただし、我が国のBurkittリンパ腫はEBウイルスと関係ないものが多い。HTLV‑1感染とは関係がない。(×)

D NK細胞リンパ腫はEBウイルス感染により生じることがある。HTLV‑1感染とは関係がない。(×)

E MALTリンパ腫は*Helicobacter pylori*感染と関係するが、HTLV‑1感染とは関係がない。(×)

解答：B

> **103** 成人T細胞白血病の病原体について**誤っている**のはどれか。
>
> A 病原体はDNAウイルスである。
> B CD4陽性のT細胞のDNAに組み込まれ持続感染をする。
> C 垂直感染は母乳を介して感染する。
> D 潜伏期は40年以上である。
> E 病原体のキャリア率には地域特異性がある。

❏ 解法ガイド　　成人T細胞白血病は40歳以上に多く、腫瘍細胞の臓器浸潤傾向が強いため肝脾・リンパ節腫大や皮疹などを認め、細胞性免疫不全によるニューモシスチス肺炎などの日和見感染症を伴い、また液性因子による高Ca血症を認めるのが特徴である。
　　標準的な治療法は確立しておらず、完全寛解への導入は困難である。

❏ 選択肢考察
A　HTLV-1はレトロウイルスの一種で、RNAウイルスに属する。レトロウイルスは逆転写酵素を有し、RNAからDNAに逆転写を行うことにより宿主DNAに組み込まれ、持続感染を可能とする。レトロウイルスにはHTLV-1以外にHIVが含まれている。HTLV-1は長い潜伏期ののちCD4陽性のT細胞を腫瘍性増殖させるが、HIVは同様に長い潜伏期ののちCD4陽性のT細胞を破壊することにより免疫不全を呈するようになる。(×)

B　成人T細胞白血病の病原体であるHTLV-1はCD4陽性のT細胞のDNAに組み込まれ、持続感染をする。(○)

C　HTLV-1は母乳中に含まれるHTLV-1感染T細胞を介して新生児〜乳児期に感染し、DNA内に組み込まれ、キャリア化したものであり、数十年の潜伏期の後、キャリアの800〜2,000人に1人がATL細胞の腫瘍性増殖により成人T細胞白血病などとして発症するものである。(○)

D　HTLV-1は感染したのち、逆転写酵素によりRNAからDNAに転写され、それが宿主DNAに組み込まれ、数十年の潜伏期ののち一部がATL細胞となり、単クローン性の腫瘍性増殖をするようになり、成人T細胞白血病として発症する。(○)

E　HTLV-1の流行地は九州を中心とする日本の南西地域やカリブ海諸国、中央アフリカやオセアニアの一部などに限局されている。このように、病原体のキャリア率には母乳感染という特殊性があるため、地域特異性がある。(○)

解答：A

□□ **104** 成人T細胞白血病で**認められない**のはどれか。
A 単クローン性高γ-グロブリン血症
B 細胞性免疫不全
C 血清抗HTLV-1抗体陽性
D 高カルシウム血症
E 血清LD高値

❏ **解法ガイド**　　成人T細胞白血病（ATL）は九州地方出身の人に多い。レトロウイルスの一つであるHTLV-1が乳児期の母乳感染によりCD4陽性のT細胞のDNAに組み込まれ、持続感染をしていたものが、成人期になり単クローン性の腫瘍性増殖をし、核に切れ込みの入ったクローバー状のT細胞（下記写真）の腫瘍性増殖を認めるものである。

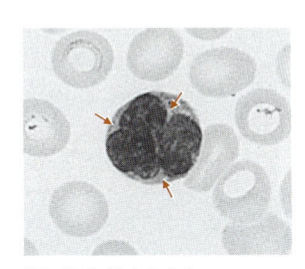

切れ込み（↑）のある
クローバー状（花弁状）T細胞

❏ **選択肢考察**

A 単クローン性高γ-グロブリン血症は多発性骨髄腫などの悪性疾患でも認められるが、MGUS（本態性M蛋白血症）として、良性か悪性かが未定の場合もある。成人T細胞白血病はB細胞や形質細胞の腫瘍性増殖はないので、単クローン性高γ-グロブリン血症を認めるのではない。(×)

B 成人T細胞白血病ではT細胞の腫瘍性増殖を認めるが、T細胞本来の機能はなく、細胞性免疫不全によるニューモシスチス肺炎などの日和見感染症を認める。(○)

C 成人T細胞白血病の診断としては血清抗HTLV-1抗体が陽性であるということ、核に切れ込みの入ったクローバー状の核をもったATL細胞が腫瘍性増殖をしているということが重要である。(○)

D 成人T細胞白血病では腫瘍細胞の産生した液性因子により高Ca血症が認められるのが特徴である。この高Ca血症が意識障害や腎不全などを呈するようになるため予後に大きな影響を与えるので、その処置が重要である。(○)

E 成人T細胞白血病では、腫瘍マーカーとしては血清LDの高値や血清Caの上昇が特徴的である。一般にLDは悪性腫瘍で上昇することが多く、特に悪性リンパ腫やATLではその病勢を反映している。(○)

解答：A

● core curriculum

Chapter 4

病態と疾患
②細菌感染症

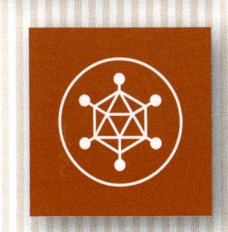

到達目標 1 ブドウ球菌感染症の症候、診断と治療を説明できる。

Point

- ブドウ球菌はグラム陽性通性嫌気性球菌で、カタラーゼ（＋）、耐塩性でブドウの房のような配列をしている。化膿性病巣を形成するとともに、外毒素により種々の症状を呈する。
- 黄色ブドウ球菌 (Staphylococcus aureus) と表皮ブドウ球菌 (S. epidermidis) に大別される。黄色ブドウ球菌はコアグラーゼ陽性で外毒素を産生し、病原性大で、抗菌薬に耐性を示すものが多い（→MRSA）。一方、表皮ブドウ球菌はコアグラーゼ陰性で外毒素の産生はなく、病原性は低い。
- 表皮ブドウ球菌は常在菌として皮膚、口腔、鼻腔、外尿道、腸管を中心に、黄色ブドウ球菌は鼻前庭を中心に一部腸管などにも常在している。

[疾　患]

- **ブドウ球菌性食中毒**：黄色ブドウ球菌の出す耐熱性の腸管毒（エンテロトキシン）により、食後2～3時間で無熱性の嘔吐、下痢、腹痛を一過性に生じる。隔離の必要はなく、輸液で対症的に治療する。予後良好。
- **毒素性ショック症候群** (toxic shock syndrome；TSS)：黄色ブドウ球菌の毒素のTSS-1が吸収され、急激に発熱、低血圧、皮疹（紅皮症）などを呈し、さらに多臓器不全となる（死亡率5～10％）。
- **ブドウ球菌性熱傷様皮膚症候群** (Staphylococcal scaled skin syndrome；SSSS)：黄色ブドウ球菌の出す表皮剝脱性毒素 (exfoliative toxin) により、口囲から全身に水疱を伴った紅斑（→Nikolsky現象陽性）を呈する。乳幼児に好発する。
- **皮膚感染症**：毛包炎、せつ・よう、皮下蜂巣炎、癰疽、伝染性膿痂疹など。
- **黄色ブドウ球菌性肺炎**：乳児・老人・日和見（糖尿病など）感染として、気管支肺炎から肺化膿症（→空洞化）、（緊張性）膿気胸などを呈する。
- **敗血症**：表皮ブドウ球菌によるものは静脈カテーテル、人工弁、免疫不全に生じる。
- **心内膜炎**：黄色ブドウ球菌は基礎心疾患がない人に急性細菌性心内膜炎（急性細菌性心内膜炎の80％を占める）として生じる。表皮ブドウ球菌は人工弁置換術後（特に2か月以内）に多く、再置換を必要とする。
- **急性骨髄炎**：小児（男児）の長管骨骨幹端（→膝に好発）に、黄色ブドウ球菌（90％）により血行性に生じる。
- **中枢神経系感染症**：中耳炎や肺化膿巣、右→左シャントなどにより、黄色ブドウ球菌性脳膿瘍が形成。また、V-Pシャント後などでは表皮ブドウ球菌により髄膜炎を生じる。

[治　療]

- ペニシリン分解酵素（βラクタマーゼ）を産生し、ペニシリンに耐性のものが多いので、メチシリン、セフェム、(MRSAに対して) バンコマイシンを投与する。

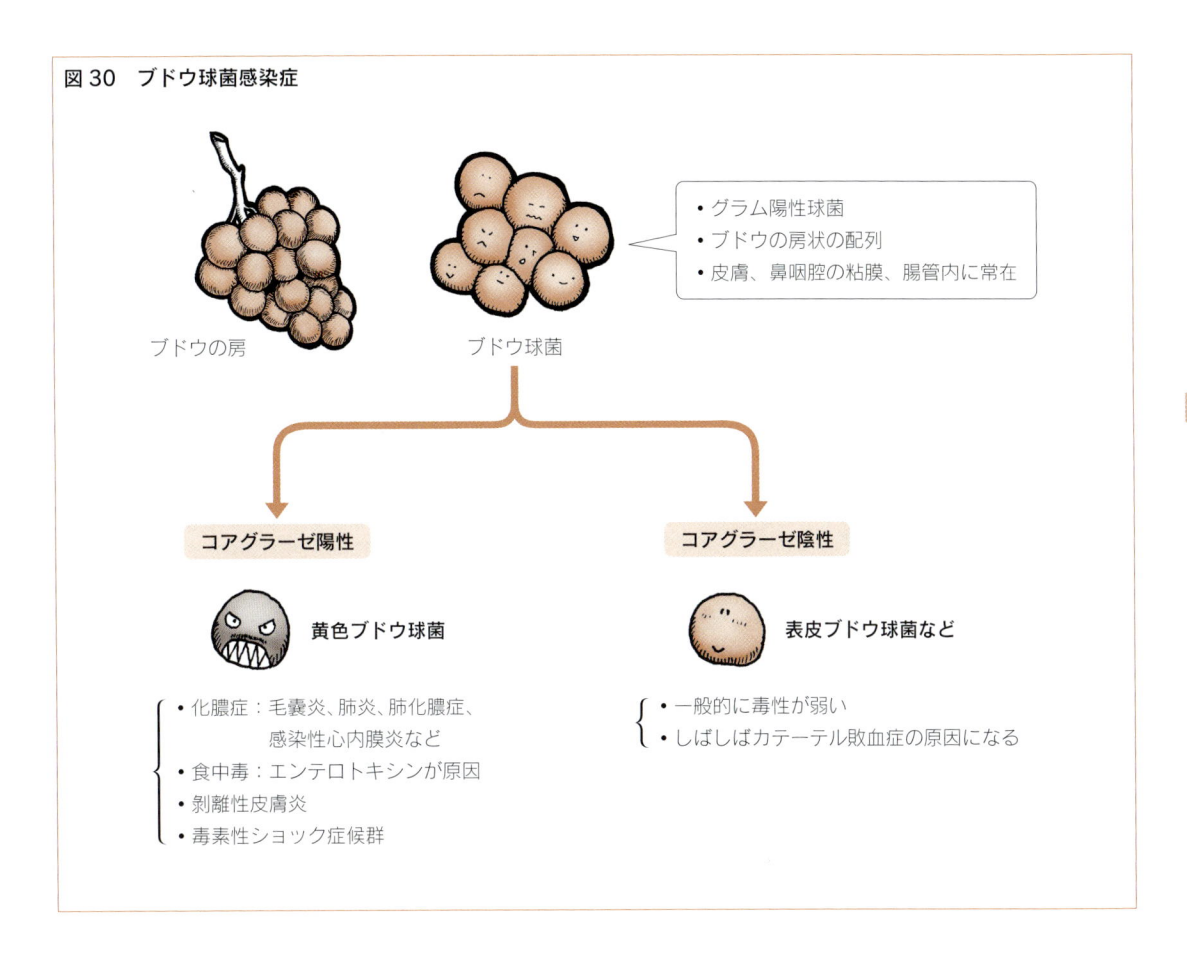

図30 ブドウ球菌感染症

ブドウの房　　　ブドウ球菌

- グラム陽性球菌
- ブドウの房状の配列
- 皮膚、鼻咽腔の粘膜、腸管内に常在

コアグラーゼ陽性

黄色ブドウ球菌

- 化膿症：毛嚢炎、肺炎、肺化膿症、感染性心内膜炎など
- 食中毒：エンテロトキシンが原因
- 剝離性皮膚炎
- 毒素性ショック症候群

コアグラーゼ陰性

表皮ブドウ球菌など

- 一般的に毒性が弱い
- しばしばカテーテル敗血症の原因になる

☐☐ **105** ブドウ球菌が**原因とならない**のはどれか。
　A　食中毒
　B　毒素性ショック症候群
　C　伝染性膿痂疹
　D　丹　毒
　E　急性骨髄炎

❏ 解法ガイド　　ブドウ球菌はグラム陽性通性嫌気性球菌（φ1μm）で、耐塩性でブドウの房のような配列をしている。コアグラーゼ（＋）で外毒素を産生し、病原性大の *Staphylococcus aureus*（黄色ブドウ球菌）、コアグラーゼ（－）で外毒素の産生はなく、病原性は低い（→日和見病原体）*S. epidermidis*（表皮ブドウ菌/白色ブドウ菌）に分けられる。
　　化膿性病巣を形成するとともに、外毒素により種々の症状を呈する。

❏ 選択肢考察　　A　黄色ブドウ球菌の出す耐熱性の腸管毒により、食後1〜3時間で無熱性の嘔吐、下痢、腹痛を一過性に生じるブドウ球菌性食中毒を認める。(○)
　B　汚染された生理タンポン使用者に発生したことがあり、菌血症はまれであるが、黄色ブドウ球菌の毒素のTSS-1が吸収され、急激に発熱、低血圧、皮疹（紅皮症）などを呈し、さらに多臓器不全となったものが毒素性ショック症候群である。(○)
　C　黄色ブドウ球菌による皮膚感染症として、アトピー性皮膚炎患者などに伝染性膿痂疹を認めることがある。(○)
　D　丹毒はレンサ球菌感染で産生される毒素によるものである。(×)
　E　急性骨髄炎の多くは小児期に好発し、黄色ブドウ球菌感染によるものである。また、急性化膿性関節炎なども黄色ブドウ球菌感染が原因となる。(○)

解答：D

106 3歳の女児。皮疹を主訴に受診した。患部の写真（⇒カラー口絵）を示す。
診断はどれか。
A 毛嚢炎
B 水疱性伝染性膿痂疹
C ブドウ球菌性熱傷様皮膚症候群〈SSSS〉
D せつ
E よう

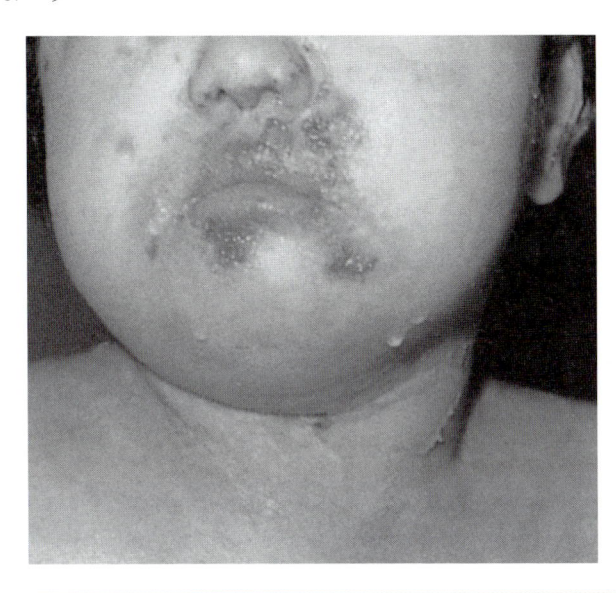

- **解法ガイド** 画像所見 #1 表皮の剥離・びらんと水疱形成を伴った紅斑を認める。水疱は一部破れている。痂皮を伴っている。
- **診　断** ブドウ球菌性熱傷様皮膚症候群（staphylococcal scalded skin syndrome；SSSS）。
- **解法サプリ** SSSSは乳幼児に好発し、黄色ブドウ球菌の表皮剥脱性毒素により表皮の剥離を伴った、口囲から全身に水疱を伴った紅斑（→Nikolsky現象陽性）を呈する。
- **選択肢考察**
  A 毛嚢炎はブドウ球菌感染によることが多く、ヒゲ剃り後などに認められるが、毛包と関係なく形成される水疱を伴った紅斑を認めることはない。(×)
  B 水疱性伝染性膿痂疹は「とびひ」とも呼ばれ、黄色ブドウ球菌などの感染によるもので、痂皮を伴った化膿性病変を認める。Nikolsky現象は陰性である。(×)
  C SSSSは黄色ブドウ球菌の表皮剥脱性毒素により表皮の剥離を伴った皮疹を形成する。(○)
  D せつは毛根の毛穴周辺に化膿菌が感染して化膿したもので、多くは黄色ブドウ球菌感染による。病変は局所であり、全身に広がることはない。(×)
  E ようはせつが集合したもので、複数の毛包に黄色ブドウ球菌が感染したものである。病変は局所であり、全身に広がることはない。(×)

解答：C

☐☐ **107** 2歳の男児。38℃の発熱とともに全身に紅斑を認め来院した。入院後、紅斑は全身に広がり、続いて薄紙を貼ったような水疱を形成した。経口摂取不良、不機嫌および発熱は持続している。口唇周囲の写真（⇒カラー口絵）を示す。
この患児にまず投与するのはどれか。
A アルブミン
B ヘパリン
C セフェム系抗菌薬
D 抗ヒスタミン薬
E 副腎皮質ステロイド薬

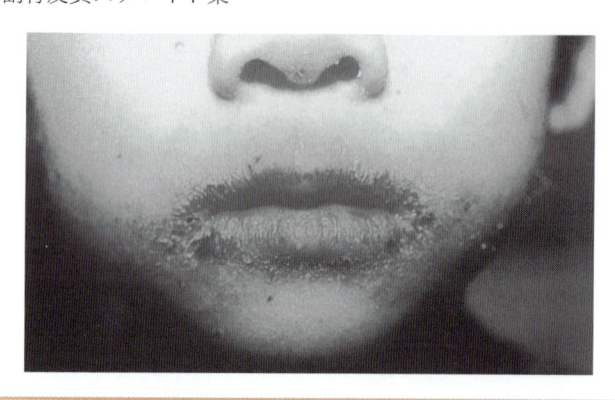

❏ 解法ガイド 　身体所見 　#1 2歳の男児が38℃の発熱とともに全身に紅斑を認め来院した⇒発熱に皮疹を伴っているので、薬疹や感染性皮疹、膠原病などを考慮する。
　　　　　　　　　#2 入院後、紅斑は全身に広がり、続いて薄紙を貼ったような水疱を形成した⇒これは表皮の病変であり、中毒性表皮壊死融解症（toxic epidermal necrolysis；TEN）やSSSSなどが考えられる。
　　　　　　　　　#3 経口摂取不良で、不機嫌、発熱は持続している⇒重篤な疾患が考えられる。
　　　　　　画像所見 #1 口唇周囲の写真では、口唇周囲に水疱を伴った紅斑が認められる。
❏ 診　　断　　ブドウ球菌性熱傷様皮膚症候群（staphylococcal scaled skin syndrome；SSSS）。
❏ 解法ガイド　　SSSSは黄色ブドウ球菌の出す外毒素である表皮剝脱性毒素によるものなので、水疱に黄色ブドウ球菌は存在しないが、治療としては抗菌薬を投与する。
❏ 選択肢考察　　A この患児の水疱は火傷様ではあるが、破れた水疱から血漿蛋白が血漿成分とともに失われているとは判断できない。ショック状態かどうかは不明であり、アルブミン投与の適応とは判断できない。(×)
　　　　　　　　B ヘパリンは抗凝固薬で血栓形成傾向やDICなどに適応となるが、この患児では血栓形成傾向やDICと考えられず、適応とならない。(×)
　　　　　　　　C SSSSは黄色ブドウ球菌の出す外毒素である表皮剝脱性毒素が原因となるので、セフェム系抗菌薬の適応となる。(○)
　　　　　　　　D 抗ヒスタミン薬はじんま疹などの瘙痒に対して適応となるが、SSSSでは適応ではない。(×)
　　　　　　　　E 薬物や感染により誘発されたTENでは副腎皮質ステロイド薬や血漿交換などが適応になるが、SSSSでは適応ではない。(×)

解答：C

到達目標 2　A群レンサ球菌感染症の症候、診断、治療とリウマチ熱との関連を説明できる。

Point

- レンサ球菌はカタラーゼ反応陰性のグラム陽性レンサ球菌の総称で、外毒素による疾患（猩紅熱、丹毒など）や化膿性炎症（咽頭扁桃炎、亜急性細菌性心内膜炎など）、アレルギーによる疾患（リウマチ熱、急性糸球体腎炎）の原因となる。
- レンサ球菌は抗原性による血清学的分類と血液寒天培地上での溶血能（α：緑色、β：完全、γ：非溶血で非病原性）により分類する。
- A群レンサ球菌（*Streptococcus pyogenes*）は化膿性レンサ球菌と総称され、外毒素（丹毒の発赤毒、ストレプトリジンO、ヒアルロニダーゼ、ストレプトキナーゼなど）を産生する。

[A群レンサ球菌による感染症]

①咽頭・扁桃炎
- 学童期には咽頭保菌率も高く（15〜20％）、好発する。
- 飛沫感染により2〜4日の潜伏期の後、発熱、疼痛、頸部リンパ節腫大、（乳幼児で）腹痛、嘔吐などを認める。

②猩紅熱
- 5歳前に好発する。発赤毒素により発熱、咽頭痛のほか、イチゴ舌、口囲蒼白、出血性皮疹を呈し、回復期に落屑を生じる。
- リウマチ熱、急性糸球体腎炎（AGN）などを合併しうる。

③丹毒
- 発赤毒により、顔面などに有痛性の紅斑性腫脹が生じる。

④産褥熱
- 出産後の子宮内膜炎、敗血症を呈するものでA群レンサ球菌が最も多い。

⑤急性糸球体腎炎（AGN）
- 学童期に多く、A群溶レン菌感染（咽頭・皮膚ともに）後、約2週間の潜伏期の後、Ⅲ型アレルギーにより血尿、乏尿、浮腫、高血圧で発症する一過性の腎機能障害である。

⑥リウマチ熱（RF）
- 学童期に多く、A群溶レン菌感染（咽頭炎）後、約3％が約2週間の潜伏期の後にⅡ型アレルギーにより発症する。ただし、A群溶レン菌による皮膚感染後には生じない。

[診　断]
- 細菌検査：塗抹・培養。
- 血清学的検査：ASO（抗ストレプトリジンO）はIgGに属し、感染後第1週の終わりから上昇し始め、2〜5週で最高値に達し、数週間で徐々に低下する。

[治　療]
- ペニシリン系（ペニシリンG、ABPCなど）。

図31　A群レンサ球菌感染症

A群レンサ球菌性感染症

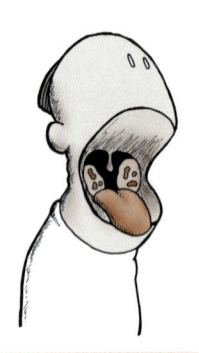

レンサ球菌性咽頭炎
- 咽頭痛
- 発　熱
- 扁桃腫大

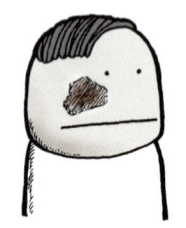

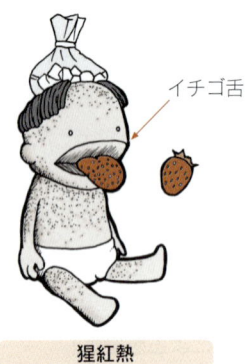

猩紅熱
→イチゴ舌
- 咽頭痛
- 発　熱
- リンパ節腫脹
- イチゴ舌
- びまん性紅斑

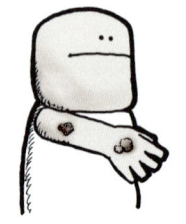

丹　毒
- 表皮、真皮への感染
- 浮腫性紅斑の急な広がり
- 顔面に好発

痂皮性膿痂疹※
- 小丘疹→膿疱性水疱→痂皮形成
- 顔面、手、足に多い。
- 感染力が強く、正常皮膚や他人へと感染する。

※伝染性膿痂疹は黄色ブドウ球菌による「水疱性膿痂疹」と、A群レンサ球菌による「痂皮性膿痂疹」がある。

レンサ球菌とヒト組織の交叉免疫？

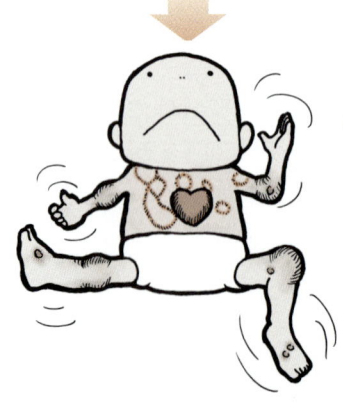

リウマチ熱
- 多関節炎
- 心内膜炎
- 小舞踏病（Sydenham舞踏病）
- 皮下結節
- 輪状紅斑

□□ **108** 口腔所見（⇒カラー口絵）を示す。
原因になることが少ないのはどれか。
A　風疹ウイルス
B　溶血性レンサ球菌
C　Epstein‐Barr ウイルス
D　アデノウイルス
E　ジフテリア菌

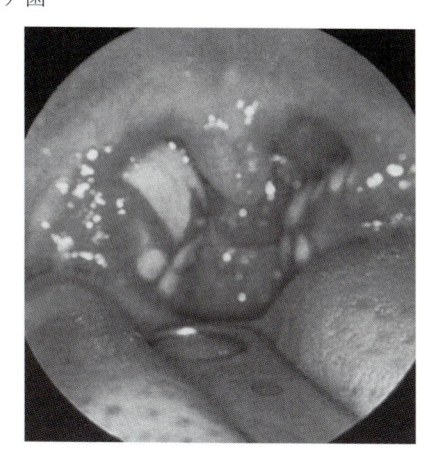

❏ **解法ガイド**　　急性扁桃炎は口蓋扁桃の急性炎症で、一般にはレンサ球菌性感染、またはEpstein‐Barrウイルス（EBV）やアデノウイルスなどによるウイルス性感染により起こる。扁桃炎は咽頭痛を伴い、その痛みは嚥下時に最も顕著で、しばしば耳に放散する痛みにより特徴づけられる。乳幼児は高熱、倦怠感、頭痛、および嘔吐がよくみられ、咽頭痛を訴え、食事を拒むようになる。

❏ **画像所見**　　発赤と白苔様物質を伴った扁桃の腫大を認める。扁桃は浮腫状で充血して、扁桃陰窩に偽膜（白く薄く非融合性で、扁桃に限局する）がみられる。

❏ **診　　断**　　急性扁桃炎。
鑑別診断にはジフテリア、ワンサンアンギーナ（塹壕口腔炎）、および伝染性単核球症がある。

❏ **選択肢考察**　　A　風疹ウイルスはカタル症状を伴うことが少なく、急性扁桃炎を認めることはまれである。（×）
B　溶血性レンサ球菌感染は急性扁桃炎の最も重要な原因菌で、幼児期や学童期に感染し、急性糸球体腎炎（AGN）やリウマチ熱の原因となることもある。（○）
C　EBVは青年期に伝染性単核球症を生じ、急性の発熱、咽頭痛、肝炎、リンパ節腫大、発疹などをきたす。急性の偽膜を伴った扁桃炎を認める。（○）
D　アデノウイルスは、その名のとおり「腺」に感染するウイルスで、扁桃炎の原因やSchönlein‐Henoch紫斑病、腸重積との関連もあるという。（○）
E　ジフテリアの急性扁桃炎の場合、膜は暗灰色で厚く丈夫であり、膜が剥離すれば出血し、塗抹標本と培養上にジフテリア菌がみられるが、DPTワクチンの普及により現在はきわめてまれである。（○）

解答：A

109 12歳の男子。2日前から強い咽頭痛と38℃の発熱とがあり来院した。咽頭は充血し，扁桃は両側とも発赤・腫脹し，表面には白苔が付着している。両側の頸部リンパ節を数個触れる。扁桃塗抹グラム染色標本（⇒カラー口絵）を示す。またこの病原体は血液寒天培地では溶血環が完全で透明であった。

原因となった病原体はどれか。
A　α溶血性レンサ球菌
B　β溶血性レンサ球菌
C　黄色ブドウ球菌
D　表皮ブドウ球菌
E　腸球菌

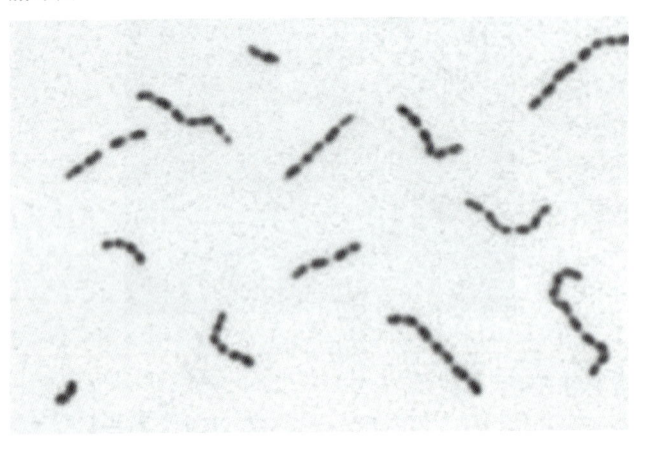

□**解法ガイド** 身体所見 #1 12歳の男子が2日前から強い咽頭痛と38℃の発熱とがあり来院した⇒発熱と強い咽頭痛とを認める場合には，幼児期や学童，若年者ではA群レンサ球菌感染が最も考えられ，そのほか，アデノウイルスや，また思春期から若年成人ではEBウイルス，まれにサイトメガロウイルスなどによる伝染性単核球症なども考慮される。若年性関節リウマチ（JRA）のStill病でも発熱や咽頭痛を呈するので，鑑別が必要である。

#2 咽頭は充血し，扁桃は両側とも発赤・腫脹し，表面には白苔が付着している⇒この症例は咽頭扁桃炎が著明で，白苔が出現していることから，滲出物が出現していると考えられる。

#3 両側の頸部リンパ節を数個触れる⇒咽頭扁桃炎が存在することにより，その所属リンパ節として腫大してきた反応性のものと考えられる。

#4 この病原体は血液寒天培地では溶血環が完全で透明であった⇒β溶血を示したものと考えられる。

画像所見 #1 グラム染色で青色に染色されるグラム陽性菌が認められ，その形態は球状であり，また，それらは互いにレンサ状につながっている⇒レンサ球菌である。

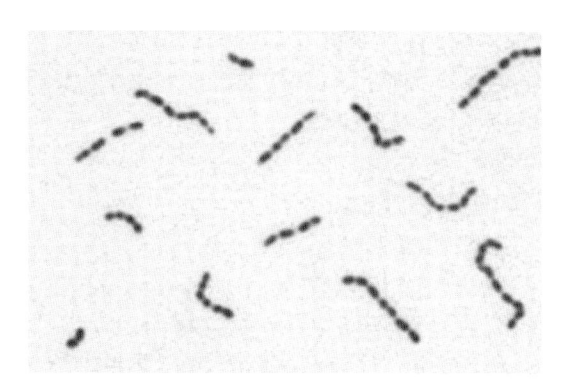

青紫色に染まったグラム陽性のレンサ球菌を多数認める。

❏ 診　　断　　β溶血性レンサ球菌による急性咽頭扁桃炎。

❏ 解法サプリ　　レンサ球菌は血液寒天培地で培養すると溶血を認めることがあり、それによって分類されている。増殖したレンサ球菌コロニー周辺の溶血環が完全で透明なものをβ溶血性レンサ球菌、不完全な溶血を起こし暗い緑色の変色でコロニーが囲まれるものをα溶血性レンサ球菌、溶血を起こさないものをγ溶血性レンサ球菌という。緑連菌（緑色レンサ球菌）はα溶血を認める。

　　溶血性レンサ球菌が好気培養条件下で血液寒天平板上にβ溶血を起こすのは、酸素安定性のS溶血素によるものである。α溶血を起こすのはO溶血素によるものであるが、この場合には培地中に過酸化水素が産生され、ヘモグロビンの鉄が酸化してメトヘモグロビンあるいはこれに関連した物質の形成により血液寒天を緑色に変化させる。

　　またレンサ球菌は細胞壁の抗原性によっても分類されるが、A群（化膿性レンサ球菌）、B群：（GBS、B群レンサ球菌）、D群（腸球菌）となる。

❏ 選択肢考察
A　α溶血性レンサ球菌は緑色レンサ球菌である。緑色レンサ球菌は口腔内の常在菌で、亜急性細菌性心内膜炎の起炎菌として有名であるが、この患者のような症状を呈することはまれである。また、この病原体は血液寒天培地では溶血環が完全で透明であったので、α溶血性レンサ球菌は否定的である。(×)

B　学童期の患者で急性咽頭扁桃炎を呈していること、グラム染色所見および血液寒天培地で溶血環が完全で透明であったことからβ溶血性レンサ球菌が起炎菌であると判断される。(○)

C　グラム染色でレンサ状を呈しているので、黄色ブドウ球菌は否定される。(×)

D　グラム染色でレンサ状を呈しているので、表皮ブドウ球菌は否定される。表皮ブドウ球菌はコアグラーゼ陰性ブドウ球菌（CNS）の代表で、留置血管内カテーテルからの感染で心内膜炎や菌血症などの原因となるが、急性咽頭扁桃炎の原因としてはまれである。(×)

E　腸球菌はD群レンサ球菌で、学童期の急性咽頭扁桃炎の原因となることはまれである。腸球菌にはバンコマイシンの標的部位であるペプチドグリカンの末端アミノ酸を変化させる遺伝子 *van A* を有し、バンコマイシン耐性腸球菌（vancomycin-resistant enterococcus；VRE）であるものも認められる。(×)

解答：B

110 化膿性レンサ球菌〈A群レンサ球菌〉感染に対する第一選択の治療薬はどれか。

A　アミノ配糖体系薬
B　キノロン系薬
C　ペニシリン系薬
D　マクロライド系薬
E　テトラサイクリン系薬

❏ **解法ガイド**

　レンサ球菌は、外毒素による疾患（例：猩紅熱、丹毒）や化膿性炎症（例：咽頭扁桃炎、亜急性細菌性心内膜炎）、アレルギーによる疾患（例：リウマチ熱、急性糸球体腎炎）の原因となる。

　レンサ球菌は抗原性による血清学的分類で、A〜D群まで分類される。A群レンサ球菌（*Streptococcus pyogenes*）は化膿性レンサ球菌と総称され、外毒素（丹毒の発赤毒、ストレプトリジンO、ヒアルロニダーゼ、ストレプトキナーゼなど）を産生する。疾患としては、咽頭炎、扁桃炎、猩紅熱、丹毒、産褥熱などの感染性疾患のほか、免疫反応を介する急性糸球体腎炎やリウマチ熱の原因となる。

　治療としては、グラム陽性菌であり、ペニシリン耐性はほとんどないので、ペニシリン投与の適応となる。

❏ **選択肢考察**

A　アミノ配糖体系は細菌の蛋白合成阻害薬であるが、レンサ球菌感染には用いられない。(×)
B　キノロン系はDNAジャイレース抑制薬であり、広域抗菌薬であるが、レンサ球菌感染にはβラクタム系が有効であるので用いられない。(×)
C　化膿性レンサ球菌（A群レンサ球菌）はグラム陽性菌であり、ペニシリン耐性はほとんどないので、ペニシリンなどのβラクタム系抗菌薬の適応である。(○)
D　ペニシリンなどのβラクタム系抗菌薬にアレルギーがあって用いられないときには、マクロライド系抗菌薬が使用されることもあるが、マクロライド系は静菌作用であり、第一選択の治療薬ではない。(×)
E　テトラサイクリン系は広域抗菌薬であるが、レンサ球菌感染にはβラクタム系が有効であるので用いられない。(×)

解答：C

> □□ 111　ペニシリンとセフェム系抗生物質とに過敏反応を示す3歳の男児が化膿性レンサ球菌感染症を起こした。
> 適切な治療薬はどれか。
> A　アンピシリン　　　　B　カナマイシン　　　C　テトラサイクリン
> D　エリスロマイシン　　E　クロラムフェニコール

解法ガイド　ペニシリンとセフェム系抗生物質とに過敏反応を示す3歳の男児が化膿性レンサ球菌感染症を起こした。一般にペニシリンやセフェム系薬は分子内にβラクタム環を有し、それにより細菌の細胞壁の合成を阻害することにより、殺菌的に抗菌作用を有する。ヒトを含む動物細胞には細胞壁が存在しないので、中毒血中濃度は高く、妊婦や小児においても比較的安全に投与することができる。

しかし、副作用としてペニシリンショックをはじめとする過敏反応をきたすことがあり、アナフィラキシーショック以外に尿細管間質障害をきたす腎病変などを認めることがある。したがって、ペニシリンとセフェム系薬とに過敏反応を示す患者に対しては、ペニシリン系やセフェム系薬はアナフィラキシーショックを生じる可能性があるため投与することはできず、その代用として用いられる抗菌薬としてはエリスロマイシンやホスホマイシンがある。

エリスロマイシンはマクロライド系抗菌薬であり、細菌の蛋白合成を抑制することにより静菌的に作用し、主としてグラム陽性菌に有効であるので、化膿性レンサ球菌感染症に対しては適応があると考えられる。

選択肢考察
A　アンピシリンは広域なペニシリン系薬であり、ペニシリンやセフェム系薬に過敏反応を示す患者に対しては用いられない。(×)

B　カナマイシンはアミノ配糖体系抗菌薬であり、細菌の蛋白合成阻害作用によりグラム陽性菌からグラム陰性菌に至るまで広域な抗菌スペクトラムを有する殺菌性抗菌薬である。抗結核作用を有するが、抗レンサ球菌作用は強力ではないので、その副作用を鑑み、一般的に化膿性レンサ球菌感染に用いられることは少ない。(×)

C　テトラサイクリンは広域抗菌薬であり、リケッチア、マイコプラズマ、クラミジア、コレラ、モラクセラなどに対しても用いられるが、耐性菌が多く、一般にレンサ球菌感染に対しては有効ではない。さらに、テトラサイクリンは小児では骨や歯牙への障害を伴うので3歳の男児には**禁忌★**である。(×)

D　エリスロマイシンはマクロライド系抗菌薬であり、細菌の蛋白合成を抑制し、静菌的に作用する。マイコプラズマやクラミジア、レジオネラ、カンピロバクターに対して用いられることが多く、びまん性汎細気管支炎に対する少量長期投与や、ペニシリンやセフェム系薬に対する過敏反応を有する患者では、感染性心内膜炎を含むレンサ球菌感染に対し静菌性ではあるが、代用として用いられることが多い。(○)

E　クロラムフェニコールは細菌の蛋白合成を抑制する広域抗生物質であり、肝代謝性である。重篤な副作用として再生不良性貧血があるため適応は限られている。また、乳児期には灰白症候群（gray症候群）を引き起こすことがあるのでこの場合も適応とはならない。(×)

解答：D

112 リウマチ熱の原因となるのはどれか。

A　マイコプラズマ
B　結核菌
C　ブドウ球菌
D　溶血性レンサ球菌
E　肺炎桿菌

❏ **解法ガイド**　　リウマチ熱はA群溶血性レンサ球菌感染により誘発されたアレルギーによる自己免疫を中心として生じる全身性炎症性疾患である。A群溶血性レンサ球菌による上気道感染後、2～4週して発熱を伴った全身症状で発症し、学童期に好発する。心炎（心内膜炎、心筋炎、心外膜炎）を伴い、反復した場合の後遺症では心臓弁膜症（僧帽弁に好発する）を認める。神経症状では小舞踏病を認める。

❏ **選択肢考察**
A　マイコプラズマが関係するものとしては鼓膜炎、胸膜炎、Guillain-Barré症候群、Stevens-Johnson症候群などがあるが、リウマチ熱に関係するのではない。(×)
B　結核菌はリウマチ熱の原因とはならない。(×)
C　ブドウ球菌はリウマチ熱の原因とはならない。(×)
D　レンサ球菌の中でもA群溶血性レンサ球菌感染後に、免疫反応を介してリウマチ熱を生じる。A群溶血性レンサ球菌に誘発された免疫反応による疾患として、リウマチ熱のほか、急性糸球体腎炎が重要である。(○)
E　肺炎桿菌はリウマチ熱の原因とはならない。(×)

解答：D

□□ **113** リウマチ熱の診断に**必要でない**のはどれか。

A 心　炎
B 舞踏病
C 関節炎
D 輪状紅斑
E 糸球体腎炎

❏ **解法ガイド**　リウマチ熱はA群溶血性レンサ球菌感染により誘発されたアレルギーによる自己免疫を中心として生じる全身性炎症性疾患である。診断基準を以下に示す。

リウマチ熱の診断の手引き（Jonesの基準）

(1) 大症状	・心　炎 ・多関節炎 ・舞踏病 ・輪状紅斑 ・皮下小結節
(2) 小症状	症状　・関節痛 　　　・発　熱 　　　・リウマチ熱またはリウマチ性心疾患の既往 検査　・急性反応物質の上昇（赤沈値、CRP） 　　　・PR時間延長
(3) 付加項目	・先行のレンサ球菌感染を示す証拠

先行するレンサ球菌感染を示す証拠があり、大症状2つ、または大症状1つと小症状2つがある場合、リウマチ熱である可能性が高い。

❏ **選択肢考察**

A　リウマチ熱の診断基準には心炎（心内膜炎、心筋炎、心外膜炎）を認める。リウマチ熱を反復することで、僧帽弁狭窄などのリウマチ性弁膜症を認める。(×)

B　リウマチ熱の診断基準には小舞踏病がある。これはリウマチ熱発症後しばらくしてから発症することも少なくない。(×)

C　リウマチ熱では膝や肘などの大関節に好発する一過性および移動性の多発性関節炎を認めることが多い。ただし、関節リウマチ（RA）のような変形拘縮を認めることはない。(×)

D　リウマチ熱では輪状紅斑を10～15％に合併し、特に躯幹や近位部に近い無痛性の輪状の皮疹として認めることが多い。そのほか、リウマチ熱ではRAと同様、皮下結節を四肢伸側に無痛性に認めることが多い。リウマチ熱における皮下結節の出現は重症度を反映するものである。(×)

E　リウマチ熱はA群β溶血性レンサ球菌による疾患なので、溶血性レンサ球菌感染後糸球体腎炎を合併しても矛盾はしないが、リウマチ熱の診断基準には含まれない。(○)

解答：E

114 リウマチ熱について**誤っている**のはどれか。

A 不随意運動を認める。
B 心炎を認める。
C 心電図でQT時間の延長がみられる。
D 輪状紅斑を認める。
E ASOは高値となる。

❏ 解法ガイド

　　リウマチ熱はA群溶血性レンサ球菌感染により誘発されたアレルギーによる自己免疫を中心として生じる全身性炎症性疾患であり、特にリウマチ性心炎や、その後遺症としての弁膜症、小舞踏病、移動性の大関節に好発する一過性の多関節炎、皮膚病変としては輪状紅斑などをきたすのが特徴である。学童期に好発し、A群溶血性レンサ球菌による上気道感染後、2〜4週後に心炎や一過性の多発性大関節炎、小舞踏病、輪状紅斑、皮下結節などを伴い、発熱、関節痛などの症状も認める。

　　検査所見では、赤沈やCRPの上昇に加え、心電図上のPR間隔の延長が特徴的である。さらにA群溶血性レンサ球菌感染を示すASOの上昇や、咽頭培養が陽性であるということも診断上重要である。

　　治療としては、リウマチ熱は再発が多いためペニシリンGによる予防も必要となり、リウマチ熱自体に対しては、心炎を伴わない場合にはサリチル酸製剤を投与することが多いが、心炎や小舞踏病を伴う場合にはステロイド薬投与の適応となることもある。また小舞踏病自体にはハロペリドールが用いられることも多い。

❏ 選択肢考察

A リウマチ熱では小舞踏病などの不随意運動を認めるのが特徴である。(○)
B リウマチ熱では心内膜炎、心筋炎、心外膜炎を含む心炎を認める。反復した場合の後遺症では心臓弁膜症（→僧帽弁に好発）を認める。(○)
C リウマチ熱は心電図上のPR間隔の延長、すなわち房室伝導時間の延長を認める。心電図でQT時間の延長がみられるのは低K血症や低Ca血症、遺伝的ST延長症候群、三環系抗うつ薬などの薬物性QT延長症候群などである。(×)
D リウマチ熱では皮疹として輪状紅斑を認める。(○)
E リウマチ熱ではA群溶血性レンサ球菌感染が先行しており、その外毒素に対する抗体であるASOは高値となる。(○)

解答：C

到達目標 3 結核の病因、症候、診断、治療と予防を説明できる。

Point

- 肺結核は結核菌（*Mycobacterium tuberculosis*）による慢性〜亜急性感染症で呼吸器をはじめとして各臓器に感染をきたしうる。空気感染により生じる。
- 結核菌が肺胞に達する（下葉の末梢で胸膜に近いところが多い）と、中下肺野に病変を形成し（初感染巣）、肺門リンパ節にも病巣をつくり、これらを合わせて初期変化群という。多くはそのまま瘢痕化・治癒（Tリンパ球の処理による）し石灰化をきたす（石灰化しても結核菌は生存する）。
- しかし、抵抗力と菌量などの関係で引き続き発症することがあり、そのような場合は初感染結核といわれる。それには、直接浸潤による胸膜炎、粟粒結核（リンパ行性、血行性全身性散布）、乾酪性肺炎（結核性肺炎、管内性散布）などがある。
- 初感染巣が治癒した後、全身性に散布された病巣が何年も経って、何らかの誘因（栄養障害、胃切除、糖尿病、抗腫瘍薬・ステロイド投与、高齢、人工透析、白血病、じん肺など）により内因性再燃を生じ、既感染発症結核となったものを一般に結核症と呼んでいる。この場合には、上肺野のS^1、S^2、S^{6}に好発し、初感染巣と同様な病変をきたしうる。乾酪巣の融解後、空洞化が生じ、菌が経気管支性に散布されると、空洞の周辺に娘病巣を生じる。

[症　状]
- 全身症状：微熱（不明熱の原因の一つ）、全身倦怠感、盗汗、体重減少などの非特異的全身症状。
- 呼吸器症状：咳、痰、血痰、胸痛。

[診　断]
- 炎症反応：赤沈亢進やCRP上昇。白血球増加はなし（粟粒結核のみ増加）。
- 胸部X線：上肺野空洞性浸潤影、娘病巣、結核性胸膜炎。
- ツベルクリン反応（結核菌に対する細胞性免疫反応）：皮内注射し発赤長径10mm以上を陽性とする。
- QFT検査（クォンティフェロンTB-2G）：BCG接種の有無に関係なく結核感染の有無を判別する。
- 結核菌検出：塗抹染色（→Gaffky号数で排菌量の判断）、培養、PCR法。

[確定診断]
- 塗抹染色（排菌量が多くないと陽性とならない）：Ziehl-Neelsen染色、蛍光染色。
- 培養：液体培地（2週間）、小川培地（卵培地、4週間）→菌生存の証明、耐性検査可能。
- PCR法：鋭敏だが死菌も陽性となることに注意する。
- 生検：組織の乾酪壊死を認める。

[治　療]
- 抗結核薬3〜4剤併用療法（イソニアジド、リファンピシン、エタンブトール、ピラジナミド）を行う（6か月〜2年）。結核菌は耐性菌が多いので多剤併用を行う。多剤耐性結核はHIV感染者に多い。
- DOTS（Directly Observed Treatment, Short-course、直接監視下短期化学療法）：患者が服用するのを医療従事者が目の前で確認し、服用を支援する方式。

[予　防]
- BCG（結核菌の生ワクチン）を乳児期に接種する。
- 感染予防マスクとしては医療従事者がN95マスクを着用する。
- 化学予防：排菌者と接触した場合はイソニアジド6か月の予防的投与を行う。

図32 結核症

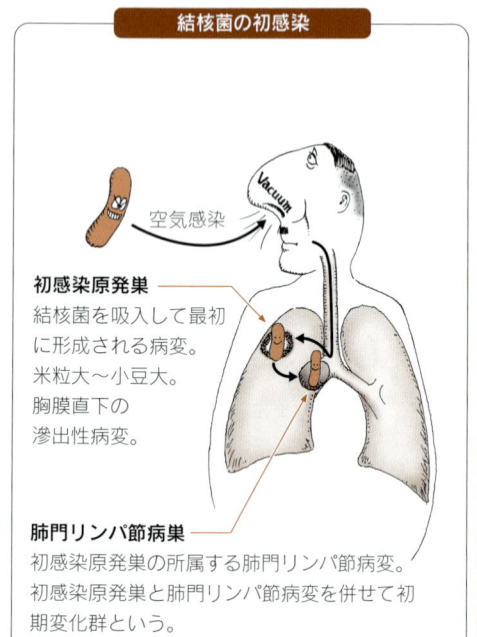

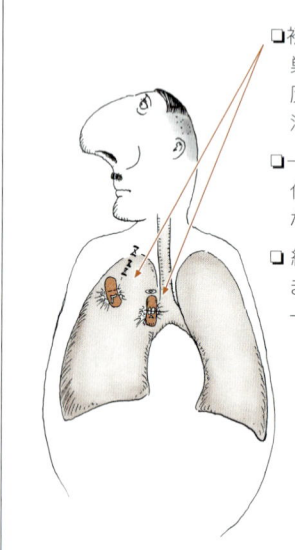

結核菌の初感染

空気感染

初感染原発巣
結核菌を吸入して最初に形成される病変。米粒大〜小豆大。胸膜直下の滲出性病変。

肺門リンパ節病巣
初感染原発巣の所属する肺門リンパ節病変。初感染原発巣と肺門リンパ節病変を併せて初期変化群という。

- 初期変化群の病巣は被包化、石灰化などを経て治癒しやすい。
- 一部の菌は静菌化し冬眠状態となっている。
- 約90%は治癒または発症せず一生を終える。

約90% 発症しない

数%
- 細胞性免疫の未熟な小児〜若年者
- HIV感染者

約10%
- 加齢
- 免疫低下

一次結核症（初期結核症、初感染結核）

結核菌感染に引き続いて発症する

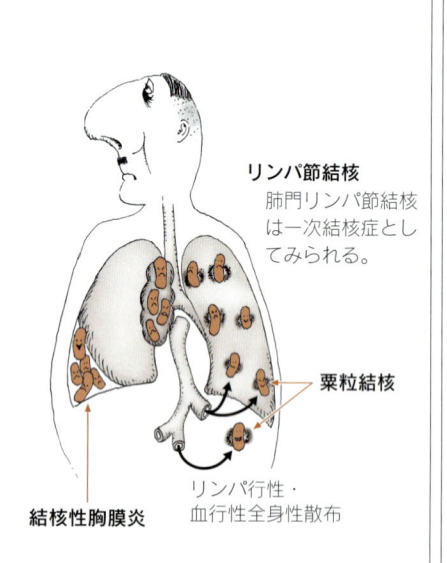

リンパ節結核
肺門リンパ節結核は一次結核症としてみられる。

粟粒結核

結核性胸膜炎

リンパ行性・血行性全身性散布

二次結核症（慢性、再活動性結核）

結核菌感染の数年〜数十年後に発症する

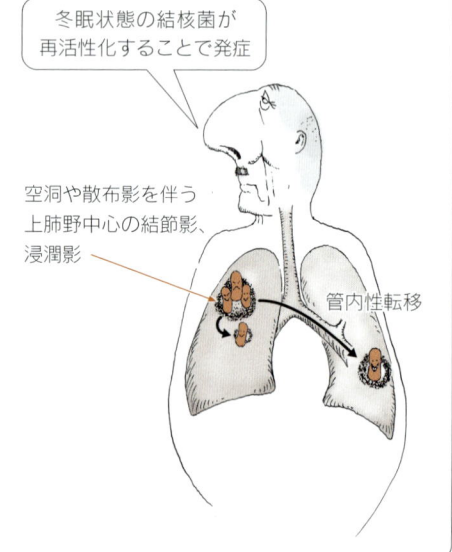

冬眠状態の結核菌が再活性化することで発症

空洞や散布影を伴う上肺野中心の結節影、浸潤影

管内性転移

115 排菌量が最も多い結核病変はどれか。

A　空洞性病変
B　石灰化病変
C　結核腫
D　結核性胸膜炎
E　粟粒結核

❏ **解法ガイド**

　　結核は空気感染をする代表的疾患であるので、特に排菌者における感染予防が重要である。結核によりもたらされる症状を結核症と呼び、さまざまであるが、それぞれの病変には特徴があり、必ずしも排菌量が同じではない。粟粒結核では血管内に多くの菌が存在するが、喀痰が出現するとは限らず、ほとんど排菌を認めないことさえある。一般には、結核は気道病変が多いので喀痰中に結核菌を排出するが、尿路結核では尿中に、結核性腸炎では便中に排菌することもある。

　　結核の乾酪壊死による病変を伴う空洞性結核や気管支拡張症を伴う気管支結核では排菌量が多い。

❏ **選択肢考察**

A　空洞性病変は結核の乾酪壊死による病変であるので、結核菌を多く含んだ喀痰を喀出する。(○)

B　石灰化病変は結核病変が長期に存在した場合に形成されるもので、活動性が高いわけではなく、喀痰中への結核菌の排出は少ない。(×)

C　結核腫は肺野に腫瘤性病変を形成したもので、単独では喀痰を多く伴うことはなく、喀痰中への結核菌の排出は少ない。(×)

D　結核性胸膜炎は肺結核が胸膜に至ったもので、胸膜炎そのものは乾性咳嗽を呈するので喀痰は認めず、肺菌量はほとんどない。(×)

E　粟粒結核は血液中に流入した結核菌が増殖したものであり、気道との連絡がない限り喀痰中への結核菌の排出はない。(×)

解答：A

116 抗酸菌について正しいのはどれか。

A　結核菌は20分に1回の細胞分裂を行う。
B　結核菌は嫌気性菌である。
C　非結核性抗酸菌は非常在菌である。
D　非結核性抗酸菌は抗結核薬に感受性が高い。
E　核酸同定法は感度も特異度も高い。

解法ガイド　　結核菌（＝ヒト型菌、*Mycobacterium tuberculosis*）による慢性〜亜急性感染症で呼吸器をはじめとして各臓器に感染をきたしうる。結核菌は、長さ1〜4μmの、抗酸性（赤く染まる）を示すナイアシン産生性（ナイアシンテスト陽性）のグラム陽性桿菌で好気性発育をするが発育は遅い（→24時間に1回の細胞分裂）。

　最近では、患者の高齢化、院内感染、多剤耐性結核の出現、若年層での集団感染、AIDS合併結核患者の増加が問題になっている。また、AIDS患者においては多剤耐性結核の発症が問題になっている。

選択肢考察

A　結核菌は増殖速度が遅く、24時間に1回の細胞分裂しかしないため、培養では一般に4〜8週、液体培地で2週かかる。塗抹染色では6,000/m*l*以上の菌がいないと陽性にならない。(×)

B　結核菌は肺結核が代表的疾患であることからも分かるように、好気性菌であり、嫌気性菌ではない。(×)

C　非結核性抗酸菌は結核菌と異なり、自然環境化にも存在し、気道内では常在菌のことがありうる。そのため、診断には頻回大量の菌の検出が必要である。(×)

D　非結核性抗酸菌は抗結核薬に耐性菌が多い。結核に対しては、抗結核薬としては、初回にはイソニアジド、リファンピシン、ピラジナミドの3剤、もしくはそれにストレプトマイシンかエタンブトールを加えた4剤併用療法が行われる。(×)

E　核酸同定法としてはPCR法やMTD法などがあり、数時間で結果が出て、感度も特異度も高い検査であるが、菌の生死、菌量の判定は不可能である。(○)

解答：E

> **117** 肺結核について正しいのはどれか。
> A 抗酸菌は酸による消毒に抵抗性である。
> B 石灰化病巣中にも結核菌が生残する。
> C 病巣の結核菌を処理するのは主に多核白血球である。
> D 病変の肺内進展は主に血行性播種による。
> E 抗結核薬併用療法の主な目的は抗菌力の増強にある。

❏ **解法ガイド**　　肺結核は初感染のときには中下肺野に病巣を作り、その所属リンパ節が腫れるという、いわゆる初期変化群（primary complex）が形成されることが多い。しかし、そのあと細胞性免疫によって一般的には結核菌の増殖が抑制され、その段階で症状が進行することはない。

加齢によって細胞性免疫は低下するが、その場合に結核菌が病巣で石灰化しても生きており、細胞性免疫の低下に伴って菌の増殖が始まる。そうした場合にはS^1、S^2、S^6の部位に結核菌が増殖してくることが代表的なパターンである。

❏ **選択肢考察**
A 結核菌は抗酸菌の一つであり、これは酸による脱色に抵抗を示すからであって、消毒に抵抗性があるからついている名前ではない。抗酸菌は結核菌以外に非結核性抗酸菌（非定型抗酸菌）もある。(×)

B 石灰化病巣中であっても何十年間も結核菌が生残することが少なくない。(○)

C 病巣の結核菌は細胞性免疫、すなわちT細胞によって処理されるのであり、多核白血球はあまり関与しない。(×)

D 肺結核は、リンパ行性にリンパ節腫大を起こしたり、血液中に入った場合には粟粒結核を形成することも少なくないが、病変の肺内進展は主に気管支を介する管内散布による。(×)

E 結核に対しては、イソニアジド、リファンピシン、ピラジナミド、ストレプトマイシンなどのほか、エタンブトールやエチオナミドなどが抗結核薬併用療法として用いられるが、これの主たる目的は耐性菌の出現を抑制することである。結核菌は自然にある一定の割合で耐性菌がいるが、併用によって、そのいずれかの抗結核薬がほとんどの結核症に対しては効果があるからである。抗菌力の増強にあるのではない。(×)

解答：B

□□ **118** 23歳の女性。肺結核患者。この患者の肺結核病変部から採取されたH-E染色標本（⇒カラー口絵）を示す。
図中の矢印で示された細胞として正しいのはどれか。
A 類上皮細胞
B 異型巨細胞
C Reed-Sternberg巨細胞
D Langhans巨細胞
E Touton型巨細胞

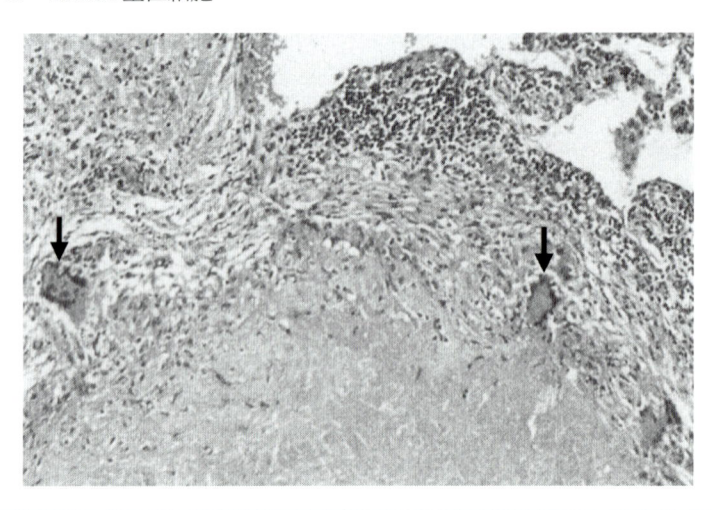

❏ 解法ガイド 画像所見 #1 下方に乾酪壊死が認められ、それを取り巻くようにマクロファージやマクロファージが変化した類上皮細胞、リンパ球が存在している。

#2 矢印の細胞は核が馬蹄形に並んでおり、Langhans巨細胞と判断される⇒これは結核の乾酪壊死である。

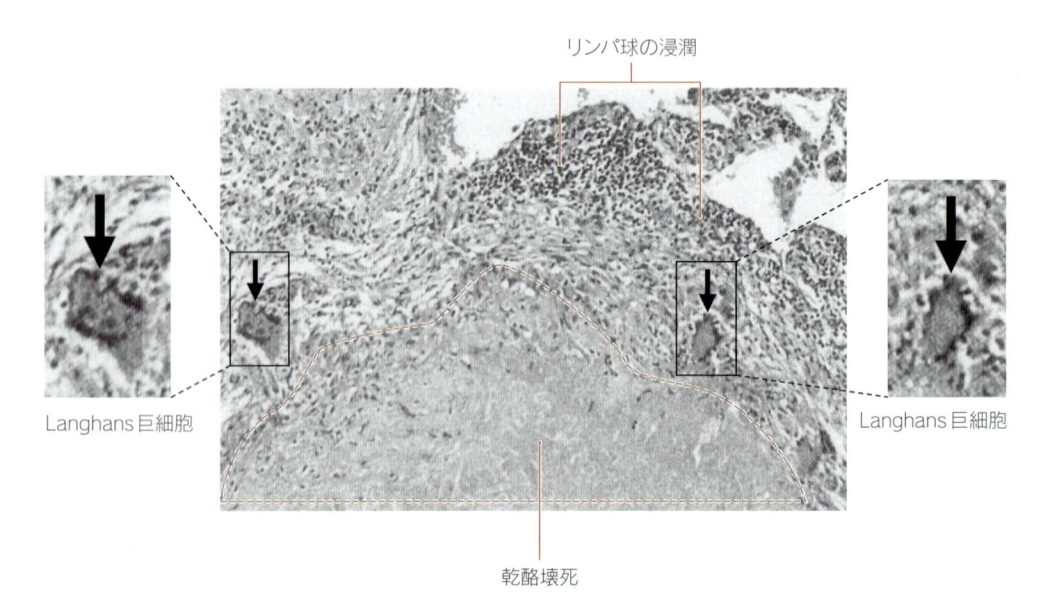

リンパ球の浸潤

Langhans巨細胞　　　　Langhans巨細胞

乾酪壊死

❏ 解法サプリ　　肉芽腫は、マクロファージやマクロファージが変化した類上皮細胞、リンパ球などを含む細胞の集団である。時に巨細胞を認めることもある。Ⅳ型アレルギーなどの慢性炎症で形成される。

❏ 選択肢考察
A　マクロファージが変化した類上皮細胞はこの画像にも認められるが、矢印の細胞は巨細胞であり類上皮細胞とは異なる。(×)
B　異型巨細胞は、マクロファージが細菌やウイルス、異物などを貪食しながら融合し、巨大化したもので、核は規則性がなく存在する。(×)
C　Reed‐Sternberg 巨細胞は Hodgkin リンパ腫のリンパ節スタンプ標本で認められるもので、核小体などが対称性に鏡面形成をしている。(×)
D　矢印の細胞は核が馬蹄形から環状に並んでおり、合胞体化したマクロファージで、Langhans 巨細胞と判断される。(○)
E　Touton 型巨細胞は脂肪を貪食した組織球で、中央部の好酸性物質を核が取り囲むように形成される。その外側には泡沫状の明るい細胞質が取り囲むものである。黄色腫などで認められるが、矢印の細胞とは異なる。(×)

解答：D

□□ 119　27歳の女性。3か月前からの微熱と咳嗽とを訴えて来院した。1週前から夕方になると微熱が出現し、咳嗽も激しくなった。聴診で右肺尖部に湿性ラ音が聴取される。
血液所見：赤沈68mm/1時間、赤血球370万、Hb 10.9g/dl、Ht 28％、白血球7,600、血小板21万。胸部X線写真を示す。
　最も考えられるのはどれか。
　A　肺結核
　B　マイコプラズマ肺炎
　C　肺炎球菌性肺炎
　D　クレブシエラ肺炎
　E　肺アスペルギルス症

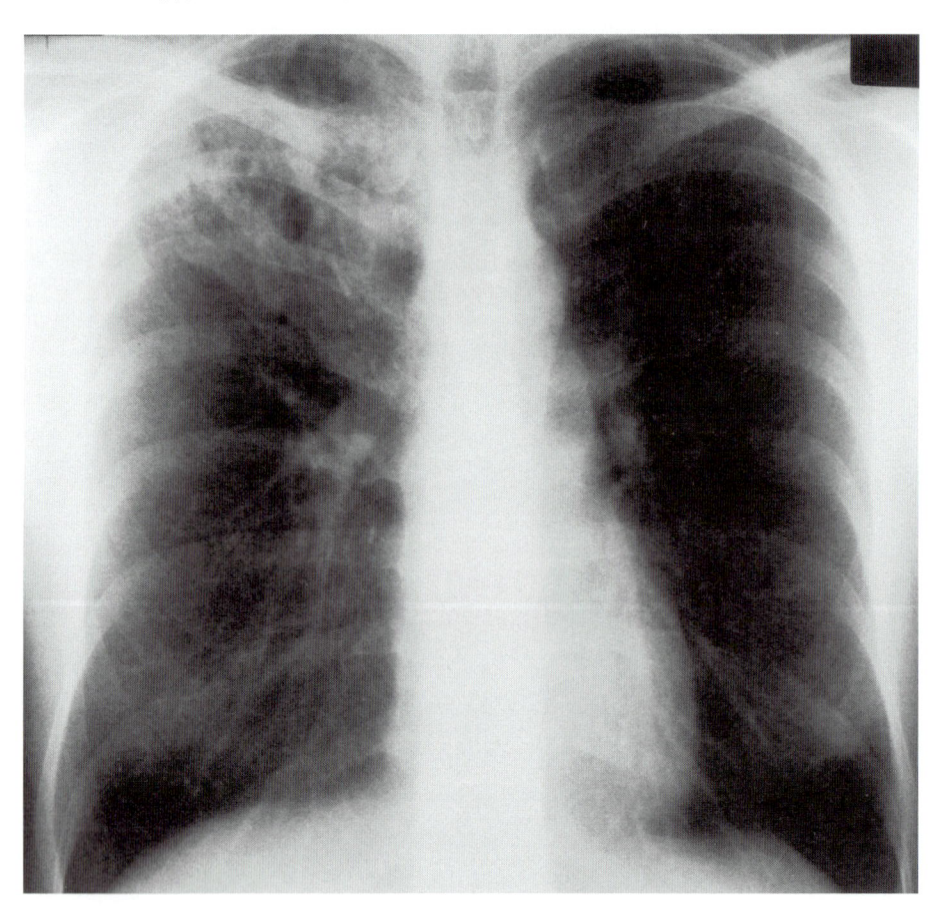

❏解法ガイド　身体所見　#1　27歳の女性。3か月前からの微熱と咳嗽とを訴えている⇒若年成人女性の亜急性呼吸器疾患と考えられる。
　　　　　　　　　　#2　1週前から夕方になると微熱が出現する⇒肺結核などでよくみられるパターンである。一般的にヒトの体温は午前中よりも午後に上昇することが多い。
　　　　　　　　　　#3　咳嗽も激しくなった⇒病巣が進展してきている可能性もある。
　　　　　　　　　　#4　右肺尖部に湿性ラ音を聴取⇒上肺野を中心とした炎症があるのであろう。
　　　　　検査所見　血液所見では、

#1 赤沈68mm（基準3〜15）⇒著明に亢進している。

#2 赤血球370万（基準380〜480万）、Hb 10.9g/dl（基準12〜16）⇒全身症状の現れとして貧血があると考えられる。

#3 白血球7,600（基準4,000〜8,500）⇒基準範囲内である。

#4 血小板21万（基準15〜40万）⇒基準範囲内である。

画像所見 #1 胸部X線上、右肺尖部に浸潤影が認められ、空洞も何か所か認められる⇒肺結核に合致した所見である。

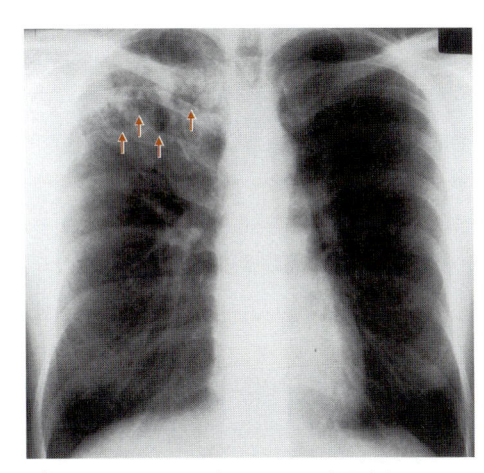

↑：右肺尖部浸潤影内にみられる空洞病変

❏ **診　　断**　　肺結核。

❏ **解法サプリ**　　亜急性の全身症状を伴った気道感染の疾患を考えたい。27歳の若年女性であるということから、肺結核がまず考えられよう。結核菌は細胞分裂速度が遅いので臨床経過は亜急性〜慢性で、主に呼吸器感染をする。肺結核は上肺野に空洞を伴った浸潤影が特徴的である。結核菌に対する生体防御は細胞性免疫で、末梢血白血球数は正常であるが、赤沈の上昇を認める。

❏ **選択肢考察**　　A　亜急性の経過、全身症状を伴った呼吸器疾患であること、白血球の絶対数の増加はないが、炎症所見を伴うこと、胸部X線上、空洞を伴った上肺野病変があるということなどから、最も考えられる。(○)

B　マイコプラズマ肺炎は臨床経過が比較的急性をとるため、この患者の症状とは合致しない。(×)

C　肺炎球菌性肺炎は、やはり急性肺炎の一つであり、またグラム陽性球菌による細菌性肺炎なので、白血球の増加を認めるはずである。(×)

D　クレブシエラ肺炎もグラム陰性桿菌による細菌性肺炎であり、大葉性肺炎パターンをとるが、これも白血球の好中球を中心とした絶対的増加があるはずである。臨床経過は急性経過をとるはずであるので不適切。(×)

E　肺アスペルギルス症は真菌感染で、この場合は亜急性経過をとるものもあるが、胸部X線上、アスペルギルスの菌球症を呈することがあっても、浸潤影の中に空洞のみを認めることは少ないと考えられる。しかも、原則として免疫不全の患者に起こることが多いので、27歳で、以前に既往歴がないとすると、こういった患者に認められることは少ない。(×)

解答：A

120 抗結核薬で視力障害に注意すべきものはどれか。

A　イソニアジド
B　リファンピシン
C　エタンブトール
D　ストレプトマイシン
E　ピラジナミド

□ 解法ガイド　　結核に対する主たる治療である抗結核薬療法は、6か月以上の長期にわたること、また、耐性菌に対する多剤併用を行うことが特徴である。そのために、DOTS（Directly Observed Therapy, Short-course；直接監視下短期化学療法）として、結核感染者が抗結核薬を服用するのを、保健医療従事者や研修を受けて認定を受けた者が直接に監視・記録して、結核治療を完了させるものである。

　　また、抗結核薬はその副作用が問題となるので、以下薬剤ごとに列記する。

抗結核薬の副作用

薬剤	副作用
イソニアジド（INH）	ビタミンB_6欠乏で多発性末梢神経炎、肝障害
リファンピシン（RFP）	肝障害、血小板減少
エタンブトール（EB）	球後性視神経炎（→盲中心暗点）
ストレプトマイシン（SM）カナマイシン（KM）	内耳障害（難聴、平衡障害）、腎障害（急性尿細管壊死）
ピラジナミド（PZA）	肝障害、高尿酸血症
サイクロセリン（CS）	神経症状、精神症状

□ 選択肢考察
A　イソニアジドの副作用は肝障害とビタミンB_6欠乏による多発性末梢神経炎である。(×)
B　リファンピシンの副作用は、肝障害、血小板減少である。(×)
C　エタンブトールの副作用は、球後性視神経炎（→盲中心暗点）である。(○)
D　ストレプトマイシンやカナマイシンなどのアミノ配糖体の副作用は、内耳障害（難聴、平衡障害）、腎障害（急性尿細管壊死）である。(×)
E　ピラジナミドの副作用は、肝障害、高尿酸血症である。(×)

解答：C

> ☐☐ **121** 排菌のある肺結核患者からの二次感染の予防として適切なのはどれか。
>
> A　病室の陰圧管理
> B　病室床のアルコール消毒
> C　患者のN95マスク常時着用
> D　患者排泄物のホルマリン消毒
> E　アルコール含有ゲルによる医療従事者の手指消毒

❏ 解法ガイド　　肺結核患者は結核菌を排菌する場合があり、この場合には二次感染の可能性がある。喀痰塗抹染色におけるGaffky陽性の場合は、結核菌培養陽性に比べて排菌量が多く、二次感染の危険性が高い。

　結核は麻疹と同様に空気感染によるので、飛沫感染に比べて感染力が強い。空気感染は飛沫の水分が蒸発するなどして、直径5μm以下の小さく軽いエアロゾル粒子（飛沫核）となった場合には空中に長時間漂い、また空気の流れに乗って長距離まで到達するので、それを吸入して感染するものである。その予防にはエアロゾル粒子を病室外に出さないために、陰圧管理が重要である。

　結核の消毒にはグルタールアルデヒド（グルタラール）や次亜塩素酸、エタノール、ポピドンヨードなどが有効である。塩化ベンザルコニウム、塩化ベンゼトニウム、グルコン酸クロルヘキシジンなどは無効である。

❏ 選択肢考察
A　結核は空気感染によるので、エアロゾル粒子を病室外に出さないために、病室の陰圧管理が重要である。（○）

B　一般に酒精綿などのアルコール消毒は70％のメタノールが用いられている。アルコール消毒は結核菌に有効ではあるので、病室床のアルコール消毒は意味がないことはないが、結核の二次感染は空気感染なので、それには有効ではない。（×）

C　結核菌を除去するN95マスクは、患者ではなく医療従事者に着用するべきである。N95マスクでは呼気は容易にできるが吸気時にはフィルターを介して外気を取り込むように工夫されている。患者にはN95マスクではなく飛沫を防ぐためのサージカルマスクで十分である。（×）

D　ホルマリンはホルムアルデヒドの水溶液でほとんどの微生物の殺菌に有効である。喀痰などの患者排泄物のホルマリン消毒は有効であるが、結核の二次感染は空気感染なので、それには有効ではない。（×）

E　アルコール含有ゲルによる医療従事者の手指消毒は医療従事者から患者への接触感染の予防には有効であるが、結核の二次感染は空気感染なので、それには有効ではない。（×）

解答：A

到達目標 4 病原性大腸菌感染症を概説できる。

Point

- 大腸菌はヒトの下部小腸から大腸に常在する腸管内常在菌叢を形成する細菌の一つであるが、病原性を有するものがある。大腸菌による腸管感染症には以下のものがある。
  ① 腸管出血性大腸菌（enterohemorrhagic *Escherichia coli*；EHEC）：O157などのベロ毒素を産生する。
  ② 腸管病原性大腸菌（enteropathogenic *E. coli*；EPEC）：サルモネラ食中毒様の症状をきたす。
  ③ 腸管組織侵入性大腸菌（enteroinvasive *E. coli*；EIEC）：消化管感染症をきたし赤痢様の症状を認める。
  ④ 腸管毒素原性大腸菌（enterotoxigenic *E. coli*；ETEC）：旅行者下痢症としてコレラ様の症状をきたす。エンテロトキシンを産生する。
  ⑤ 腸管凝集付着性大腸菌（enteroaggregative *E. coli*；EAEC）：乳幼児下痢症や食中毒の原因となる。

[腸管出血性大腸菌（EHEC）]

- 腸管出血性大腸菌は、病原大腸菌の中で血清型O157、O111、O104（ベロ毒素を産生する）などの細菌を経口的に摂取することにより消化管内で増殖する。ベロ毒素を産生することによって腸管上皮細胞における蛋白合成を抑制する。
- 生体内毒素型食中毒をきたす。
- 症状：発熱、腹痛、血便、急性腎不全、脳症など。
- ベロ毒素が体内に侵入することで血管内皮細胞が障害され、ベロ毒素に親和性のある腎病変を認め、その結果、血管内血栓の多発で溶血性尿毒症症候群（hemolytic uremic syndrome；HUS）を認める。
- 感染しても多くは不顕性であるが、乳幼児および老人で重篤化してHUSを認める傾向にある。
- 治療：輸液、抗菌薬投与など。止痢薬は腸管内に菌をとどめてベロ毒素を産生させるので**禁忌**★である。

図33 病原性大腸菌感染症

①腸管出血性大腸菌（EHEC）

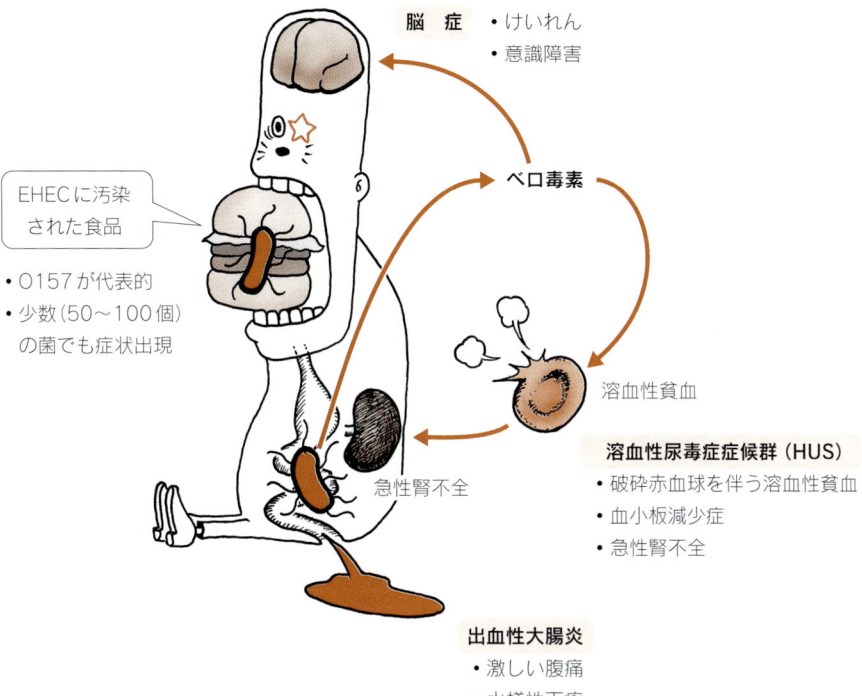

脳症
- けいれん
- 意識障害

ベロ毒素

EHECに汚染された食品
- O157が代表的
- 少数（50〜100個）の菌でも症状出現

溶血性貧血

急性腎不全

溶血性尿毒症症候群（HUS）
- 破砕赤血球を伴う溶血性貧血
- 血小板減少症
- 急性腎不全

出血性大腸炎
- 激しい腹痛
- 水様性下痢
- 著しい血便

②腸管病原性大腸菌（EPEC）
- 小腸に感染。
- 中南米の乳幼児胃腸炎の原因。

③腸管組織侵入性大腸菌（EIEC）
- 大腸の粘膜細胞に入り込む。
- 粘膜固有層のびらん、潰瘍を作り発熱、下痢、腹痛を起こす。
- 赤痢様下痢、しぶり腹（重症例）。

④腸管毒素原性大腸菌（ETEC）
- 途上国の乳幼児下痢症の原因として最多。
- 小腸に感染しエンテロトキシンによる水様性下痢を起こす。
- 旅行者下痢症の原因。
- 日本では食中毒の原因として多い。

⑤腸管凝集付着性大腸菌（EAEC）
- 亜熱帯の途上国で乳幼児下痢症患者からしばしば分離される。

122 溶血性尿毒症症候群の原因となるのはどれか。

A 腸管出血性大腸菌
B 腸管毒素原性大腸菌
C 腸管組織侵入性大腸菌
D 腸管凝集付着性大腸菌
E 腸管病原性大腸菌

❏解法ガイド　　溶血性尿毒症症候群（hemolytic uremic syndrome；HUS）とは、腸管出血性大腸菌の産生するベロ毒素などにより腎血管内皮細胞が傷害され、血管内に多発性の血小板血栓が形成され、赤血球破砕を伴う溶血性貧血や血小板減少、急性腎不全をきたすもので、特に乳幼児や老人に重篤化して認められる。

腸管出血性大腸菌も含めて、大腸菌による腸管感染症には以下のものがある。
①旅行者下痢症：腸管毒素原性大腸菌（ETEC）→コレラ毒素様のエンテロトキシン
②中南米の乳幼児胃腸炎の原因となる腸管病原性大腸菌（EPEC）
③赤痢様の粘血便をきたす腸管組織侵入性大腸菌（EIEC）
④ベロ毒素を産生し溶血性尿毒症症候群（HUS）をきたす腸管出血性大腸菌（EHEC）
⑤乳幼児下痢や食中毒の原因となる腸管凝集付着性大腸菌（EAEC）

❏選択肢考察　　A　腸管出血性大腸菌はO157やO111感染で、食中毒として経口感染して腸管内で菌が増殖し、ベロ毒素を産生して溶血性尿毒症症候群をきたす。年により大流行を生じることがある。(〇)

B　腸管毒素原性大腸菌は旅行者下痢症として認めることが多く、集団感染するが、溶血性尿毒症症候群の原因とはならない。(×)

C　腸管組織侵入性大腸菌は赤痢菌感染に類似するもので、発熱、テネスムス、粘血便を認めるが、溶血性尿毒症症候群をきたすことはまれである。(×)

D　腸管凝集付着性大腸菌は我が国ではまれであるが、アフリカなどの発展途上国で、乳幼児の下痢の原因となる。菌が互いに凝集するのが特徴である。(×)

E　腸管病原性大腸菌は中南米の乳幼児胃腸炎の原因として重要である。我が国ではまれである。(×)

解答：A

☐☐ **123**　1歳2か月の女児。5日前から下痢があり、今朝から血が混じるようになったので来院した。顔色蒼白で浮腫がみられる。体温38.6℃。血圧100/80mmHg。血液検査所見：赤血球210万、Hb 7.0g/dl、白血球12,200、血小板5万。血液生化学所見：尿素窒素60mg/dl、クレアチニン3.0mg/dl。末梢血塗抹May-Giemsa染色標本（⇒カラー口絵）を示す。

原因として最も考えられるのはどれか。
- A　黄色ブドウ球菌
- B　レンサ球菌
- C　病原性大腸菌
- D　ロタウイルス
- E　コレラ菌

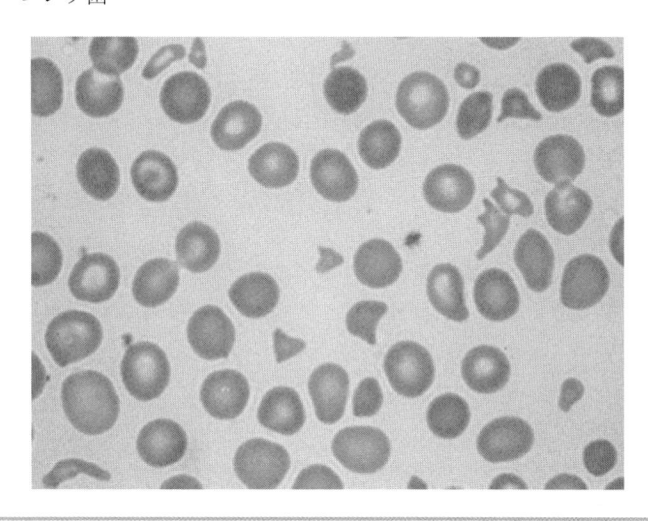

❏ **解法ガイド**　**身体所見**　#1　1歳2か月の女児。5日前から下痢を認める⇒急性発症の下痢。
　　　　　　　　　　#2　今朝から血が混じるようになった⇒血の混入は一般のウイルス性下痢症では認められないことで、細菌感染による腸炎を考えたい。
　　　　　　　　　　#3　顔色蒼白である⇒貧血が重症であると判断される。
　　　　　　　　　　#4　体温38.6℃⇒発熱。感染性疾患が強く疑われる。
　　　　　　　　　　#5　血圧100/80mmHg⇒低下している。
　　　　　　　　　　#6　浮腫がみられる⇒急性腎不全に合致した所見である。
　　　　　　　検査所見　血液検査所見では、
　　　　　　　　　　#1　赤血球210万（基準380〜480万）、Hb 7.0g/dl（基準12〜16）⇒貧血が強い。
　　　　　　　　　　#2　白血球12,200（基準4,000〜8,500）⇒上昇している。
　　　　　　　　　　#3　血小板5万（基準15〜40万）⇒低下している。
　　　　　　　　　　血液生化学所見では、
　　　　　　　　　　#4　尿素窒素60mg/dl（基準8〜20）、クレアチニン3.0mg/dl（基準0.6〜1.1）⇒急性腎不全と判断できよう。
　　　　　　　画像所見　末梢血塗抹May-Giemsa染色標本では、
　　　　　　　　　　#1　多数の変形、破砕赤血球が認められ、標的細胞や赤血球の大小不同も存在する⇒赤血球破砕症候群に合致する。溶血性尿毒症症候群と考えてもよい。

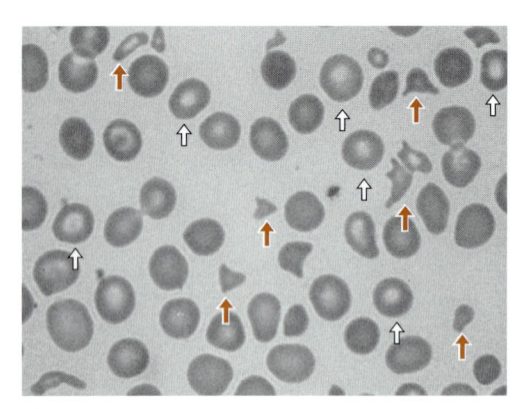

↑：破砕赤血球
⇧：標的細胞

❏ 診　　断　　腸管出血性大腸菌による溶血性尿毒症症候群で、赤血球破砕症候群を呈したもの。

❏ 解法サプリ　　乳幼児や老人で、下痢性の血便の後、急性腎不全を伴っている場合には腸管出血性大腸菌（EHEC）による溶血性尿毒症症候群を考慮したい。溶血性尿毒症症候群は赤血球破砕症候群、血小板減少、急性腎不全を特徴とする。この疾患はベロ毒素によるものなので、消化管内に腸管出血性大腸菌やベロ毒素をとどめるため、治療として止痢薬は**禁忌**★である。

❏ 選択肢考察
A　黄色ブドウ球菌感染では外毒素のエンテロトキシンにより、食中毒として発熱を伴わない腹痛・水様性下痢を認めることがあるが、赤血球破砕症候群や血便を認めることはない。(×)
B　レンサ球菌感染で下痢を認めることは少なく、溶血性尿毒症症候群となることはほとんどない。(×)
C　病原性大腸菌の中で、腸管出血性大腸菌は発熱、赤血球破砕症候群、急性腎不全などを伴う溶血性尿毒症症候群をきたす。これはベロ毒素によるものとされる。乳幼児や高齢者で重症化する。(○)
D　ロタウイルスは乳幼児で、冬季に白色便性下痢を認めることがあるが、溶血性尿毒症症候群となることはない。(×)
E　コレラ菌は外毒素により大量の水様性下痢を認めるが、溶血性尿毒症症候群となることはない。(×)

解答：C

到達目標 5 ジフテリア、破傷風と百日咳の症候、診断と予防を説明できる。

Point

[ジフテリア]
- ジフテリアはグラム陽性桿菌の *Corynebacterium diphtheriae* が原因となる伝染性疾患である。
- 近年はトキソイドの予防接種により激減し、ほとんど発生はみない。
- ジフテリアは飛沫感染し、毒素を産生することにより蛋白合成を阻害し、偽膜を形成するのが特徴である。この毒素は流血中に入り、全身性に散布され、親和性の高い心臓や神経、腎臓などに病変（Aschoff体（アショフ））を生じうる。
- 症状：臨床的には鼻腔や咽頭、扁桃、喉頭などに偽膜性の病変を生じる局所症状と、菌体外毒素が全身に播種されたために生ずる合併症としての心不全や房室ブロックなどの不整脈を伴った心筋炎や、ジフテリア毒素による末梢神経障害がある。
- 治療：ペニシリン系やマクロライド系の抗菌薬を投与するとともに、毒素の中和のために抗毒素が投与される。

[破傷風]
- 破傷風（tetanus）は偏性嫌気性のグラム陽性桿菌である芽胞形成性の破傷風菌（*Clostridium tetani*）の産生する菌体外神経毒素（テタノスパスミン）による感染症で、全身の随意性横紋筋の持続的緊張や強直性けいれんをきたす。
- 症状：破傷風菌は土壌中や錆びた金属の中などに存在し、外傷により汚染を受けた場合に、約1～3週程度の潜伏期をもって開口障害（牙関緊急）で発症してくる。その後、次第に随意筋が障害され、構語障害や嚥下障害、さらに痙笑などをきたすようになり、全身性の筋強直で後弓反張などを認めるようになる。また、交感神経の興奮も認められるようになり、発汗や縮瞳、血圧の異常なども合併してくる。この時期には窒息や誤嚥性肺炎による死亡が少なくない。
- 治療：古釘を踏み抜いた場合や、傷口が土壌で汚染されている場合などで嫌気性条件が疑われる場合には、創部の開放やデブリドマンとともに予防的なトキソイドの投与が必要となる。発症後は抗破傷風ヒト免疫グロブリン（TIG）や鎮痙薬の投与が行われる。

[百日咳]
- 百日咳はグラム陰性桿菌の *Bordetella pertussis* による呼吸器感染で、長期間持続する咳発作が特徴である。
- 百日咳は飛沫感染したのち、気管支上皮の声門に付着し、増殖し、百日咳毒素を産生することにより特有の咳発作を呈するようになる。
- 1～2週間の潜伏期ののち、まずカタル期を経てスタッカートと呼ばれる連続性の発作性の咳のあと、大量の吸気のwhoopが続き、これを繰り返すレプリーゼを夜間に頻発し、特に舌圧子などによる刺激で生ずることが多い。この状態が数週間持続するが、それによりいわゆる百日咳様顔貌と呼ばれる顔面の浮腫を認めることがある。
- 診断：咽頭塗擦物などからの百日咳菌の証明や抗体価の上昇、末梢血リンパ球数の増加が有用である。
- 治療：除菌の目的ではエリスロマイシンなどのマクロライド系抗菌薬が主として用いられ、また予防としては百日咳ワクチンの接種がDPTワクチン（三種混合ワクチン）として行われている。

図34 ジフテリア、破傷風、百日咳の症候と予防

ジフテリア

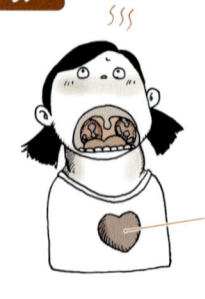

症候
- 発熱
- 咽頭痛、嚥下痛、頸部リンパ節腫大（牛頸 bull neck）
- 偽膜を伴う咽頭・扁桃炎＝咽頭・扁桃ジフテリア
- 嗄声、犬吠様咳嗽、呼吸困難（真性クループ）＝喉頭ジフテリア

合併症
- ジフテリア菌の毒素は心筋や神経に親和性が高い。
- 心筋炎、神経麻痺など

破傷風

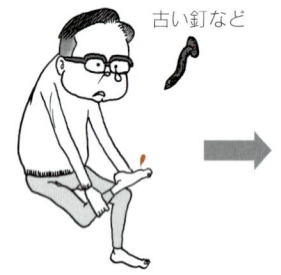

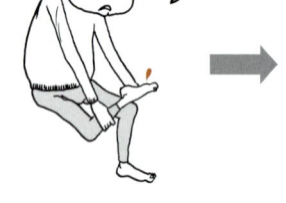

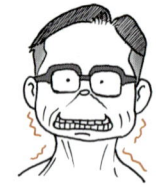

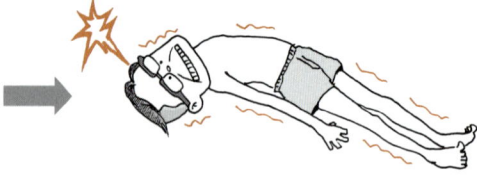

古い釘など

破傷風菌に汚染された古い釘などによる傷が原因。

- **開口障害（牙関緊急）**
- **破傷風顔貌（痙笑）**
- 嚥下困難
- 発語困難
- 呼吸困難
- 歩行障害

- 頸部硬直
- 腱反射亢進、病的反射出現
- 強直性けいれん（後弓反張）
- 交感神経亢進

百日咳

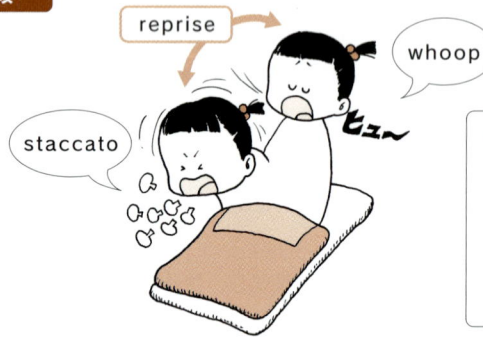

reprise
whoop
staccato

百日咳の症状（痙咳期）
☐ 早く短い咳が連続的に起こり（staccato スタッカート）、その後に高く連続性の音を伴った長い吸気（whoop ウープ）がみられる。staccatoとwhoopを繰り返すことをreprise レプリーゼという。

予防

三種混合ワクチン（DPTワクチン）
- D：ジフテリア（diphteria）
- P：百日咳（pertussis）
- T：破傷風（tetanus）

124 ジフテリアについて**誤っている**のはどれか。

A　真性クループの原因となる。
B　毒素により心筋炎を伴う。
C　咽頭に偽膜性病変を形成する。
D　大部分が不顕性感染をする。
E　トキソイドワクチンの有効性は低い。

❏ 解法ガイド　　ジフテリアは、ジフテリア菌（*Corynebacterium diphteriae*）の感染によって生じる上気道粘膜疾患で、喉頭、咽頭、鼻ジフテリアの3種類がある。菌から産生された毒素により昏睡や心筋炎、末梢神経障害などの全身症状が起こることもある。

現在我が国ではジフテリアのトキソイドワクチンを含む三種混合ワクチン（DPT）の接種により患者は激減した。2類感染症に含まれる。

❏ 選択肢考察
A　喉頭ジフテリアでは、声帯が障害されて嗄声、犬吠様の咳、吸気性呼吸困難などを呈する真性クループの原因となる。(○)
B　ジフテリア菌の産生する毒素により心筋炎や多発性末梢神経障害を伴う。心筋炎では刺激伝導障害を認めたり、病理でAschoff（アショフ）体を認める。(○)
C　咽頭、扁桃や鼻腔に偽膜性病変を形成する。重症例では偽膜部の壊死を起こし悪臭を放つ。(○)
D　ジフテリアでは大部分が不顕性感染をし、症状を呈するのは10％程度である。(○)
E　ジフテリアのトキソイドワクチンを含む三種混合ワクチン（DPT）は有効であり、その接種によりジフテリア患者は激減した。(×)

解答：E

□□ 125 破傷風について正しいのはどれか。
A 病原菌は嫌気性菌である。
B 菌体内毒素が原因となる。
C 四肢末端から発症する。
D 潜伏期が短いほど予後が良い。
E 破傷風トキソイドが受動免疫に有用である。

解法ガイド

破傷風（tetanus）は偏性嫌気性のグラム陽性桿菌である芽胞形成性の破傷風菌（*Clostridium tetani*）の産生する菌体外神経毒素（テタノスパスミン）による感染症で、全身の随意性横紋筋の持続的緊張や強直性けいれんをきたす。

破傷風菌は土壌中や錆びた金属の中などに存在し、外傷によりそれらの汚染を受けた場合に、約1～3週間程度の潜伏期をもって開口障害（牙関緊急、trismus）で発症してくる。その後、次第に随意筋が障害され、構語障害や嚥下障害、さらに痙笑などをきたすようになり、全身性の筋強直で後弓反張（opisthotonus）などを認めるようになる。また、交感神経の興奮も認められるようになり、発汗や縮瞳、血圧の異常なども合併してくる。この時期には窒息や誤嚥性肺炎による死亡が少なくない。その後、回復するが、治療としては呼吸管理が重要である。

選択肢考察

A 破傷風の病原菌は *C. tetani* であり、グラム陽性桿菌の嫌気性菌である。芽胞形成性で、神経性の外毒素であるテタノスパスミンを産生する。(○)

B 破傷風におけるけいれんは破傷風菌の産生した菌体外毒素によるものであり、菌体内毒素（エンドトキシン）によるものではない。破傷風の産生するテタノスパスミンは骨格筋の神経筋接合部に取り込まれ、運動神経内を逆行性に脊髄や脳神経の運動神経細胞に達する。それにより随意筋の痙性麻痺や、交感神経の興奮をきたすようになる。(×)

C 破傷風の臨床症状は開口障害（牙関緊急）から開始するのであり、四肢末端から始まるのではない。その後、構語障害や嚥下障害、さらには後弓反張に至るまでの随意筋の収縮をきたす。(×)

D 破傷風は潜伏期が7日以内の症例や、開口障害から全身けいれんまでの onset time が48時間以内の症例は予後が不良である。(×)

E 破傷風トキソイドは外傷で土壌や古釘などによる汚染を受けた可能性のある創傷が存在する場合に能動免疫形成のために投与するものであり、発症時の投与は効果がない。発症時には局所の処置やペニシリンの投与とともに、受動免疫を与える抗破傷風ヒト免疫グロブリン（TIG）や鎮痙薬の投与、呼吸管理などを行う必要がある。(×)

解答：A

□□ 126　65歳の男性。10日前に工事現場で下腿に外傷を受けた。昨夜から傷口の疼痛と下腿の筋のこわばりとがあり、今朝から開口困難と嚥下障害とが出現した。体温37.1℃。
正しいのはどれか。
A　意識障害を認める。
B　菌体内毒素が原因となる。
C　外毒素が神経筋接合部に作用することにより発症する。
D　小児期のトキソイドによる免疫があれば発症が予防できた。
E　抗破傷風ヒト免疫グロブリン投与の適応がある。

□ 解法ガイド　身体所見
#1　65歳の男性が10日前に工事現場で下腿に外傷を受けた⇒下腿部の外傷で注意しなければならないのは筋の大量の挫滅によるミオグロビンの出現で急性腎性腎不全を呈するMNMS（myonephropathic-metabolic syndrome）や、外傷からの感染による菌血症や破傷風感染、ガス壊疽などである。

#2　昨夜から傷口の疼痛と下腿の筋のこわばりとがあり、今朝から開口困難と嚥下障害とが出現した⇒傷口の疼痛は外傷時の菌の侵入による感染と考えられるが、9日間の間隔があるので、一般の黄色ブドウ球菌やレンサ球菌による感染症とは考えにくい。

#3　下腿の筋のこわばりが出現してきた⇒破傷風にみられる病巣周辺から発症する随意筋の異常収縮が考えられる。

#4　今朝から開口障害が出現してきた⇒破傷風の初発症状の一つである牙関緊急が認められるようになったと考えられる。破傷風ではその後、嚥下障害や構語障害を認めるようになるが、この症例でも嚥下障害が出現してきている。破傷風では意識障害は認めず、また感覚障害がないのが特徴である。

#5　体温37.1℃⇒破傷風は神経性の菌体外毒素（テタノスパスミン）によるものなので、菌血症をきたすことはなく、体温の著明な上昇は認めない。この症例においても体温37.1℃と微熱にとどまっている。

□ 診　断　　破傷風。
□ 解法サプリ　破傷風はグラム陽性桿菌の嫌気性菌である *Clostridium tetani* による感染で、神経性の菌体外毒素であるテタノスパスミンが神経筋接合部から運動神経を逆行性に中枢神経に至り、それにより随意筋の強直性けいれんをきたすものである。
□ 選択肢考察
A　破傷風の外毒素であるテタノスパスミンは運動抑制ニューロンを抑制するのであり、意識障害を生じることはない。(×)
B　破傷風におけるけいれんは破傷風菌の産生した菌体外毒素によるものであり、菌体内毒素（エンドトキシン）によるものではない。(×)
C　破傷風外毒素が神経筋接合部に作用するのではなく、中枢神経に作用することにより生じる。破傷風の産生するテタノスパスミンは骨格筋の神経筋接合部に取り込まれ、運動神経内を逆行性に脊髄や脳神経の運動神経細胞に達する。それにより随意筋の痙性麻痺や、交感神経の興奮をきたすようになる。それに対し、同じく *Clostridium* 属のボツリヌス食中毒の原因となる外毒素のボツリヌス毒素は、神経筋接合部に生じることにより随意筋の麻痺をきたす。(×)

D　小児期のDPT三混ワクチンなどによるトキソイド投与は能動免疫を形成するが、破傷風のトキソイド投与では抗体価が長時間は持続しない。受傷時には創部の開放的な処置や十分なデブリドマンが必要であり、同時にトキソイドの投与による能動性免疫に対するブースター効果により抗破傷風抗体価を上昇させるべきである。(×)

E　破傷風の発症時には局所の処置やペニシリンの投与とともに、受動免疫を与える抗破傷風ヒト免疫グロブリン(TIG)や鎮痙薬の投与、呼吸管理などを行う必要がある。(○)

解答：E

127 破傷風を発症している患者の治療として正しいのはどれか。
A　アミノ配糖体薬投与
B　破傷風トキソイド投与
C　抗破傷風ヒト免疫グロブリン投与
D　血漿交換
E　血液透析

❏ 解法ガイド　　古釘を踏み抜いた場合や、傷口が土壌で汚染されている場合などで嫌気性条件が疑われる場合には、創部の開放やデブリドマンとともに予防的なトキソイドの投与が必要となる。さらに発症後は抗破傷風ヒト免疫グロブリン（TIG）や鎮痙薬の投与が行われる。破傷風菌自体に対してはペニシリン投与が必要となる。予後としては、潜伏期が2週以内の症例や、開口障害から全身けいれんに至るまでのonset timeが48時間以内の症例は予後が不良である。

❏ 選択肢考察
A　一般に嫌気性菌に対しては、アミノ配糖体薬投与は無効である。破傷風菌もグラム陽性桿菌の嫌気性菌である *C. tetani* による感染である。(×)
B　破傷風トキソイドは発症予防に有用であるが、この症例のように発症している症例には有用ではない。あくまでも予防である。(×)
C　破傷風を発症している症例に用いるのは、抗破傷風ヒト免疫グロブリンである。これは受動免疫で、体内の破傷風毒素に対して抑制するために用いられる。また、呼吸管理も重要である。(○)
D　血漿交換は一般的には破傷風には適応がない。(×)
E　血液透析も、破傷風で腎機能が障害されるのではないので適応はない。(×)

解答：C

128 百日咳の起炎菌はどれか。

A　*Haemophilus influenzae*
B　*Bordetella pertussis*
C　*Moraxella catarrhalis*
D　*Streptcoccus pneumoniae*
E　*Pseudomonas aeruginosa*

❏ **解法ガイド**

百日咳は飛沫感染したのち、気管支上皮の声門に付着し、増殖し、百日咳毒素を産生することにより特有の咳発作を呈するようになる。1～2週間の潜伏期ののち、まずカタル期を経てスタッカートと呼ばれる連続性の発作性の咳のあと、大量の吸気が続き、これを繰り返すレプリーゼを夜間に頻発し、特に舌圧子などによる刺激で生ずることが多い。乳児期には無呼吸発作を認めることもある。この状態が数週間持続するが、それによりいわゆる百日咳顔貌と呼ばれる顔面の浮腫を認めることがある。

診断としては咽頭塗擦物などからの百日咳菌の証明や抗体価の上昇のほか、末梢血リンパ球数の増加が診断上、有用である。

治療としては、除菌の目的ではエリスロマイシンなどのマクロライド系抗菌薬が主として用いられ、また予防としては百日咳ワクチンの接種がDPTワクチン（三種混合ワクチン）として行われている。

❏ **選択肢考察**

A　*Haemophilus influenzae*はインフルエンザ菌であり、好気性のグラム陰性桿菌である。慢性呼吸器疾患である気管支拡張症やびまん性汎細気管支炎などの急性増悪の原因であり、小児では副鼻腔炎や中耳炎、さらに化膿性髄膜炎の起炎菌になることが少なくない。百日咳の起炎菌ではない。(×)

B　百日咳はグラム陰性桿菌の*Bordetella pertussis*による呼吸器感染で、長期間持続する咳発作が特徴である。(○)

C　*Moraxella catarrhalis*は肺炎球菌とともに慢性呼吸器疾患である気管支拡張症やびまん性汎細気管支炎などの急性増悪の原因となる。(×)

D　*Streptcoccus pneumoniae*は肺炎球菌（*Pneumococcus*）であり、グラム陽性双球菌である。髄膜炎、敗血症や大葉性肺炎の原因となるとともに慢性呼吸器疾患の急性増悪の原因となるが、百日咳の起炎菌ではない。(×)

E　*Pseudomonas aeruginosa*はグラム陰性桿菌の緑膿菌であり、日和見感染の原因であるが、百日咳の起炎菌ではない。(×)

解答：B

□□ **129** 10か月の乳児。1週前からかぜ気味であったが、次第に咳がひどくなってきたので来院した。連続して5〜10回咳込んだ後、顔面を紅潮させ呼気を止め、続いて笛を吹くような呼気を伴う発作性咳嗽を反復している。体温37.0℃。白血球32,000（桿状核好中球2％、分葉核好中球9％、単球3％、リンパ球86％）。CRP 0.1mg/dl。
診断はどれか。
A　肺炎球菌性肺炎
B　急性扁桃炎
C　急性喉頭蓋炎
D　クループ
E　百日咳

❑ **解法ガイド** 　身体所見　#1　10か月の乳児が1週前からかぜ気味であったが、次第に咳がひどくなってきたので来院した⇒かぜの後の咳の増悪ではウイルス感染によるかぜで気道線毛運動が障害され、それにより細菌が気道に侵入し、気管支炎や肺炎を合併してきた可能性がある。

　　　　　　　　#2　連続して5〜10回咳込んだ後、顔面を紅潮させ呼気を止め、続いて笛を吹くような呼気を伴う発作性咳嗽を反復している⇒連続して5〜10回咳込むということは、いわゆる百日咳にみられるスタッカートに一致する。

　　　　　　　　#3　顔面を紅潮させ呼気を止め、続いて笛を吹くような呼気を伴う発作性咳嗽が認められている⇒百日咳が最も考えられる。

　　　　　　　　#4　体温37.0℃⇒百日咳菌は体内に侵入することはないので、発熱を伴うことはなく、この症例も体温37.0℃にとどまっている。

　　　　　検査所見　#1　白血球32,000⇒乳児であるということを考慮しても増加している。

　　　　　　　　#2　分画でリンパ球86％⇒絶対数の増加も認めている。

　　　　　　　　#3　CRP 0.1mg/dl（基準0.3以下）⇒陰性であり、炎症反応は存在していないことを示している。一般に百日咳では赤沈亢進やCRP上昇などの炎症所見が認められないことに合致する。

❑ **診　断** 　百日咳。

❑ **解法サプリ** 　百日咳は4歳未満の小児に好発し、母体免疫が移行しないので新生児期から罹患しうる。飛沫感染による伝染ののち、1〜2週間の潜伏期をもって発熱や鼻汁、咳などのカタル症状として、いわゆるかぜ様症状で発症する。そののち、夜間に強く、刺激により誘発される百日咳特有の咳発作を認める、いわゆる痙咳期に入る。痙咳期には連続性の咳発作を認めるようになる。

❑ **選択肢考察** 　A　肺炎球菌性肺炎では発熱、呼吸困難や胸部X線で陰影を認める。反復する発作性咳嗽を伴うことはなく、また、CRP上昇、好中球上昇などを認めるはずであり、この患者では否定的である。（×）

　　　　　　B　急性扁桃炎はA群β溶血性レンサ球菌などが原因となり、発熱、咽頭痛を認めるが、反復する発作性咳嗽などは認めない。（×）

　　　　　　C　急性喉頭蓋炎では喉頭蓋の炎症で上気道の閉塞を認め、吸気性呼吸困難を生じる。炎症反応を認めるが、発作性咳嗽などは認めない。（×）

　　　　　　D　クループはジフテリアやインフルエンザ菌、パラインフルエンザウイルスなどに

より生じ、吸気性呼吸困難、犬吠様咳嗽、嗄声をきたすものであり、この患者の所見とは異なる。(×)

E 10か月の乳児が、特徴的な咳発作を反復していることや、発熱を認めず、CRPも陰性であり、いわゆる一般的な気道感染ではなく、百日咳発作の可能性を疑わせる。また、白血球でリンパ球の絶対的増多を認めることも百日咳に合致する所見である。(○)

解答：E

到達目標

6 劇症型A群β溶レン菌感染症を概説できる。

Point

[劇症型A群β溶レン菌感染症（レンサ球菌性毒素性ショック症候群）]
- 「人食いバクテリア症」と呼ばれる。
- 発熱、咽頭痛、四肢の疼痛や血圧低下で発症し、数十時間以内に軟部組織壊死性筋膜炎、循環不全を起こし、多臓器不全となる。
- 突発的なショック病態である。
- 治療：抗菌薬（ペニシリン）、切開排膿・ドレナージ・デブリドマン、毒素除去。
- 死亡率は30〜40％である。

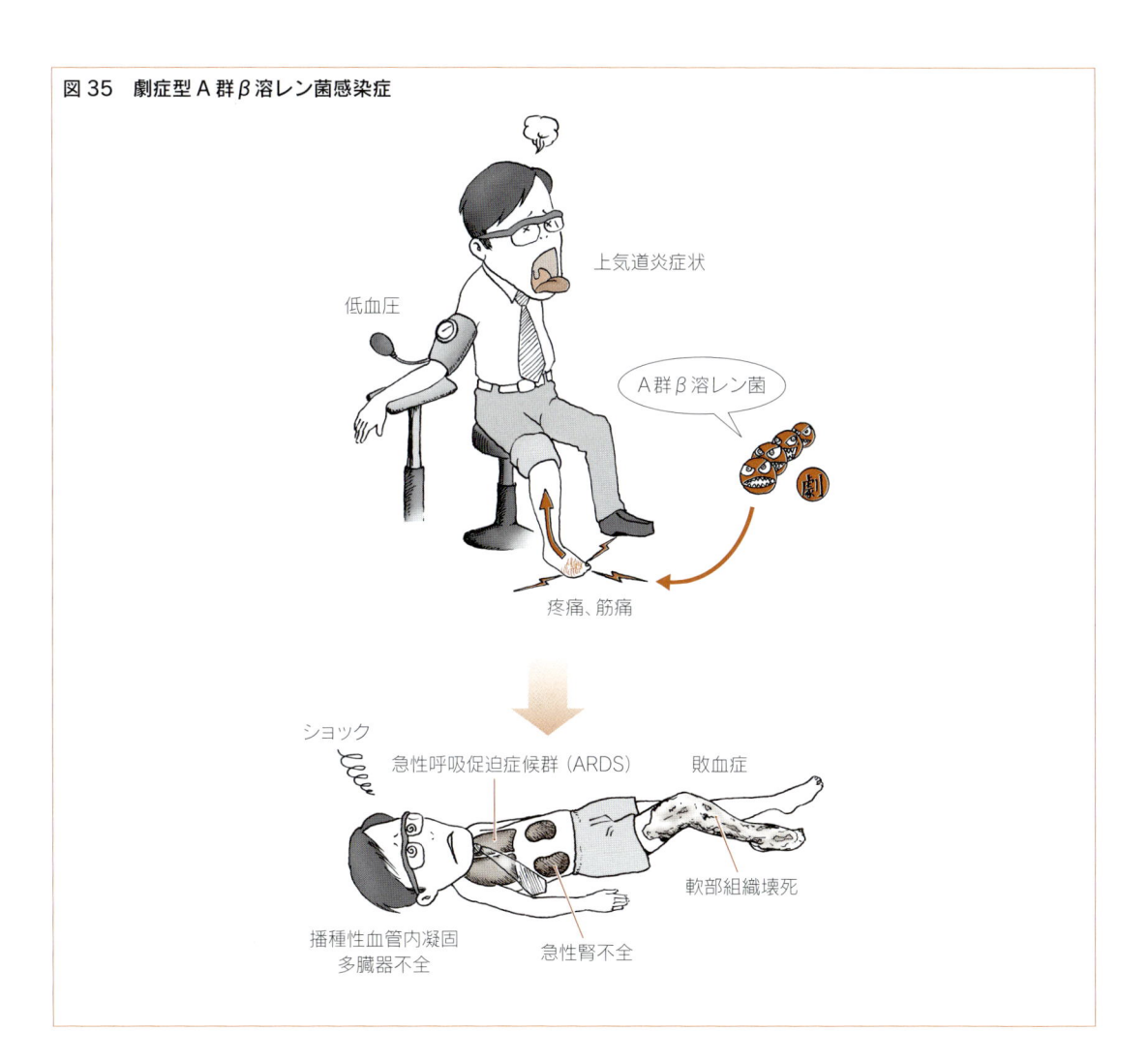

図35 劇症型A群β溶レン菌感染症

上気道炎症状
低血圧
A群β溶レン菌
疼痛、筋痛

ショック
急性呼吸促迫症候群（ARDS）
敗血症
軟部組織壊死
播種性血管内凝固
多臓器不全
急性腎不全

□□ **130** 劇症型A群β溶レン菌感染症で認められるのはどれか。

A　リウマチ熱
B　壊死性筋膜炎
C　急性糸球体腎炎
D　敗血症性ショック
E　強直性けいれん

❏ 解法ガイド　　劇症型A群β溶レン菌感染症は「人食いバクテリア症」とも呼ばれ、レンサ球菌性毒素性ショック症候群（streptococcal toxic shock syndrome；STSS）を引き起こす。
　　特に基礎疾患（悪性腫瘍、糖尿病、肝障害など）をもたない人に発熱や咽頭痛、四肢の疼痛や血圧低下などを伴って突発的に発症し、急速かつ電撃的に進行し、数十時間以内に組織の壊死や循環不全、多臓器不全（MOF）を起こす。そのうちの30〜40％が死亡することがあるので、注意が必要である。治療は抗菌薬（ペニシリン）、切開排膿・ドレナージ・デブリドマン、毒素除去である。

❏ 選択肢考察
A　リウマチ熱はA群β溶レン菌感染2〜4週間後に、発熱、大関節炎、輪状紅斑、小舞踏病、心炎などの症状を認めるものである。A群溶レン菌感染による疾患ではあるが、外毒素は関係なく免疫が関係しており、劇症型A群β溶レン菌感染症で認められるものではない。(×)
B　劇症型A群β溶レン菌感染症では上気道炎症状や壊死性筋膜炎、突発的なショック病態が特徴であり、ARDS、腎不全、DICなどを伴う。(○)
C　急性糸球体腎炎はA群β溶レン菌感染2〜4週間後に、血尿、乏尿、浮腫、高血圧を認めるものであるが、外毒素は関係なく免疫が関係しており、劇症型A群β溶レン菌感染症で認められるものではない。(×)
D　敗血症性ショックはグラム陰性桿菌の内毒素（エンドトキシン）によるもので、グラム陽性球菌である溶レン菌感染では認めない。黄色ブドウ球菌のショック毒素や劇症型A群β溶レン菌感染によるものではない。(×)
E　強直性けいれんは破傷風などで認められるが、劇症型A群β溶レン菌感染症では筋破壊はあっても強直性けいれんを認めるものではない。(×)

解答：B

到達目標 7 インフルエンザ（桿）菌症と肺炎球菌感染症を概説できる。

Point

[インフルエンザ菌症]
- インフルエンザ菌（*Haemophilus influenzae*）はヘモフィルスに属する好気性のグラム陰性桿菌である。インフルエンザ菌は咽頭の常在菌であり、80％以上のヒトが常在菌叢に有している。
- 臨床的には慢性呼吸器疾患である気管支拡張症やびまん性汎細気管支炎（diffuse panbronchiolitis；DPB）などの急性増悪時の原因菌として肺炎球菌や*Moraxella catarrhalis*とともに認められることが多く、小児では副鼻腔炎や中耳炎、さらに化膿性髄膜炎の起炎菌になることが少なくない。また、まれに成人の細菌性心内膜炎の原因として認められることもある。

[肺炎球菌感染症]
- 肺炎球菌は莢膜をもつグラム陽性球菌で、2個連なって双球状（ランセット型）を呈し、血液寒天培地上、α溶血（緑色）を呈し、莢膜多糖体の抗原性により型分類されている（→この莢膜多糖体に対する抗体がCRP）。
- 5〜20％の健康人（小児に多い）の上気道に常在菌として存在しており、感冒やインフルエンザなどで誘発されて内因性感染を生じ、肺炎を呈する。
- 肺炎・菌血症：内因性感染により肺胞内炎症を生じ、Kohnの小孔を通じて広がり大葉性肺炎を生じるが、その後、炎症は吸収され肺の構築を壊すことなく治癒する。急性期には菌血症を認める。5歳未満の摘脾患者では肺炎球菌による重症の敗血症を呈する。
- 慢性気道感染症：慢性の気道病変のある患者では、インフルエンザ菌に次いで多い。
- 化膿性髄膜炎：日和見感染（→糖尿病）として生じることが多い。
- 診断：痰では常在菌の場合があるので、好中球に貪食されたものが診断に有用である。また、血液・胸水・脳脊髄液など本来無菌であるべき検体から検出されれば診断できる。
- 治療：ペニシリンGやエリスロマイシンが有効だが、耐性菌の出現率が半数以上→カルバペネム。

図36 インフルエンザ菌と肺炎球菌による感染症

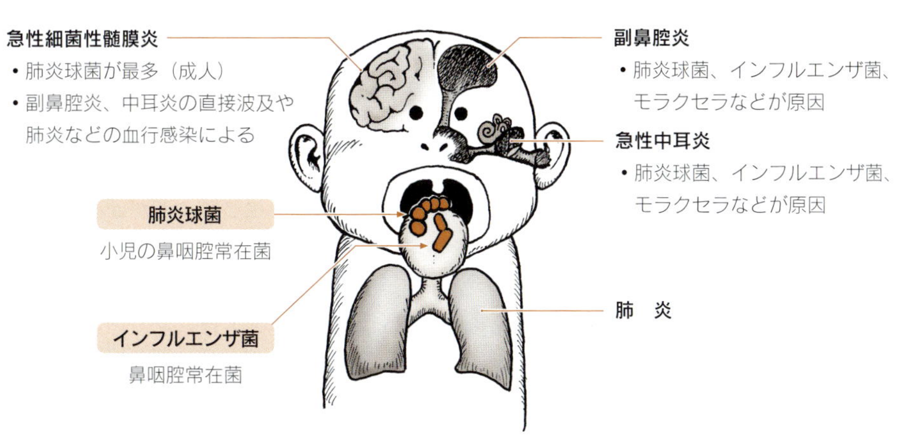

急性細菌性髄膜炎
- 肺炎球菌が最多（成人）
- 副鼻腔炎、中耳炎の直接波及や肺炎などの血行感染による

副鼻腔炎
- 肺炎球菌、インフルエンザ菌、モラクセラなどが原因

急性中耳炎
- 肺炎球菌、インフルエンザ菌、モラクセラなどが原因

肺炎球菌
小児の鼻咽腔常在菌

インフルエンザ菌
鼻咽腔常在菌

肺炎

> **131** ヘモフィルスによって起こる感染症**でない**のはどれか。
> A 化膿性髄膜炎
> B 中耳炎
> C 慢性気道感染症
> D 化膿性胆管炎
> E 軟性下疳

□解法ガイド　　ヘモフィルスは好気性のグラム陰性桿菌であり、その中には *Haemophilus influenzae*（インフルエンザ菌）をはじめとして *H. parainfluenzae* や *H. ducreyi* が含まれている。*H. ducreyi* は STD の軟性下疳の原因菌である。*H. influenzae* は咽頭の常在菌であり、80％以上のヒトが常在菌叢に有している。臨床的には慢性呼吸器疾患である気管支拡張症やびまん性汎細気管支炎（DPB）などの急性増悪時の原因菌として肺炎球菌や *Moraxella catarrhalis* とともに認められることが多く、小児では副鼻腔炎や中耳炎、さらに化膿性髄膜炎の起炎菌になることが少なくない。また、まれに成人の細菌性心内膜炎の原因として認められることもある。

　　一般にヘモフィルス属は、その増殖に血液中に含まれる第 X 因子（ヘマチン）や、第 V 因子（NAD）を必要とするのが特徴である。ヘモフィルスに対する治療としては一般に ABPC（アンピシリン）が用いられているが、10〜20％の菌では β ラクタマーゼ産生菌が出現しており、そのような場合にはニューキノロン系薬や β ラクタマーゼ阻害薬とペニシリン系の合剤などが用いられている。

□選択肢考察
A 化膿性髄膜炎すなわち細菌性髄膜炎は、その起炎菌が年齢依存性であり、新生児期には B 群レンサ球菌や大腸菌、一部黄色ブドウ球菌などが原因となる。これは新生児髄膜炎は産道感染により生じるものが多いためである。また、幼児期には *H. influenzae* による髄膜炎が最も多く、その他、髄膜炎菌性髄膜炎や肺炎球菌による髄膜炎が認められる。また、成人期には肺炎球菌による髄膜炎が最も多い。それゆえ、小児の化膿性髄膜炎としては *H. influenzae* による髄膜炎が考えられるので、ヘモフィルスによって起こる感染症といえよう。(○)
B 中耳炎や副鼻腔炎などの耳鼻科的感染症も *H. influenzae* によって生じることが多いので、中耳炎もヘモフィルスによる感染症と考えられる。その他、肺炎球菌やブドウ球菌なども中耳炎の起炎菌となりうる。(○)
C 慢性気道感染症は DPB や気管支拡張症などの慢性呼吸器疾患の急性増悪の起炎菌として出現してくるものと考えられ、これは *H. influenzae* によるものが最も多く、その他、肺炎球菌や *M. catarrhalis* によるものが認められる。このような場合に *H. influenzae* に対して ABPC（アンピシリン）が投与されることが多いが、それにより菌交代現象を生じ、緑膿菌感染を生じることが少なくない。(○)
D 一般にヘモフィルスは、その増殖に血液に含まれる第 X 因子（ヘマチン）や第 V 因子（NAD）を必要とするため、それらの少ない胆道系に対する感染を呈することはまれであり、化膿性胆管炎の原因となることはほとんどない。(×)
E ヘモフィルス属に属する *H. ducreyi* は STD の軟性下疳の原因菌である。(○)

解答：D

□□ **132** 61歳の男性。発熱、咳および痰のため来院した。5日前に咽頭痛と悪寒とが出現し、3日前から38.5℃の発熱、咳、痰および全身倦怠感が出現した。脈拍96/分、整。血圧148/88mmHg。右上肺野にcoarse cracklesを聴取する。喀痰のグラム染色標本（⇒カラー口絵）を示す。

予想される所見はどれか。

A　赤沈10mm/1時間、　白血球2,400、　　CRP 1.0mg/dl
B　赤沈10mm/1時間、　白血球13,800、　CRP 1.0mg/dl
C　赤沈83mm/1時間、　白血球2,400、　　CRP 1.0mg/dl
D　赤沈83mm/1時間、　白血球2,400、　　CRP 21.3mg/dl
E　赤沈83mm/1時間、　白血球13,800、　CRP 21.3mg/dl

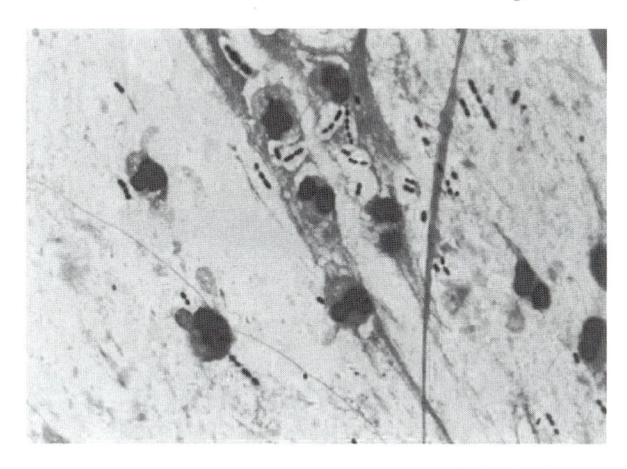

❏ **解法ガイド** 　身体所見　#1　61歳の男性が発熱、咳および痰のため来院した⇒呼吸器感染が考えられる。
　　　　　　　　　　　#2　5日前に咽頭痛と悪寒とが出現した⇒上気道炎があったものと考えられる。
　　　　　　　　　　　#3　3日前から38.5℃の発熱、咳、痰および全身倦怠感が出現した。
　　　　　　検査所見　#1　脈拍96/分、整⇒やや頻脈。
　　　　　　　　　　　#2　血圧148/88mmHg⇒収縮期血圧が高めであるがショックではない。
　　　　　　　　　　　#3　右上肺野にcoarse cracklesを聴取する⇒気道分泌が亢進しており、気管支炎や肺炎が考えられる。
　　　　　　画像所見　喀痰のグラム染色標本では、
　　　　　　　　　　　#1　ランセット型のグラム陽性球菌が多数認められる⇒肺炎球菌と考えられる。

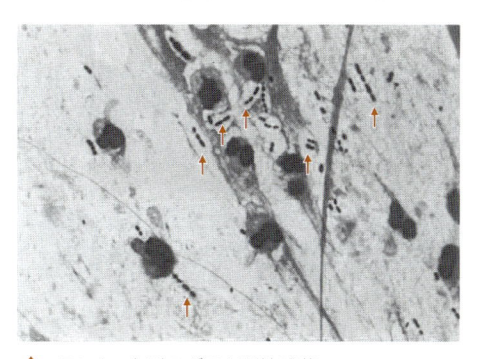

↑：ランセット型のグラム陽性球菌

❏ 診　　断　　　　肺炎球菌性肺炎。
　　　　　　　　　　炎症症状と呼吸器症状があるので気道感染が考えられ、喀痰のグラム染色でランセット型のグラム陽性球菌も認められる。この症例では胸部X線所見はないが、肺炎球菌性肺炎が最も考えられる。

❏ 解法サプリ　　　　健康人の肺炎はマイコプラズマ肺炎や肺炎球菌性肺炎が多いが、ともにかぜの上気道感染症状に引き続いて生じることが多い。肺炎球菌性肺炎は菌血症を伴うことも多く、炎症反応は著明で、赤沈、CRPや好中球も増加する。
　　　　　　　　　　基準範囲は、赤沈2〜10 mm/1時間、白血球4,000〜8,500、CRP 0.3 mg/dl 以下である。

❏ 選択肢考察　　　A　赤沈10 mm/1時間は正常であり、白血球2,400は減少しており、CRP 1.0 mg/dl もやや増加している程度なので、著明な炎症反応は認められず、白血球減少をきたす疾患を考慮するべきである。(×)
　　　　　　　　　B　赤沈10 mm/1時間は正常であり、白血球13,800は増加し、CRP 1.0 mg/dl もやや増加している。赤沈正常なのが合致しない。(×)
　　　　　　　　　C　赤沈83 mm/1時間は上昇しており、白血球2,400は減少しており、CRP 1.0 mg/dl はやや増加している。白血球減少が合致しない。(×)
　　　　　　　　　D　赤沈83 mm/1時間は上昇し、白血球2,400は減少しており、CRP 21.3 mg/dl は著明に上昇している。白血球減少が合致しない。(×)
　　　　　　　　　E　赤沈83 mm/1時間は上昇しており、白血球13,800は増加し、CRP 21.3 mg/dl は著明に上昇している。この症例に合致する。(○)

解答：E

到達目標 8 新生児B群レンサ球菌感染症を概説できる。

Point
- B群レンサ球菌感染症は生後数日以内に起こる新生児感染症の原因として大腸菌とともに最もよくみられる。産婦の産道では約30％にB群レンサ球菌が陽性であるという。その結果、大腸菌やB群レンサ球菌は新生児敗血症や新生児髄膜炎をきたすので、重要である。
- 早発型B群レンサ球菌感染症では絨毛膜羊膜炎を合併することが多く、Apgarスコアが低い傾向にある。髄膜炎の合併はまれであり、生後6時間以内に菌血症や肺炎で発症することが多い。
- 遅発型B群レンサ球菌感染症は通常、生後4日目以降に生じ、髄膜炎などの原因となりうる。
- 一般的に新生児髄膜炎の大部分は新生児敗血症に伴って発症するものであり、臨床症状として典型的な髄膜刺激症状である項部硬直やKernig徴候を呈さないので注意が必要である。意識障害や嘔吐、けいれん、大泉門の膨隆などで診断する必要がある場合が少なくない。

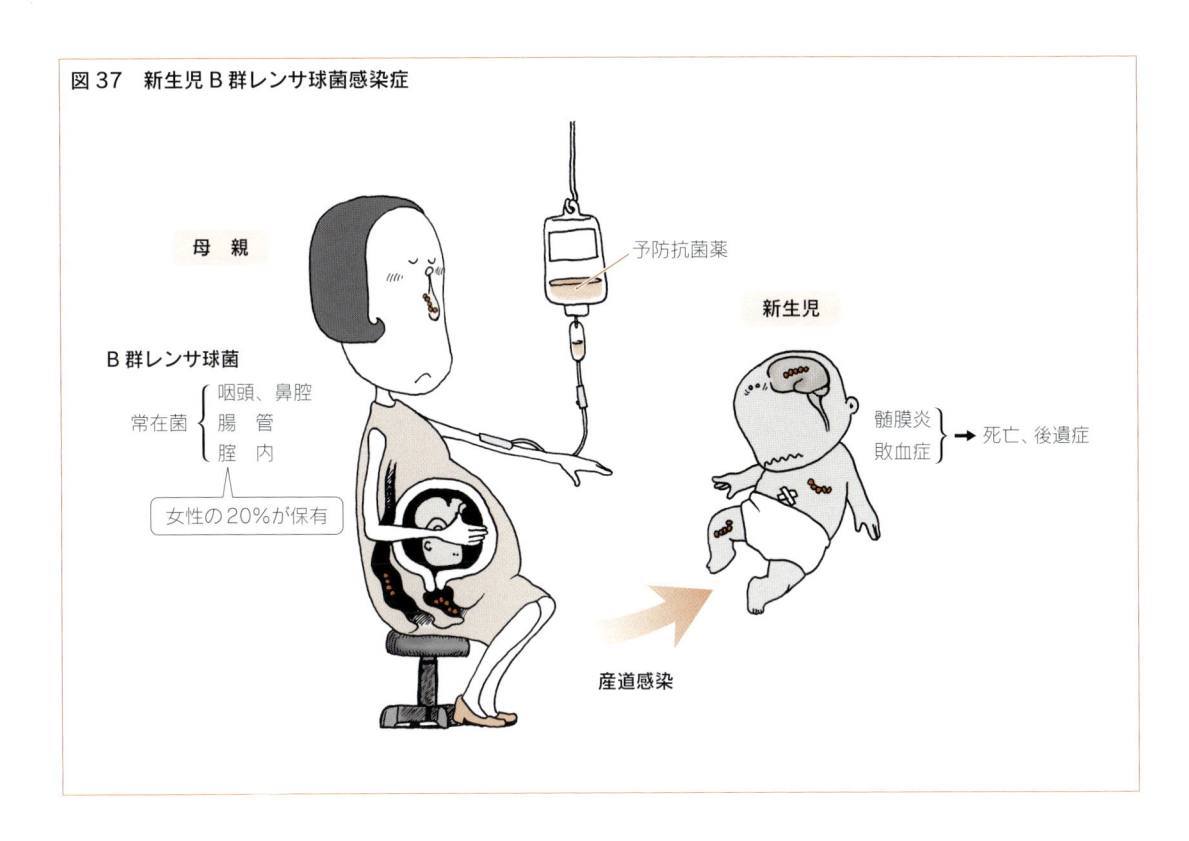

図37 新生児B群レンサ球菌感染症

133 新生児B群レンサ球菌感染症として**認められない**のはどれか。

A　敗血症
B　肺　炎
C　髄膜炎
D　胎児奇形
E　呼吸不全

❏ 解法ガイド　　B群レンサ球菌（*Streptococcus agalactiae*）は完全溶血をするβレンサ球菌に含まれる。

出産時にB群レンサ球菌が腟内に存在すると、産道感染により、生まれる新生児に敗血症、髄膜炎、肺炎などの重症のB群レンサ球菌感染症を起こすことがある。新生児B群レンサ球菌感染症の予防のために、妊娠35～37週に腟内・直腸内のB群レンサ球菌の有無を調べる培養検査や分娩時の母親への抗菌薬投与の適応となりうる。

産道内のB群レンサ球菌保菌者妊婦から生まれた新生児の1～2％に発症する。

出生後1週以内に発症する早発型と1週以降に発症する晩発型がある。早発型は敗血症、髄膜炎、肺炎などが多く、晩発型は髄膜炎が多い。

❏ 選択肢考察
A　新生児B群レンサ球菌感染では早発型は敗血症、特に6時間以内の早期敗血症が重篤である。(○)
B　B群レンサ球菌が腟内に存在すると、産道感染により、新生児肺炎を生じることがある。(○)
C　B群レンサ球菌の産道感染により、新生児に髄膜炎を認めることがある。これは早発型でも、晩発型でも認められる。(○)
D　B群レンサ球菌は産道感染であるので、胎児奇形を認めることはない。(×)
E　B群レンサ球菌の産道感染により肺炎とともに呼吸不全を認めることがある。(○)

解答：D

● core curriculum

Chapter 5

病態と疾患
③クラミジア・リケッチア感染症

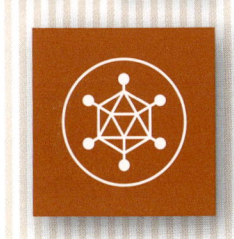

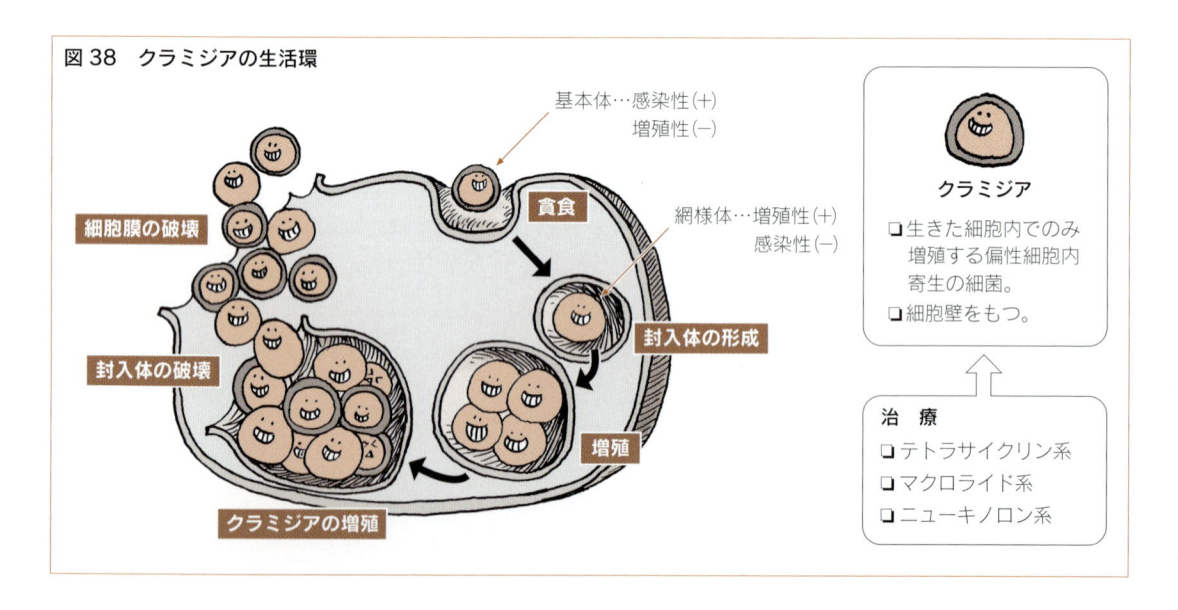

到達目標 1 クラミジア感染症を概説できる。

Point
- クラミジアはDNAとRNAの両方の核酸をもつが、エネルギー代謝系を欠く偏性細胞内寄生体で貪食されたファゴソーム内で増殖し、封入体を形成する。クラミジア科はクラミジア属とクラミドフィラ属に分かれる。トラコーマやSTDとして非淋菌性尿道炎や子宮頸管炎、卵管炎の原因となる*Chlamydia trachomatis*、オウム病の原因となる*Chlamydophila psittaci*や、クラミジア肺炎の原因である*Chlamydophila pneumoniae*などが含まれる。

[トラコーマクラミジア感染症]
①トラコーマ（封入体結膜炎）：流行性の眼瞼結膜の濾胞形成性炎症を生じるもので、偽膜やパンヌスを形成して瘢痕収縮（→乾燥性角結膜炎）をきたす。
②非淋菌性尿道炎：性感染症として、14日の潜伏期の後、軽い排尿痛、排尿時違和感、分泌物（→グラム染色で淋菌を認めない）を生じる。女性では子宮頸管炎により、水様帯下をきたし、進行すると（両側性）卵管炎によって子宮外妊娠や不妊症をきたすこともある。治療はテトラサイクリン。
③新生児肺炎：産道感染による新生児の間質性肺炎で、2〜12週の潜伏期の後、発熱はあまり伴わないで肝脾腫、間質性肺炎（→呼吸困難）で発症する。治療はエリスロマイシン。

[オウム病クラミジア]
- *Chlamydophila psittaci*が、保菌しているトリの排泄物から経気道的に感染し、異型肺炎（間質性肺炎）を呈するもので、近年は輸入鳥からの感染が多い（→職業病）。
- 症状：1〜2週間の潜伏期ののち、高熱、頭痛、筋肉痛で比較的徐脈、肝脾腫、発疹、乾性咳をきたす。
- 治療：テトラサイクリン、エリスロマイシン、ニューキノロンが有効。

[肺炎クラミジア]
- *C. pneumoniae*によるさまざまな種類の肺炎で、飛沫感染し呼吸器症状を生じる。若年者に多い。
- 症状：咽頭痛、嗄声が多く、気管支肺炎を発症する。冠動脈硬化の原因となっている可能性がある。
- 治療：テトラサイクリン、エリスロマイシン、ニューキノロンが有効。

図38 クラミジアの生活環

図 39 主なクラミジア感染症

トラコーマクラミジア（*C. trachomatis*）感染症

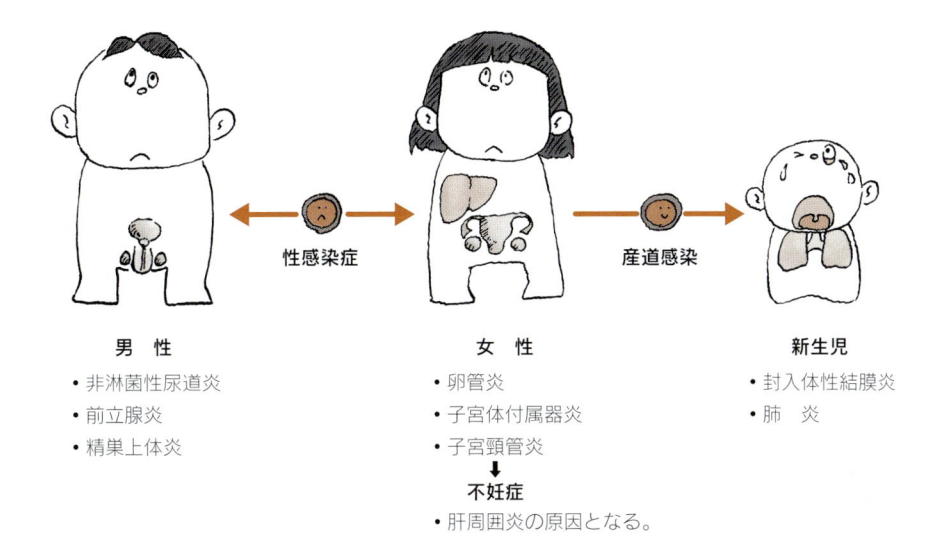

男性 ←性感染症→ 女性 →産道感染→ 新生児

男 性
- 非淋菌性尿道炎
- 前立腺炎
- 精巣上体炎

女 性
- 卵管炎
- 子宮体付属器炎
- 子宮頸管炎
  ↓
  不妊症
- 肝周囲炎の原因となる。

新生児
- 封入体性結膜炎
- 肺 炎

オウム病クラミジア（*C. psittaci*）感染症

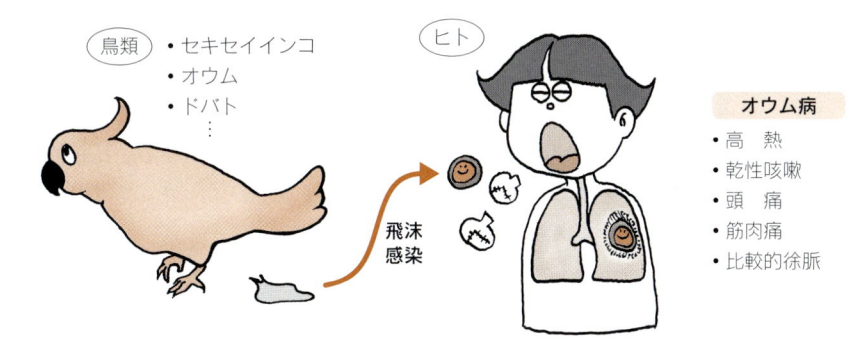

鳥類
- セキセイインコ
- オウム
- ドバト
  ⋮

→飛沫感染→ ヒト

オウム病
- 高 熱
- 乾性咳嗽
- 頭 痛
- 筋肉痛
- 比較的徐脈

肺炎クラミジア（*C. pneumoniae*）感染症

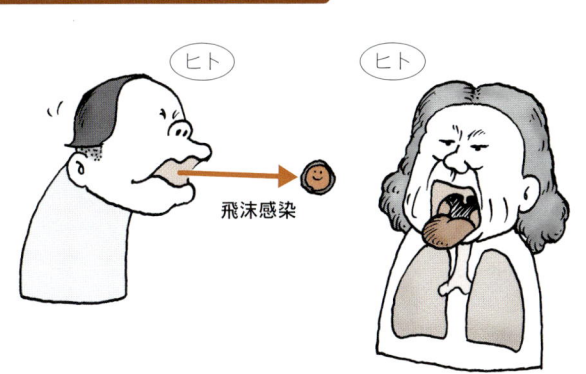

ヒト →飛沫感染→ ヒト

呼吸器感染症
- 副鼻腔炎
- 上気道炎
- 気管支炎
- 肺 炎

☐☐ **134**　オウム病の病原体はどれか。

A　*Chlamydia trachomatis*
B　*Chlamydophila psittaci*
C　*Chlamydophila pneumoniae*
D　*Orientia tsutsugamushi*
E　*Mycoplasma pneumoniae*

❏ **解法ガイド**　クラミジア感染症としては次のようなものがある。

クラミジア感染症

Chlamydia trachomatis	・結膜炎 ・性行為感染（非淋菌性尿道炎、後淋菌性尿道炎、頸管炎、卵管炎、骨盤内感染、腹膜炎、肝周囲炎） ・産道感染（新生児結膜炎、新生児間質性肺炎）
Chlamydophila psittaci	・オウム病
Chlamydophila pneumoniae	・間質性肺炎

❏ **選択肢考察**

A　*C. trachomatis*はトラコーマの原因であるとともに、性行為感染症として、非淋菌性尿道炎・後淋菌性尿道炎、頸管炎・卵管炎・骨盤内感染・腹膜炎・肝周囲炎などを認める。さらに、産道感染では新生児結膜炎や新生児間質性肺炎を認める。(×)

B　*C. psittaci*は人獣共通感染症（zoonosis）であるオウム病の病原体である。1〜2週間の潜伏期のあと、急激な発熱と乾性咳嗽を認める。比較的徐脈や肝障害を認めることもある。治療にはテトラサイクリン、マクロライド、ニューキノロンなどが有効である。(○)

C　*C. pneumoniae*は市中肺炎の10％を占め、オウム病と異なりヒト-ヒト感染をする。急性上気道炎、急性副鼻腔炎、急性気管支炎、また慢性閉塞性肺疾患（COPD）を主とする慢性呼吸器疾患の感染増悪、および間質性肺炎などを認める。抗体保有者も感染するので何度でも発症する。(×)

D　*O. tsutsugamushi*はつつが虫病の原因菌である。オウム病の原因菌ではない。つつが虫病はダニの一種のツツガムシが刺すことでリケッチアに感染して、発熱、発疹、リンパ節腫大などを呈するものである。(×)

E　*M. pneumoniae*はマイコプラズマ肺炎の病原体である。間質性肺炎などを認めるが人獣共通感染症のオウム病とは異なる。類縁病原体の*Ureaplasma*は尿道炎の原因となる。(×)

解答：B

135 *Chlamydia trachomatis*が**原因となりにくい**のはどれか。

A 外陰炎
B 腹膜炎
C 子宮頸管炎
D 肝周囲炎
E 卵管炎

❏ **解法ガイド**　　*Chlamydia trachomatis*は結膜炎や封入体性結膜炎であるトラコーマの原因菌であるが、性行為感染（STD）として非淋菌性尿道炎・後淋菌性尿道炎、頸管炎・卵管炎・骨盤内感染・腹膜炎・肝周囲炎などを認める。また、産道感染により新生児結膜炎や新生児間質性肺炎を認めることもある。

　　性行為感染の頻度で最も多いのは*C. trachomatis*によるものである。性行為感染では上行性に進展するので、まず子宮頸管炎、さらに卵管炎、骨盤内感染、腹膜炎、肝周囲炎と広がる。卵管炎では卵管上皮の線毛運動が障害され、不妊や子宮外妊娠の原因となる。

❏ **選択肢考察**
A *C. trachomatis*による性行為感染では、外陰炎を認めることは少ない。上行性に感染が広がっていくことが多い。(×)
B *C. trachomatis*は子宮から卵管に上行し、さらに卵管采から骨盤に出て、骨盤腹膜炎を認めるようになる。(○)
C *C. trachomatis*による子宮頸管炎で、水様性の帯下を認めることが多い。(○)
D *C. trachomatis*は上行性に感染して腹膜炎を認めるが、この場合、Fitz-Hugh-Curtis症候群として肝周囲炎を認めることも多い。(○)
E *C. trachomatis*による子宮卵管炎では卵管上皮の線毛運動が障害され、不妊や子宮外妊娠の原因となる。(○)

解答：A

□□ **136** 性器クラミジアによる眼疾患はどれか。
A　眼瞼炎
B　結膜炎
C　角膜実質炎
D　ぶどう膜炎
E　視神経炎

❏ **解法ガイド**　　性器クラミジアの病原体は *Chlamydia trachomatis* であり、これはトラコーマの原因ともなる。トラコーマは瘢痕収縮を伴った結膜炎が特徴で、兎眼の原因となる。

❏ **選択肢考察**
A　眼瞼炎は黄色ブドウ球菌などによる急性感染で、麦粒腫として発症することが多い。(×)
B　性器クラミジアの病原体の *C. trachomatis* はトラコーマなどのように結膜炎を生じる。これは産道感染による新生児結膜炎として認めることも多い。(○)
C　角膜実質炎は梅毒などで認めることがあるが、*C. trachomatis* ではまれである。(×)
D　ぶどう膜炎は自己免疫疾患の原田病やBehçet病、サルコイドーシスなどで認めることが多く、性器クラミジアの病原体の *C. trachomatis* によることはまれである。(×)
E　視神経炎は多発性硬化症や薬物（エタンブトール）の副作用などで認めることはあるが、性器クラミジアの病原体の *C. trachomatis* によることはまれである。(×)

解答：B

137 20歳の男性。1週前からの両眼の充血と眼脂とを訴えて来院した。眼脂の塗抹 Giemsa 染色標本（⇒カラー口絵）を示す。
診断はどれか。
A　アレルギー性結膜炎
B　ウイルス性結膜炎
C　クラミジア結膜炎
D　細菌性結膜炎
E　真菌性結膜炎

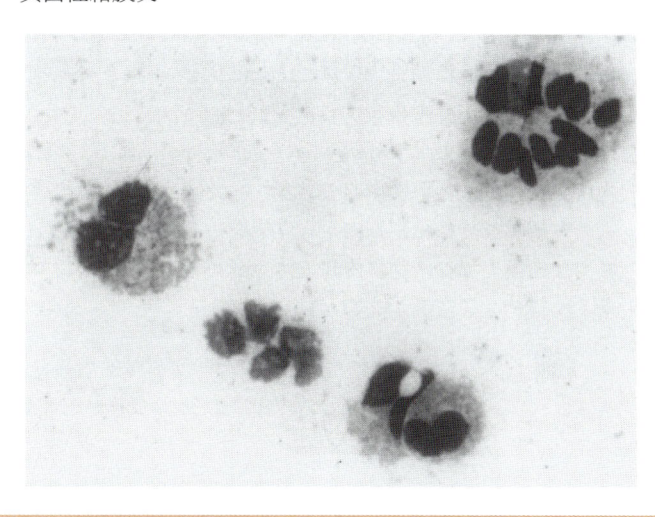

❏ **解法ガイド** 身体所見 ＃1　20歳の男性。1週前から両眼の充血と眼脂とを訴えて来院した⇒急性発症の結膜炎が最も考えられる。
画像所見 眼脂の塗抹 Giemsa 染色では、
＃1　2時の方向や5時の方向に、赤紫に染まった核以外にも赤色に染まった細胞質内封入体を多数認める。
＃2　9時の方向には好酸球を認める。

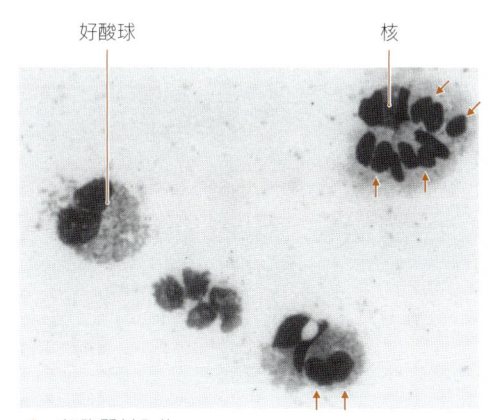

好酸球　　　核

↑：細胞質封入体

❏ 診　　断　　封入体結膜炎。
❏ 解法サプリ　　クラミジア結膜炎は、封入体結膜炎、トラコーマとも呼ばれる。流行性の眼瞼結膜の濾胞形成性炎症を生じるもので、一過性で比較的予後が良いのが封入体結膜炎で、反復感染で偽膜やパンヌスを形成して瘢痕収縮（→乾燥性角結膜炎）をきたすのがトラコーマとなる。Giemsa染色では、一般に、核は赤紫に染まり、細胞質は青色に染まる。顆粒球中の好酸性顆粒は赤色に、好塩基性顆粒は青色に染まる。
❏ 選択肢考察
A　アレルギー性鼻炎などに伴うアレルギー性結膜炎では瘙痒感を伴った結膜炎を呈するが、眼脂の塗抹標本で好酸球が中心であり、細胞質内封入体を認めることはない。(×)
B　ウイルス感染では細胞質内封入体を認めることもあるが、流行性角結膜炎などのアデノウイルス性結膜炎では、DNAウイルスによるものでは核内封入体となり、細胞質内封入体を認めることはない。(×)
C　クラミジア結膜炎は *Chlamydia trachomatis* による感染性結膜炎で、細胞質内封入体を認めることが特徴的である。(○)
D　細菌性結膜炎では細胞質内封入体を認めることはない。(×)
E　真菌性結膜炎では細胞質内封入体を認めることはない。(×)

解答：C

到達目標 2 リケッチア感染症を概説できる。

Point
- リケッチア（表5参照）はDNAとRNAの両方の核酸をもち細胞壁もある（→グラム陰性）が、偏性細胞内寄生細菌で、節足動物（ダニなど）を媒介とし、小血管の内皮細胞で増殖し、1〜2週間の潜伏期間の後、発熱、発疹をその主症状（チフス様症状）とする。

[つつが虫病]
- *Orienia tsutsugamushi* による感染症で、河川や山林にいるダニの一種であるツツガムシの幼虫に刺されて生じる伝染病である。
- 約10日の潜伏期の後、発熱、発疹、刺し口、全身リンパ節腫脹、肝脾腫を呈する。診断は、病歴で山林などに入った経験があることや、発熱、1か所の刺し口を伴った全身性の皮疹、リンパ節腫大などでなされる。治療はテトラサイクリンが有効である。

表5 リケッチアとその仲間（αプロバクテリア）による感染症およびそのベクター

リケッチア科リケッチア属 （発疹チフス群）	発疹チフス	コロモジラミ
	発疹熱	ネズミノミ
リケッチア科リケッチア属 （紅斑熱群）	ロッキー山紅斑熱	マダニ
	地中海紅斑熱	マダニ
	日本紅斑熱	マダニ
	リケッチア痘	小型のダニ
リケッチア科オリエンチア属	つつが虫病	ツツガムシ

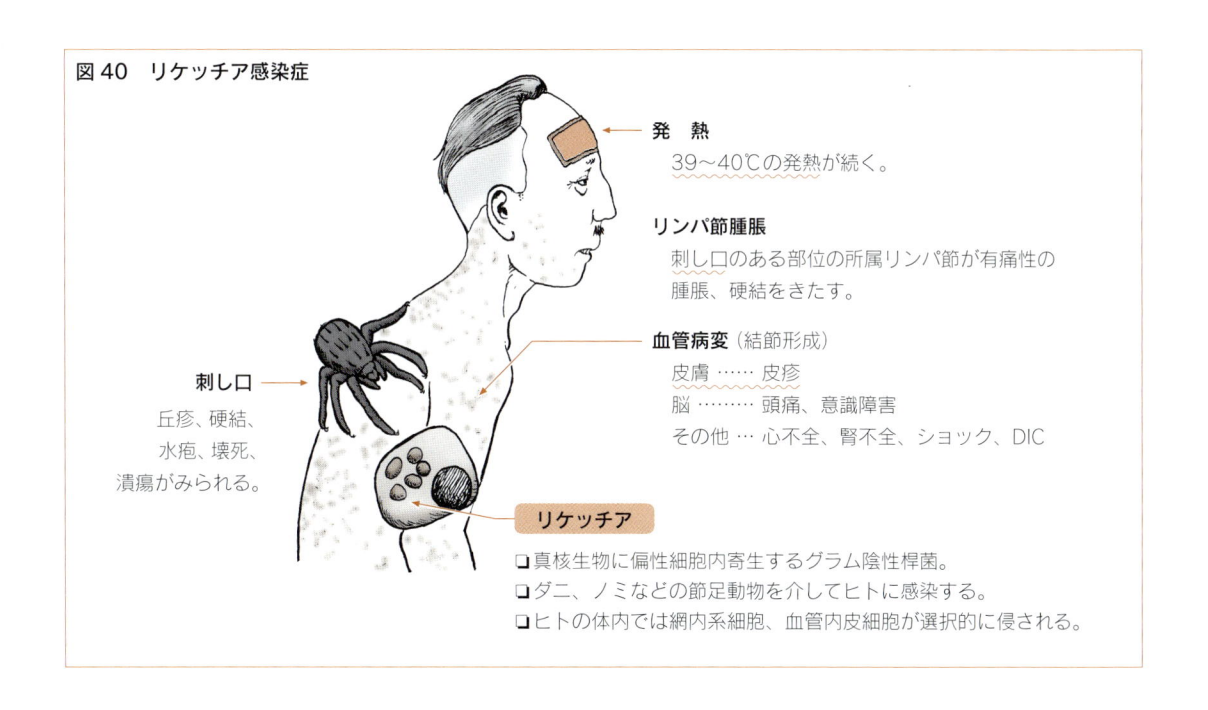

図40 リケッチア感染症

発熱
39〜40℃の発熱が続く。

リンパ節腫脹
刺し口のある部位の所属リンパ節が有痛性の腫脹、硬結をきたす。

刺し口
丘疹、硬結、水疱、壊死、潰瘍がみられる。

血管病変（結節形成）
皮膚 …… 皮疹
脳 ……… 頭痛、意識障害
その他 … 心不全、腎不全、ショック、DIC

リケッチア
- 真核生物に偏性細胞内寄生するグラム陰性桿菌。
- ダニ、ノミなどの節足動物を介してヒトに感染する。
- ヒトの体内では網内系細胞、血管内皮細胞が選択的に侵される。

138 つつが虫病の病原体はどれか。
A　ウイルス
B　クラミジア
C　リケッチア
D　スピロヘータ
E　マイコプラズマ

□解法ガイド　つつが虫病はグラム陰性桿菌で、偏性細胞内寄生菌である *Orientia tsutsugamushi* による感染症で、ダニの一種であるツツガムシの幼虫に吸血されることにより生じる。臨床症状としては、ツツガムシに刺されたあと1～2週間の潜伏期ののち悪寒・戦慄を伴う高熱を認め、発疹が出現してくる。ツツガムシによる刺し口を全例に認めるのが特徴的で、水疱、潰瘍を形成したのち、黒褐色の痂皮で覆われるようになる。そのほか、全身性リンパ節腫脹や、一部肝脾腫やDICなどを伴うこともある。末梢血白血球数の増加、特にリンパ球数の増加を認め、炎症反応として赤沈亢進やCRPの高値を示す。また、肝機能障害を認めることが多く、トランスアミナーゼやLDの上昇を認める。交叉反応によるWeil-Felix反応ではOXKに凝集反応を示す。

診断としては、山野に入りダニの一種であるツツガムシと接触する可能性のある病歴を有し、さらに頭痛、発熱、発疹などを訴え、ツツガムシの刺し口が存在する場合に強く疑われる。確定診断には血清学的診断法が用いられている。治療としてはテトラサイクリン系薬が主として用いられる。

□選択肢考察　つつが虫病の病原体は *O. tsutsugamushi* である。リケッチアはグラム陰性桿菌で、偏性細胞内寄生細菌であるので、*in vitro* では培養不能である。リケッチア感染症としては発疹チフスや発疹熱などのシラミが媒介するもの、ロッキー山紅斑熱などのダニが媒介するもの、またツツガムシが媒介するつつが虫病などが含まれる。

解答：C

139 34歳の男性。2日前から39℃の発熱、全身倦怠感、結膜充血および頭痛が生じ、同時に前胸部に発疹を認め、全身に拡大していくため来院した。2週前に植物採取のため山に行った。1週前に右大腿内側の有痛性紅斑に気付いた。右鼠径リンパ節の有痛性腫大を認める。血液生化学所見：AST 562 IU/l、ALT 720 IU/l。右大腿内側の紅斑の写真（⇒カラー口絵）を示す。

診断はどれか。

A 疥癬
B 梅毒
C ライム病
D レプトスピラ症
E つつが虫病

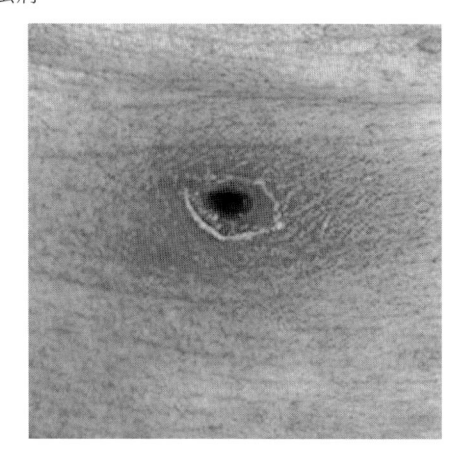

❏ **解法ガイド** 身体所見 #1 34歳の男性が2日前からと急性発症で、39℃の発熱、全身倦怠感と高熱を呈しており、さらに結膜充血などのカタル症状を認め、頭痛が生じた。同時に前胸部に発疹を認め、全身に拡大していくため来院した⇒この原因としては2週前に植物採取のため山に行ったことで、病原体に接触した可能性が考えられる。

#2 1週前に右大腿内側の有痛性紅斑に気付いた⇒下腿伸側の有痛性紅斑では結節性紅斑などの可能性もあるが、この症例では大腿屈側であり、しかも限局性であるため、山に行ったことにより生じるアレルギーもしくは感染症が最も考えられる。

#3 右鼠径リンパ節の有痛性腫大を認める⇒右大腿屈側に外傷もしくは虫刺されを生じ、それが原因となり全身性の感染に及んだものと考えられる。

検査所見 #1 AST 562 IU/l（基準40以下）、ALT 720 IU/l（基準35以下）⇒肝細胞由来の逸脱酵素が著明に上昇しており、肝障害を伴っていると考えられるが、この臨床経過からウイルス性肝炎は考えにくく、またEBウイルスやサイトメガロウイルスによる肝障害なども考えにくい。

画像所見 右大腿屈側の初発疹の写真では、

#1 黒褐色の痂皮化した部分を伴う周辺の紅斑が認められる⇒つつが虫病に認められる刺し口であると判断される。

刺し口　　　　　　　　　周辺の発赤

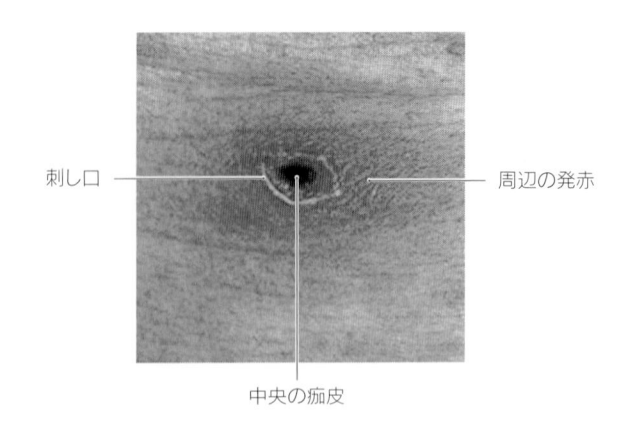

中央の痂皮

- ❏ 診　　断　　つつが虫病。
- ❏ 解法サプリ　つつが虫病はグラム陰性桿菌で、偏性細胞内寄生菌である*Orientia tsutsugamushi*による感染症で、ダニの一種であるツツガムシの幼虫に吸血されることにより生じる。臨床症状としては、ツツガムシに刺されたあと1～2週間の潜伏期ののち悪寒・戦慄を伴う高熱を認め、発疹が出現してくる。
- ❏ 選択肢考察
  - A　疥癬は*Sarcoptes scabiei*というヒゼンダニ（mite）による皮膚感染で、皮膚と皮膚が頻繁に、長期に接触するような混雑した状況（病院、療養施設、保育所、老人ホーム→衣服やタオル・ベッドの共有で感染）で急速に蔓延するが、ペットからは感染しない。臨床所見から否定的である。(×)
  - B　梅毒は梅毒トレポネーマ*Treponema pallidum*の感染によるSTDで、性器およびそれ以外に発疹を認めることがあるが、刺し口は認めない。(×)
  - C　ライム病はらせん菌群の*Borrelia burgdorferi*による全身性感染症で、第1期に遊走性紅斑を認める。マダニを媒介節足動物として、24～48時間以上吸血し続けることにより感染が成立するが、刺し口は認めない。(×)
  - D　レプトスピラ症はらせん菌群に属するレプトスピラによる感染症で、ネズミの尿中などに排泄されたレプトスピラに汚染された淡水との経皮的な接触により感染が成立する。一般には皮膚病変を伴うことはない。(×)
  - E　つつが虫病は細胞内寄生菌であるグラム陰性桿菌のリケッチアによる感染症で、ダニの一種であるツツガムシの幼虫に吸血されることにより感染が成立する。(○)

解答：E

● core curriculum

Chapter 6

病態と疾患
④真菌感染症と寄生虫症

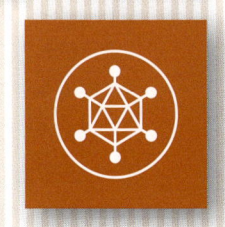

到達目標 1 カンジダ症の症候、診断と治療を説明できる。

Point
- カンジダ症は正常細菌叢（flora）を形成している酵母状真菌の*Candida albicans*などによる内因性感染によるもので、表在性もしくは深在性播種性病変を形成する。
- **細胞性免疫不全**による日和見感染症として、菌交代現象で認められることが多い。
- 皮膚・粘膜・深部組織が障害され、肉芽腫性病変や膿瘍を形成する。

[症　状]
- 多彩な症状を呈する。

①粘膜カンジダ症（慢性皮膚粘膜カンジダ症は細胞性免疫不全で出現する）
　鵞口瘡（口腔内カンジダ症）：免疫不全時や乳児に好発する。
　食道カンジダ症：後天性免疫不全症候群や化学療法中などに出現する。

②肺カンジダ症
　血行性もしくは誤嚥に伴って出現する。

③尿路カンジダ症
　尿道カテーテルや尿路の通過障害で出現する。

④カンジダ血症
　中心静脈栄養などのカテーテル留置や抗菌薬投与による菌交代現象、人工弁などに合併する。眼底検査でcotton ball状の網膜・硝子体病変を合併してくる。

[診　断]
- *C. albicans*の検出：培養はサブロー培地、PCR法による。
- 血清抗原として、菌体壁成分のβ-D-グルカンを検出する。

[治　療]
- アムホテリシンB、5-FC、フルコナゾールなどが有効である。

図41 カンジダ症

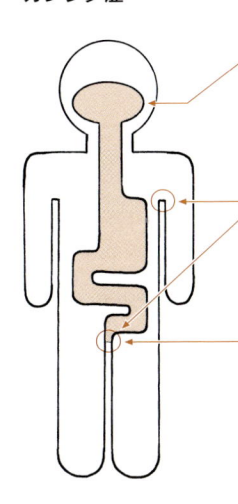

粘膜カンジダ症
口腔内と食道が多いが、消化管すべてに起こりうる。口腔内のカンジダ症は「鵞口瘡」と呼ばれ、偽膜性の白苔が散在性に認められる。口内痛、嚥下痛、味覚障害などを呈する。

皮膚カンジダ症
カビなので、湿っていて温度の高い部位に発生しやすい。すなわち腋窩、陰部、鼠径部、指間などにみられやすい。

性器カンジダ症
女性の外性器はその解剖学的特徴からカンジダが生着しやすく、性器カンジダ症は女性に起こりやすい（腟カンジダ、外陰部カンジダなど）。特に妊婦、糖尿病患者、抗生物質服用者に多くみられる。

表在性カンジダ症

- 表在性真菌症とは感染が皮膚や粘膜の表面にとどまり、皮下組織や粘膜下層には及ばないものを指す。
- 表在性カンジダ症は副腎皮質ステロイド投与、重症糖尿病、HIV感染症などによって細胞性免疫が低下しているときに起こりやすい。
- フルコナゾール、ミコナゾール、イトラコナゾールなどのアゾール系抗真菌薬を中心に治療する。

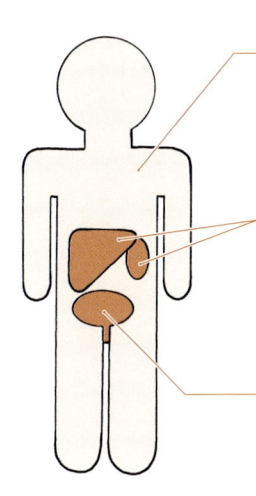

播種性カンジダ症
播種性カンジダ症は顆粒球減少症以外にも腹部の手術や広域抗真菌薬の投与時などにみられる。カンジダは主に静脈内留置カテーテルと消化管損傷部を介して体内へと侵入する。全身諸臓器に播種し、眼内炎や心内膜炎などを起こす。

肝脾カンジダ症
肝脾カンジダ症は肝臓と脾臓に多発性に生じたカンジダ性膿瘍である。播種性カンジダ症が慢性化した状態で免疫が改善してくると膿瘍ができる。症状として肝脾腫や腹痛などが認められ、膿瘍は画像検査で描出されうるが実際には診断は困難であることが多い。

尿路カンジダ症
尿路カンジダ症は免疫不全が深刻なときに起こりうるが、尿中にカンジダが見つかっただけでは尿路カンジダ症とはいえない。尿培養でカンジダが陽性になるケースはほとんどの場合は菌の定着によるものであり感染を成立させているわけでない。尿中白血球数が著しく増加しており、大量のカンジダを認めるときに初めてカンジダが病原性を発揮していると考えることができる。

深在性カンジダ症

- 深在性真菌症はcompromised hostに起こる深部臓器あるいは全身性の真菌症のことで、「日和見真菌感染症」とも呼ばれる。
- 深在性カンジダ症は日和見真菌感染症の中で最も多く、特に顆粒球減少がみられる患者に起こりやすい。
- アムホテリシンBとアゾール系抗真菌薬、キャンディン系抗真菌薬を中心に治療する。

☐☐ **140** 妊娠後期に感染しやすいのはどれか。
A　ウイルス
B　リケッチア
C　細　菌
D　真　菌
E　スピロヘータ

❏ **解法ガイド**　　STD/STI (sexually transmitted disease/sexually transmitted infection、性感染症) としては、ウイルスでは単純ヘルペスウイルス、細菌では淋菌、最も頻度の高いクラミジア、真菌ではカンジダ、スピロヘータでは梅毒などがある。

　この問題では「妊娠後期に」という制限があるので、一般の性感染症の原因の頻度を問題にしているのではない。妊娠中には著明なホルモンの変化を生じるので、それに伴って生じる感染症を考慮すべきであろう。妊娠中に合併しやすい感染症としては、この中ではカンジダ性腟炎が最も考えられる。

❏ **選択肢考察**　　A　妊娠中はやや免疫状態が抑制されているので性感染症として単純ヘルペスウイルスの感染を認めるが、妊娠後期に特に感染しやすいというわけではない。(×)
B　リケッチア感染症としては、つつが虫病のほか、発疹チフスやQ熱などがあるが、特にこれらが妊娠後期に感染しやすいというわけではない。(×)
C　妊娠中は一般細菌に対する易感染性は認められない。(×)
D　妊娠後期には胎盤由来のホルモンの変化によって、カンジダ性腟炎の合併が多い。カンジダ性腟炎は妊娠中のほか、糖尿病患者やステロイド薬投与、抗菌薬投与などに合併することが多い。(○)
E　スピロヘータには梅毒の原因となるトレポネーマ、Weil病の原因となるレプトスピラ、Lyme病の原因となるボレリアなどがあるが、いずれも妊娠後期に合併しやすいというわけではない。(×)

解答：D

141 AIDSに好発する感染症に**含まれない**のはどれか。

A　ニューモシスチス肺炎
B　口腔カンジダ症
C　非結核性抗酸菌性肺炎
D　クリプトコックス髄膜炎
E　緑膿菌菌血症

□ **解法ガイド**　　AIDSすなわち後天性免疫不全症候群は、ヒト免疫不全ウイルス（human immuno-deficiency virus；HIV）が性行為や血液製剤、母子感染などにより体内に侵入し、CD4陽性のリンパ球に感染し、数年～十数年間の無症候期を経て、次第にCD4陽性のリンパ球が破壊され、減少してくるのに伴って、AIDS関連症候群（ARC）や、細胞性免疫不全による日和見感染および日和見腫瘍などを呈する疾患である。

　　CD4陽性リンパ球数が200/μl以下となり、細胞性免疫不全による感染症としてニューモシスチス肺炎やトキソプラズマ症、カンジダ症、クリプトコックス髄膜炎、非結核性抗酸菌症、サイトメガロウイルス感染症などや、日和見悪性腫瘍としてKaposi肉腫や非Hodgkinリンパ腫などを認めるようになり、AIDSと診断される。

□ **選択肢考察**

A　*Pneumocystis jirovecii*は真菌で、主として細胞性免疫不全時に間質性肺炎を起こす病原体として重要であり、健常人に感染を生ずることはまれであり、AIDSを代表とする細胞性免疫不全の患者に発症することが特徴的である。AIDSにおいては、*P. jirovecii*はサイトメガロウイルスとともに間質性肺炎を合併して生じることがあるので、注意する必要がある。(○)

B　AIDSでは細胞性免疫不全の結果、真菌に対して易感染性を生じ、特にカンジダ症はクリプトコックス、ニューモシスチスが真菌感染として発症する頻度が高い。そのほか、コクシジオイデスやヒストプラズマも全身性に生じることがありうる。特にカンジダ症に関しては口腔内カンジダ症をはじめとして食道カンジダ症や気管支・肺感染症を呈することもある。(○)

C　結核や非結核性抗酸菌は細胞内寄生菌であるので、その防御は細胞性免疫で行われる。後天性免疫不全症候群では細胞性免疫不全があるので非結核性抗酸菌に易感染性を示す。(○)

D　AIDSでは細胞性免疫不全により真菌感染を生じることが多く、特にクリプトコックス髄膜炎はその代表的感染症の一つである。(○)

E　好中球減少時や液性免疫不全時に発症することの多い緑膿菌感染はAIDSで好発する感染症とはいえない。(×)

解答：E

到達目標 2 ニューモシスチス肺炎の症候、診断と治療を説明できる。

Point

- *Pneumocystis jirovecii* は細胞性免疫不全時に間質性肺炎を起こす日和見病原体として重要である。
- 健常人に感染を生ずることはまれであり、ほとんど細胞性免疫不全患者（抗癌薬投与中、臓器移植患者、AIDS、ATLなど）に感染・発症することが特徴である。
- 臨床パターンとしては、細胞性免疫不全患者が呼吸困難で発症し、間質性肺炎、PaO_2 低下をきたすことが典型である。
- 胸部X線：両側肺門より広がる淡い浸潤影（間質性肺炎）を認める。
- 診断：TBLB（経気管支肺生検 transbronchial lung biopsy）、喀痰の Grocott メテナミン染色、PCR法、血中β-D-グルカン上昇。
- 治療：ST合剤（スルファメトキサゾール／トリメトプリム→副作用として葉酸欠乏に注意）、ペンタミジン（→高K血症に注意）を投与する。
- 予防：ST合剤経口投与やペンタミジン・エアロゾル吸入。

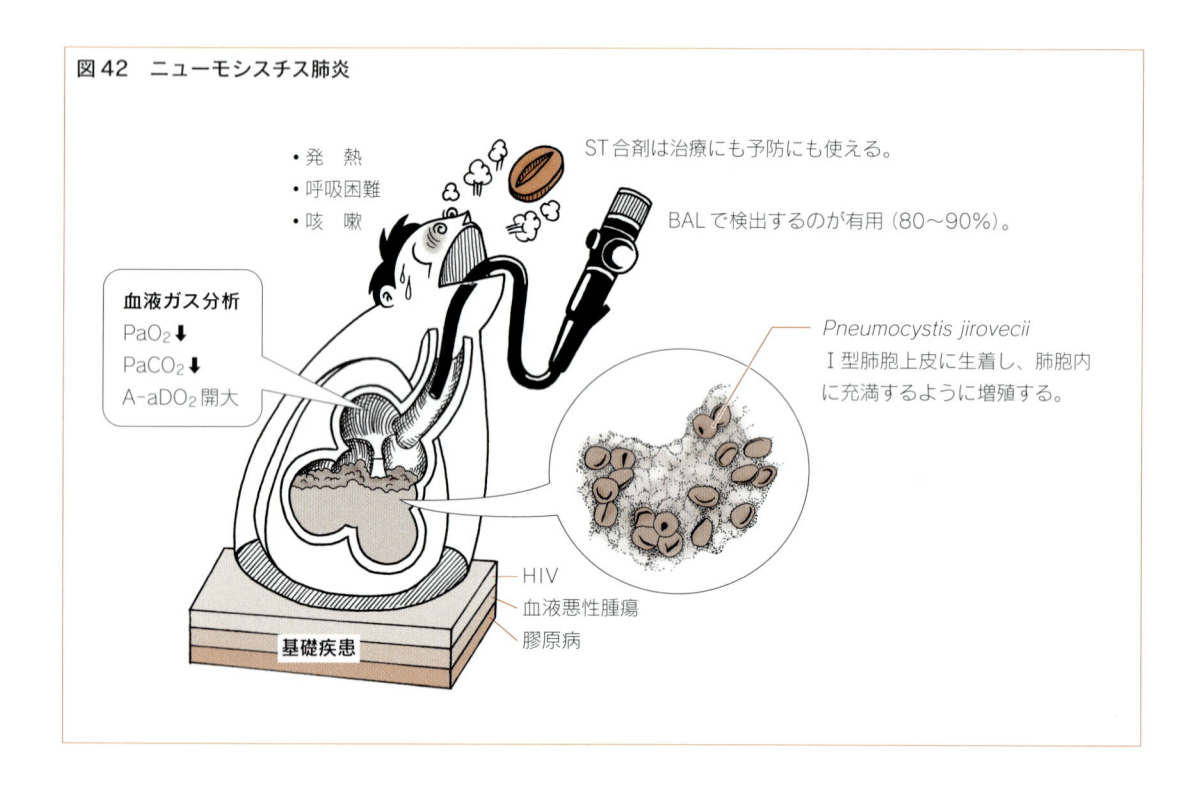

図42 ニューモシスチス肺炎

- 発熱
- 呼吸困難
- 咳嗽

ST合剤は治療にも予防にも使える。

BALで検出するのが有用（80～90%）。

血液ガス分析
PaO_2 ↓
$PaCO_2$ ↓
$A-aDO_2$ 開大

Pneumocystis jirovecii
I型肺胞上皮に生着し、肺胞内に充満するように増殖する。

基礎疾患
HIV
血液悪性腫瘍
膠原病

□□ **142** ニューモシスチス肺炎について正しいのはどれか。
A　胸水を伴うことが多い。
B　多量の痰を喀出する。
C　高二酸化炭素血症を認める。
D　培養により診断される。
E　感染予防が可能である。

解法ガイド　ニューモシスチス肺炎は真菌である *Pneumocystis jirovecii* による日和見感染で、間質性肺炎を認める。間質性肺炎をきたし、高 CO_2 血症を伴わない低酸素状態を呈してくることが有名で、X線上も間質性肺炎をきたすことも少なくない。X線上、明瞭な肺炎像がなくても、動脈血ガス分析によってA-Cブロックが考えられた場合にはニューモシスチス肺炎の可能性が高い。

選択肢考察
A　ニューモシスチス肺炎では胸膜炎を伴うことが少ないために胸水の合併はまれである。(×)
B　ニューモシスチス肺炎では、間質が障害されるため多量の痰を喀出することはまれである。喀痰は、あったとしてもとても粘稠で喀出しにくい。(×)
C　間質性肺炎なので拡散障害を認め、早期から動脈血 O_2 分圧が低下するのが特徴である。これは、胸部X線上、陰影が出現する前から低 O_2 血症となり呼吸不全をきたすこともある。しかし、肺胞換気障害はないので高 CO_2 血症を認めることはない。(×)
D　*P. jirovecii* は、培養できないため診断として培養は用いられない。診断としては喀痰や気管支肺胞洗浄液やTBLBによる肺生検などで、病理学的にGrocottメテナミン染色で *P. jirovecii* の病原体を検出することである。(×)
E　治療薬としてはST合剤やペンタミジンが代表であり、また予防としては、ST合剤の内服もしくはペンタミジンの吸入が行われている。(○)

解答：E

143 50歳の男性。発熱、乾性咳嗽および呼吸困難を主訴に来院した。6か月前より発熱と下痢とを繰り返している。両肺野にfine crackles〈捻髪音〉を聴取する。血液所見：白血球4,200（好中球78％、単球2％、リンパ球20％）。血液生化学所見：LD 470 IU/*l*（基準176〜353）。CD4陽性細胞125/mm^3（基準500以上）。β-D-グルカン360 pg/m*l*（基準20以下）。胸部X線写真と気管支肺胞洗浄液Grocott染色所見（⇒カラー口絵）を示す。

最も考えられる病原体はどれか。

A　メチシリン耐性黄色ブドウ球菌〈MRSA〉
B　*Pneumocystis jirovecii*
C　アスペルギルス
D　肺炎球菌
E　肺炎桿菌

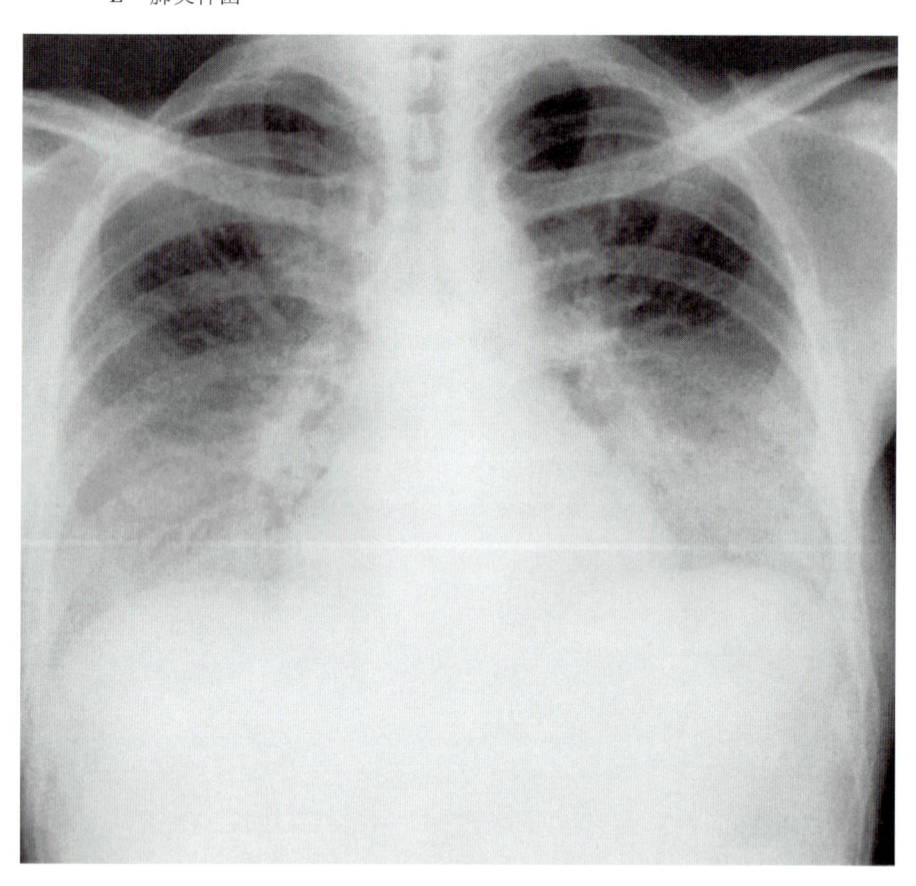

(a)

(b)

□ **解法ガイド** 身体所見 ＃1 50歳の男性が発熱、乾性咳嗽および呼吸困難を主訴に来院した⇒呼吸器感染症、特に乾性咳嗽から、間質性肺炎もしくは胸膜炎を疑うべきである。

＃2 6か月前と亜急性の経過をとり、発熱と下痢とを繰り返している⇒消化管感染とも考えられ、結核やAIDSなどの全身性感染症や悪性リンパ腫などの悪性腫瘍も考えられる。

＃3 両肺野にfine crackles（捻髪音）を聴取する⇒間質性肺炎や肺線維症が疑われる。

検査所見 ＃1 白血球4,200（基準4,000～8,500）⇒末梢血白血球数は正常である。

＃2 好中球78％、単球2％、リンパ球20％⇒比較的リンパ球が少ない。

血液生化学所見では、

＃3 LD 470 IU/l ⇒上昇している。この症例では間質性肺炎で肺間質由来のLDの上昇によるものであろう。

＃4 CD4陽性細胞125/mm^3 ⇒HIV感染によってCD4陽性細胞が破壊されたものと考えられるので、AIDSと判断できる。一般にCD4陽性細胞が500以下ではARC（AIDS関連症候群）を発症し、200以下ではAIDSによる細胞性免疫不全症状を発症する。

＃5 β-D-グルカン360 pg/ml ⇒真菌感染で上昇する。真菌の一つと考えられる*Pneumocystis jirovecii*でも上昇する。

画像所見 胸部X線写真では、

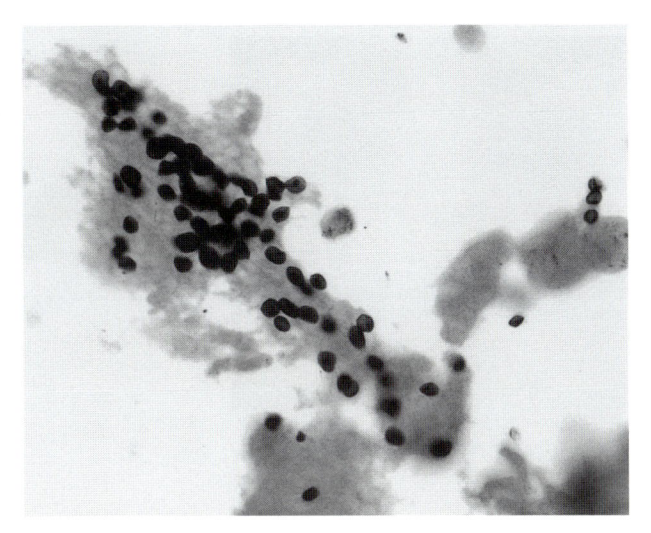

＃1 両肺野に間質性陰影を認める⇒間質性肺炎と診断される。

気管支肺胞洗浄液Grocott染色では、

＃2 染色陽性の*P. jirovecii*が認められる。

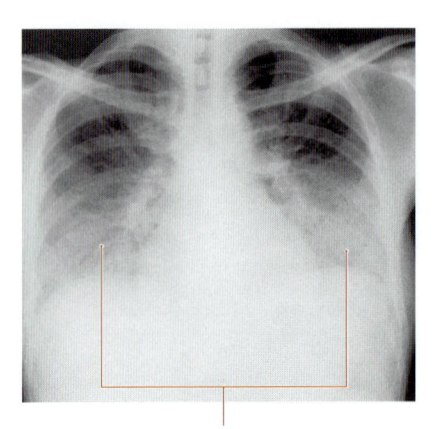

両側中下肺野のすりガラス状陰影

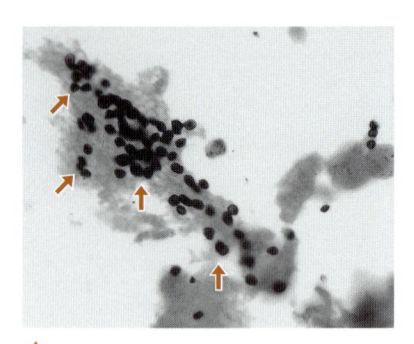

↑：P. jiroveciiの囊子

- ❏ 診　　断　　AIDSによるニューモシスチス肺炎（さらにサイトメガロウイルス感染の合併も否定できない）。
- ❏ 解法サプリ　　HIV陽性という記載がないが、CD4陽性細胞が200以下に低下しているので、AIDSと診断すべきである。その場合の間質性肺炎ではニューモシスチス肺炎とサイトメガロウイルス（CMV）肺炎に注意するべきである。
- ❏ 選択肢考察
  - A　MRSAは院内感染の原因として重要であるが、肺膿瘍や膿胸の合併が多く、Grocott染色の所見やβ-D-グルカン上昇などは認めない。(×)
  - B　*Pneumocystis jirovecii*はAIDSなどの細胞性免疫不全で認められ、間質性肺炎を呈し、真菌であるのでβ-D-グルカン上昇も認める。(〇)
  - C　アスペルギルスは真菌であるが、Grocott染色では菌糸を認める。(×)
  - D　肺炎球菌は細菌なのでβ-D-グルカンの上昇などを認めることはなく、急性の大葉性肺炎を呈することが多い。日和見感染ではない。(×)
  - E　肺炎桿菌は*Klebsiella pneumoniae*で、大葉性肺炎を認めることが多い。(×)

解答：B

到達目標 3 主な寄生虫症（回虫症、アニサキス症、吸虫症）を説明できる。

Point

[回虫症]
- 回虫症は糞便を使った有機肥料などで汚染された食品を経口摂取後、虫卵が小腸内で孵化し、幼虫が小腸壁を穿通して、門脈を介して心臓や肺に達する。さらに肺から逆行し、気管や咽頭へと進み、嚥下され、再び小腸で成虫となる。
- 臨床的にはPIE症候群を呈したり、時に回虫の迷入によって胆石や膵炎様症状を呈したり、また神経症状や消化器症状、時に失明の原因となることもある。
- 駆虫薬としてはパモ酸ピランテルが用いられ、著効を呈する。そのほか、ピペラジンやサントニン、スパトニン、メベンダゾールなどの抗線虫薬も有効である。

[アニサキス症]
- アニサキス症はサバ、イカ、アジ、ニシン、タラなどの海産魚類の生食により、アニサキスの幼虫が胃もしくは腸などの壁に穿入し、急性腹症類似の腹痛などをきたす疾患である。
- 胃アニサキス症はサバやイカなどの摂食4〜8時間後に急激な悪心・嘔吐、心窩部痛、腹痛などで発症し、緊急内視鏡で診断および虫体摘出といった治療がなされることにより改善する。
- 腸アニサキス症は数時間から数日して発症し、やはり悪心・嘔吐、腹痛を認める。急性腹症として急性虫垂炎やイレウスと誤られることもあるが、発熱や筋性防御などは認めない。腸アニサキス症も、診断がつけば保存的治療で虫体は死亡し、症状は改善するが、鑑別がつかない場合には急性腹症として開腹手術がなされることもある。

[日本住血吸虫]
- 日本住血吸虫（*Schistosoma japonicum*）はミヤイリガイから出たセルカリアが経皮感染することにより循環系を介して肝臓に至り、虫卵が門脈系に塞栓することにより門脈圧亢進症や肝硬変をきたすようになる。そのほか、肺病変や中枢神経病変などを認めることもある。
- 本邦では甲府盆地や利根川流域などに多く認められたが、現在では撲滅されている。

[ウェステルマン肺吸虫]
- 肺吸虫にはウェステルマン肺吸虫およびミヤザキ肺吸虫があるが、いずれもモクズガニやサワガニなどの淡水産のカニの生食により発症する（一部はイノシシ肉の生食による）。
- 感染し、肺に至り、ウェステルマン肺吸虫では咳、痰、喀血などをきたす。
- 検査：好酸球が増加する。

図43 回虫症

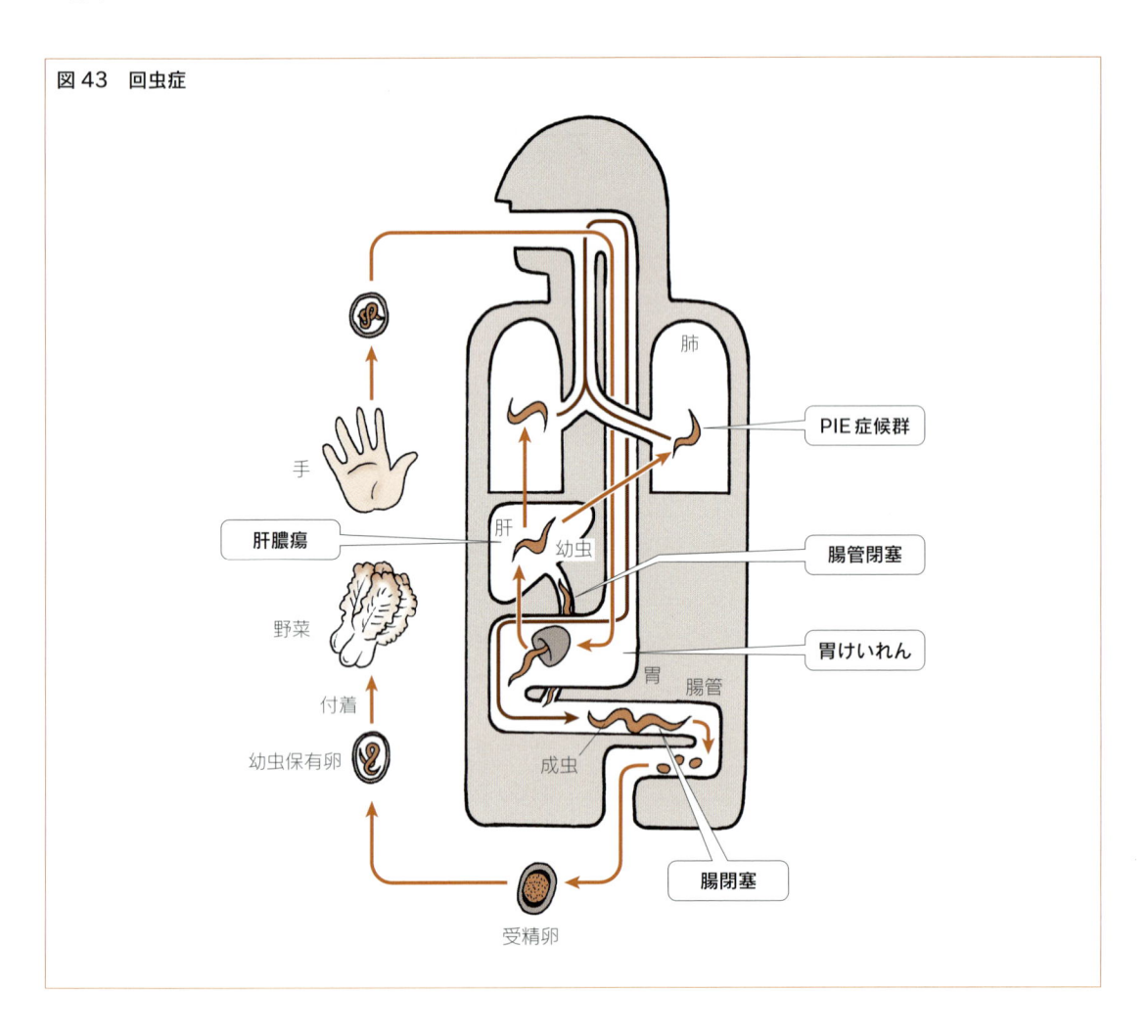

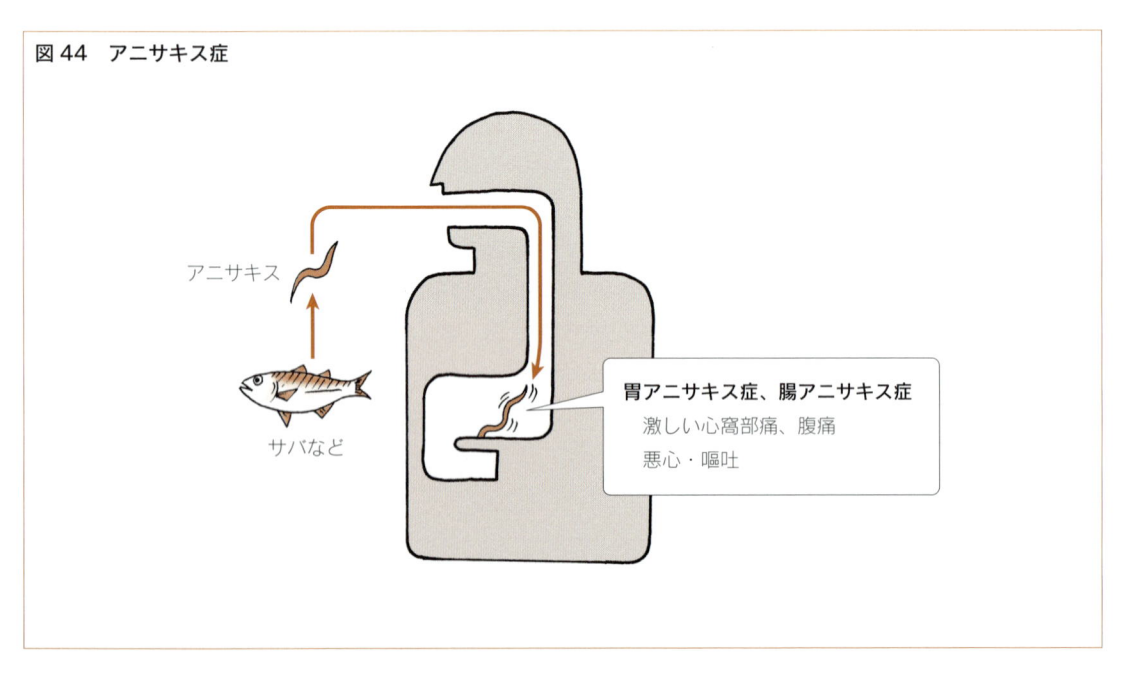

図44 アニサキス症

図45 日本住血吸虫

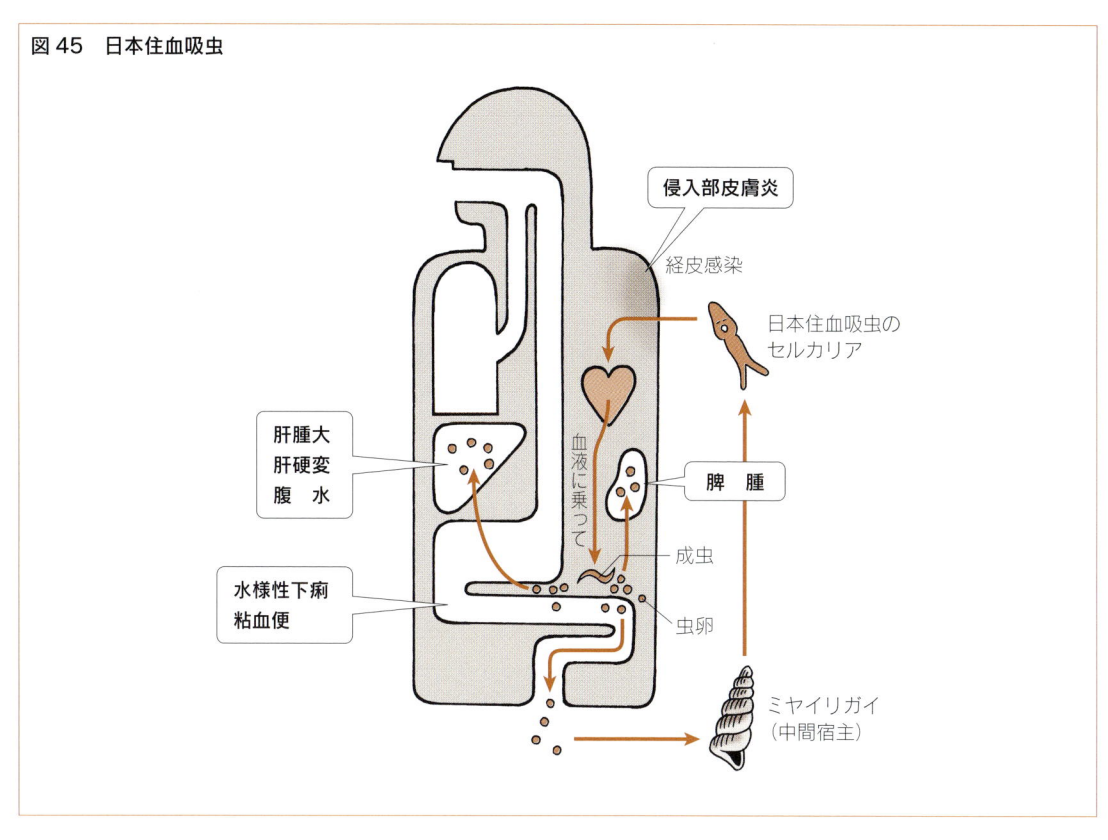

- 侵入部皮膚炎
- 経皮感染
- 日本住血吸虫のセルカリア
- 肝腫大 肝硬変 腹水
- 血液に乗って
- 脾腫
- 成虫
- 虫卵
- 水様性下痢 粘血便
- ミヤイリガイ（中間宿主）

図46 ウェステルマン肺吸虫

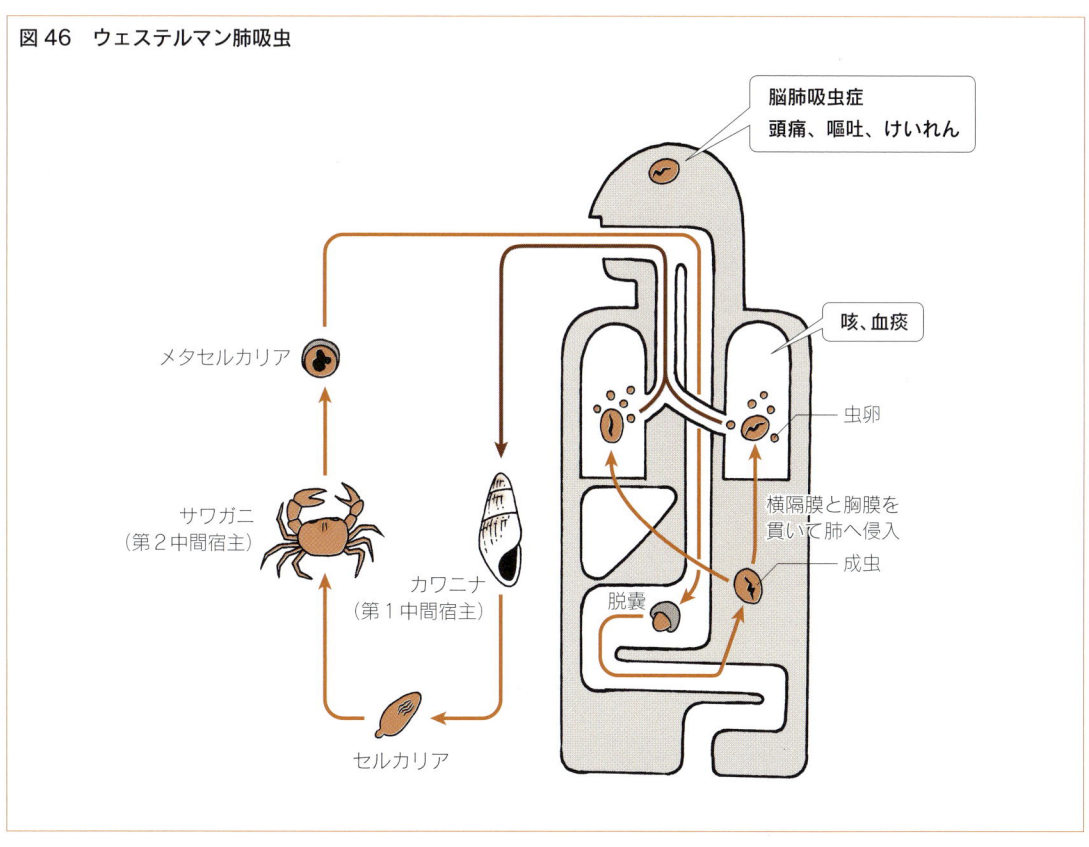

- 脳肺吸虫症 頭痛、嘔吐、けいれん
- 咳、血痰
- メタセルカリア
- 虫卵
- サワガニ（第2中間宿主）
- カワニナ（第1中間宿主）
- 横隔膜と胸膜を貫いて肺へ侵入
- 成虫
- 脱囊
- セルカリア

144 糞便検査が診断に最も有効なのはどれか。

A アニサキス
B エキノコックス
C フィラリア
D 広節裂頭条虫
E 有棘顎口虫

❑ 解法ガイド　糞便検査で検出されるのは、回虫、広節裂頭条虫、日本海裂頭条虫、横川吸虫などである。

❑ 選択肢考察
A アニサキス症は海産魚類の生食で生じることが多く、アニサキスの幼虫が消化管粘膜内に穿入し、腹痛を中心とした急性腹症をきたすものである。診断には胃アニサキス症に対しては内視鏡検査が有用である。糞便検査は有効ではない。(×)

B エキノコックス症に対してはその診断に血清反応や超音波断層法、X線検査が有用である。糞便検査は有効ではない。(×)

C フィラリア（糸状虫）症は蚊を媒介としたバンクロフト糸状虫やマレー糸状虫の感染で生じる。幼虫として体内に入り、成熟してリンパ節やリンパ管に至り、幼虫のミクロフィラリアを産生してリンパ流を障害してリンパ浮腫を認めるようになる。診断には末梢血標本でミクロフィラリアを検出するか、血清学的方法を用いる。糞便検査は有効ではない。(×)

D 広節裂頭条虫（サナダ虫）は、第1中間宿主はケンミジンコ、第2中間宿主はサケ、マスなどで、それらの生食で感染し、成虫はヒトの小腸に寄生する。腹痛や下痢、時に悪性貧血を認めることがある。発見の端緒となる症状は、排便時肛門より虫体片節が垂れ下がり、自然排泄したという患者の訴えによる。診断は患者が持参した虫体、糞便中の虫卵の同定による。(○)

E 有棘顎口虫はアジア全域に生息し、ドジョウやライギョなどの淡水魚の生食で経口的に感染し、成虫とはならず幼虫のままで皮下や内臓を移動しながら寄生し、幼虫移行症として皮膚爬行疹などを認める。診断には皮膚生検で虫体を検出する。糞便検査は有効ではない。(×)

解答：D

□□ **145**

52歳の男性。夕食に刺身を食べた。夜間に激しい上腹部痛をきたしたため来院した。上部消化管内視鏡写真（⇒カラー口絵）を示す。
原因として考えられるのはどれか。

A　回　虫
B　アニサキス
C　トキソプラズマ
D　赤痢アメーバ
E　糞線虫

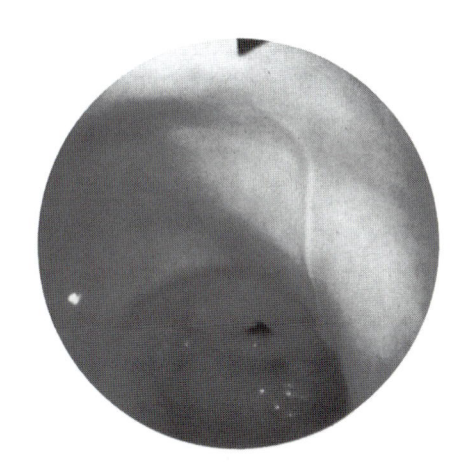

❏ **解法ガイド**　身体所見　#1　52歳の男性。刺身を食べて上腹部痛をきたしたため来院した⇒刺身ではアレルギー反応とともに、海産魚類の生食によるアニサキスなども考慮する必要がある。

画像所見　内視鏡写真では、
#1　胃体部に縦に長い幅1〜2mm、長さ10mm程度のアニサキスの幼虫が認められる。一部は浮腫状になっている。

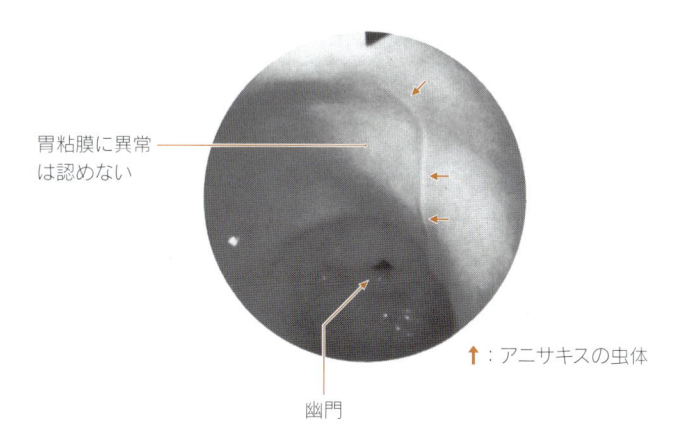

胃粘膜に異常は認めない
↑：アニサキスの虫体
幽門

❏ **診　　断**　胃アニサキス症。

❏ **解法サプリ**　アニサキス症は、サバ、アジ、イカなどの海産魚類の生食でアニサキスの幼虫が消化管粘膜内に穿入し、腹痛を中心とした急性腹症をきたすものである。胃アニサキス症では、典型例の劇症型では海産魚類の生食後4〜8時間で急激な心窩部痛、悪心・嘔吐で

発症し、急性腹症と診断し、開腹手術が行われることもありうる。白血球増加は時にみられるが、好酸球増加は半数以下に認められる程度である。

❏ 選択肢考察

A 回虫は虫卵を経口摂取して発症する。虫卵は小腸で孵化して腸粘膜から血流に入り、肝臓や肺に至る。感染後2〜3か月で便中に卵が出るようになる。症状はほとんどないが、胆管や膵管に迷入すると腹痛を生じる。口や肛門から回虫が出ることもある。診断には糞便検査、血清反応のほか、内視鏡検査で検出されることもある。(×)

B この患者は病歴および内視鏡検査より、アニサキスと診断される。(○)

C トキソプラズマはネコの糞や豚肉に含まれており、経口感染して、ほとんどは不顕性感染となるが一部は網脈絡膜炎などを認める。免疫不全や妊婦の初感染による先天性トキソプラズマ症では重篤となる。診断は血清反応が行われる。腹痛で発症するのではない。(×)

D 赤痢アメーバは嚢子の経口感染や肛門性交で生じ、栄養型となって大腸粘膜を傷害して腹痛・下痢・粘血便・テネスムスなどを認める。一部は経門脈的に肝臓に至り、肝膿瘍を形成する。診断は、糞便検査や大腸粘膜生検で赤痢アメーバ（栄養型もしくは嚢子）を検出、内視鏡検査、血清抗体検査で検出する。(×)

E 糞線虫は熱帯〜亜熱帯地域に広く分布し、我が国でも沖縄や奄美大島で患者が発生している。経口感染と経皮感染があり、皮膚の紅斑や下痢・腹痛などを認め、幼虫の移動により呼吸器症状を認めることもある。診断は糞便のラブジチス型幼虫を検出することでなされる。(×)

解答：B

146 経皮感染するのはどれか。

A　日本住血吸虫
B　広節裂頭条虫
C　肺吸虫
D　肝吸虫
E　蟯虫

□ **解法ガイド**　　我々の皮膚は一般的に感染症からの強いバリアとなっている。表皮は基底細胞から次第に形成される角質により外界からの感染を防御しており、さらに皮脂腺から分泌される中性脂肪に皮膚常在菌である*Propionibacterium acnes*などの産生するリパーゼが作用し、脂肪酸を形成することにより酸による皮膚のコーティングを行い、それらも感染防御に役立っている。

　それゆえ、一般細菌やウイルスなどは損傷のない皮膚を介して経皮的に感染することは一般的には認められず、一部寄生虫のみが経皮感染をしうる。経皮感染をするものとしては鉤虫や日本住血吸虫のセルカリアによる感染、糞線虫のフィラリア型幼虫による経皮感染が代表的である。

□ **選択肢考察**

A　日本住血吸虫（*Schistosoma japonicum*）はミヤイリガイから出たセルカリアが経皮感染をすることにより循環系を介して肝臓に至り、虫卵が門脈系に塞栓することにより門脈圧亢進症や肝硬変をきたすようになり、そのほか、肺病変や中枢神経病変などを認めることもある。一部には経口感染もある。本邦では甲府盆地や利根川流域などに多く認められたが、現在では撲滅されており、新患発生は認められない。（○）

B　広節裂頭条虫はサケ、マスなどの海産魚類が中間宿主であり、それらを未調理の状態で摂取することにより感染し、小腸内に寄生する。体節は数千に及び、最大で8〜9mにもなる。臨床的には消化器症状やビタミンB_{12}欠乏による巨赤芽球性貧血などを合併することもある。（×）

C　肺吸虫にはウェステルマン肺吸虫およびミヤザキ肺吸虫があるが、いずれもモクズガニやサワガニなどの淡水産のカニの生食により発症するものであり（一部はイノシシ肉の生食による）、感染し、肺に至り、ウェステルマン肺吸虫では咳、痰、喀血などをきたし、ミヤザキ肺吸虫では気胸や胸水貯留などを認める。いずれも寄生虫感染であるので、好酸球が増加する。（×）

D　肝吸虫は肝ジストマとも呼ばれ、中間宿主であるフナやモロコなどの生食で感染する。その後、主として胆管に寄生し、虫卵は胆汁とともに消化管から糞便中に排泄される。臨床症状としては胆汁の流出障害により腹部膨満や下痢、肝腫大、黄疸などをきたし、肝硬変となる例もある。（×）

E　蟯虫は最も多い寄生虫で、経口感染する。口に入った卵は腸管で孵化し、幼虫は直腸や下部腸管に移動し、2〜6週間で成熟する。雌の成虫は夜になると肛門付近に移動し、粘着性のゼラチン状の物質を有する卵を肛門周囲に産みつける。卵は皮膚に付着して痒みを引き起こす。虫卵は室温で3週間ほど生存可能である。診断は早朝スコッチテープ法でこの虫卵を検出することでなされる。（×）

解答：A

147 診断にセロファンテープが用いられるのはどれか。

A 広節裂頭条虫
B 有鉤条虫
C 蟯虫
D 糞線虫
E 顎口虫

□ **解法ガイド**　　一般に寄生虫感染は多くは経口感染するので、消化管がその寄生部位であることが多いが、日本住血吸虫のように門脈や肺動脈系などに寄生するものや、ウェステルマン肺吸虫、ミヤザキ肺吸虫のように呼吸器系に寄生するもの、肝吸虫のように胆道系に寄生するもの、顎口虫のように幼虫がヒトの皮下などを移動するもの、エキノコックスなどのように主として肝臓、一部肺や脳などに移行するものなどもある。

□ **選択肢考察**
A 広節裂頭条虫の中間宿主はサケ、マスなどの魚類であり、それらを未調理の状態で食べることにより消化器症状や神経症状、ビタミンB_{12}欠乏などを呈するものである。人体に寄生する寄生虫の中で最大のもので、長さが10m近くになることもある。診断は糞便検査である。(×)

B 有鉤条虫は、中間宿主はブタであり、不十分な調理の豚肉を摂食することにより生じ、やはり消化器症状や神経症状を呈するものである。それに対し、無鉤条虫は中間宿主がウシであり、無鉤条虫を有している牛肉を生食することにより感染することがある。一般に無鉤条虫は日本にも広く存在しているが、有鉤条虫は日本では沖縄にしか存在しない。診断は糞便検査である。(×)

C 蟯虫症は本邦では最も頻度の高い寄生虫症であり、盲腸に寄生するが、メスが夜間に肛門周囲の皮膚に産卵する。その結果、瘙痒感があるので、虫卵が手指に付着して経口的に摂取され、また下着やシーツなどに付着して家族内感染を起こすことも少なくない。臨床的には経口的に虫卵を摂取したのち、45〜50日ののち虫垂炎類似の腹部症状や肛門周囲の瘙痒感を生じ、さらに幼小児の場合は強い痒みと不眠のため不機嫌となり、発育障害をきたすこともある。(○)

D 糞線虫は*Strongyloides stercoralis*といわれる線虫による消化管感染症で、本邦ではHTLV-1感染者と関係して九州から沖縄地方に多く、経皮感染により、もしくは自家感染により下痢を認める。糞便検査で診断される。(×)

E 顎口虫はドジョウやライギョなどを生食して感染し、その幼虫が消化管壁を貫いて皮膚の深部を移動し、移動性の腫瘤や皮膚炎を生じ、皮膚爬行症をきたすものである。それゆえ、主たる寄生部位は消化管以外である。一般には皮膚から病原体を検出する。(×)

解答：C

到達目標 4
主な原虫疾患（マラリア、トキソプラズマ症、アメーバ赤痢）を説明できる。

Point

[マラリア]
- マラリアは胞子虫である *Plasmodium* 原虫による感染症で、熱帯、亜熱帯に広く分布し、アノフェレス属の蚊に刺され、感染を受ける。年間罹患者数は1億人以上で、年間死亡者数は約200万人と推定されているが、本邦では輸入感染症として年間100例前後の発症をみる。
- マラリア原虫には熱発作の周期が48時間で3日目に発熱する三日熱マラリア（*P. vivax*）と、卵形マラリア（*P. ovale*）のほか、熱発作周期が72時間で4日目に発熱する四日熱マラリア（*P. malariae*）、最も重症で、弛張熱や稽留熱など不定の発熱を呈し、数日ごとに発熱する熱帯熱マラリア（*P. falciparum*）がある。この熱発作の周期はマラリア原虫の赤血球内発育時間と一致する。
- 全身倦怠感、頭痛、筋肉痛などのインフルエンザ様の前駆症状後、悪寒戦慄を伴った急激な高熱、肝脾腫大、赤血球破壊による貧血などの典型的な症状を認める。
- 診断：海外渡航歴などの問診。患者血液からの塗抹標本でマラリア原虫を検出する。
- 治療：クロロキン。クロロキン耐性マラリアにはST合剤やキニーネ、プリマキンなども用いられる。
- 予防：流行地で蚊に刺されないようにする。適切な抗マラリア薬の予防投薬を受ける。

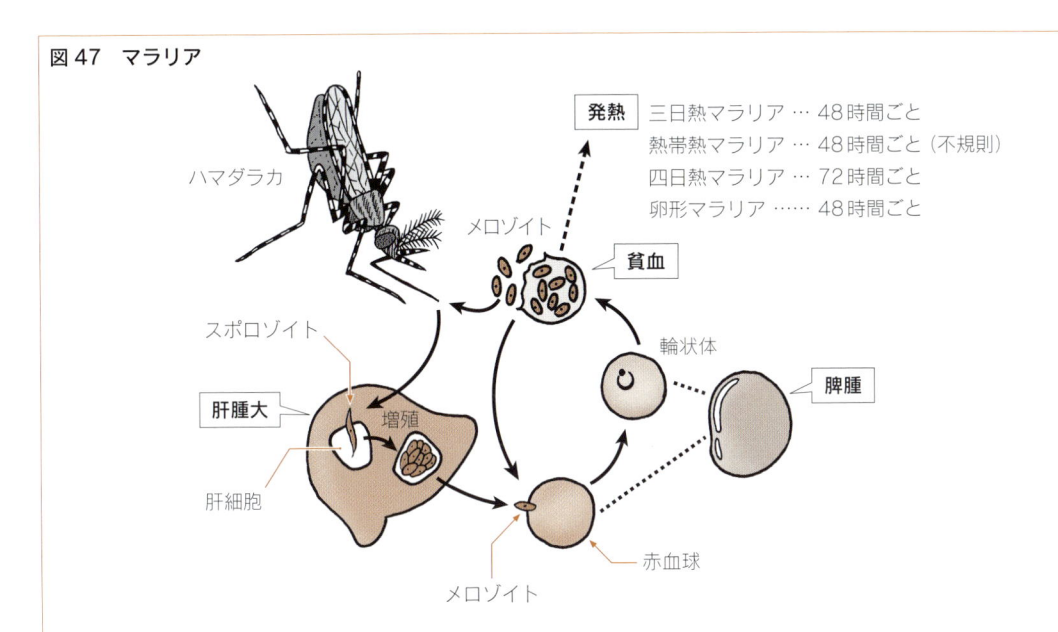

図47 マラリア

発熱
三日熱マラリア … 48時間ごと
熱帯熱マラリア … 48時間ごと（不規則）
四日熱マラリア … 72時間ごと
卵形マラリア …… 48時間ごと

ハマダラカ、スポロゾイト、肝腫大、肝細胞、増殖、メロゾイト、輪状体、赤血球、貧血、脾腫

- マラリアの中で熱帯熱マラリアは発症後1〜2週間で血小板減少、消化管出血、腎不全、脳症、心不全などを起こして死亡することがある。しかしその他のマラリアはそれほど重篤にはならない。そのため、熱帯熱マラリアは「悪性マラリア」と呼ばれ、その他のマラリアは「良性マラリア」と呼ばれる。
- 良性マラリアにはそれぞれ好みの赤血球年齢があるが、熱帯熱マラリアは赤血球の老若を問わず攻撃するので赤血球数の減少が激しく、かつ赤血球片が凝固して多発性の虚血性組織障害を起こすためと考えられている。

Point

[トキソプラズマ症]
- トキソプラズマ症は原虫である*Toxoplasma gondii*による感染症である。
- ブタの生肉やネコの糞などで汚染された野菜などを経口摂取することで感染する。
- 頸部、腋窩など、全身のリンパ節の腫脹や、時に網脈絡膜炎を呈することがある。健常人では比較的軽症に経過することが多い。
- 多くは不顕性感染だが、細胞性免疫不全を伴っている場合には重症化する。

[先天性トキソプラズマ症]
- 妊娠中の初感染（子宮内感染）では先天性トキソプラズマ症として網脈絡膜炎や水頭症、小頭症、脳内石灰化、精神・運動発達遅延などを認めるので、注意する必要がある。

図48　トキソプラズマ症

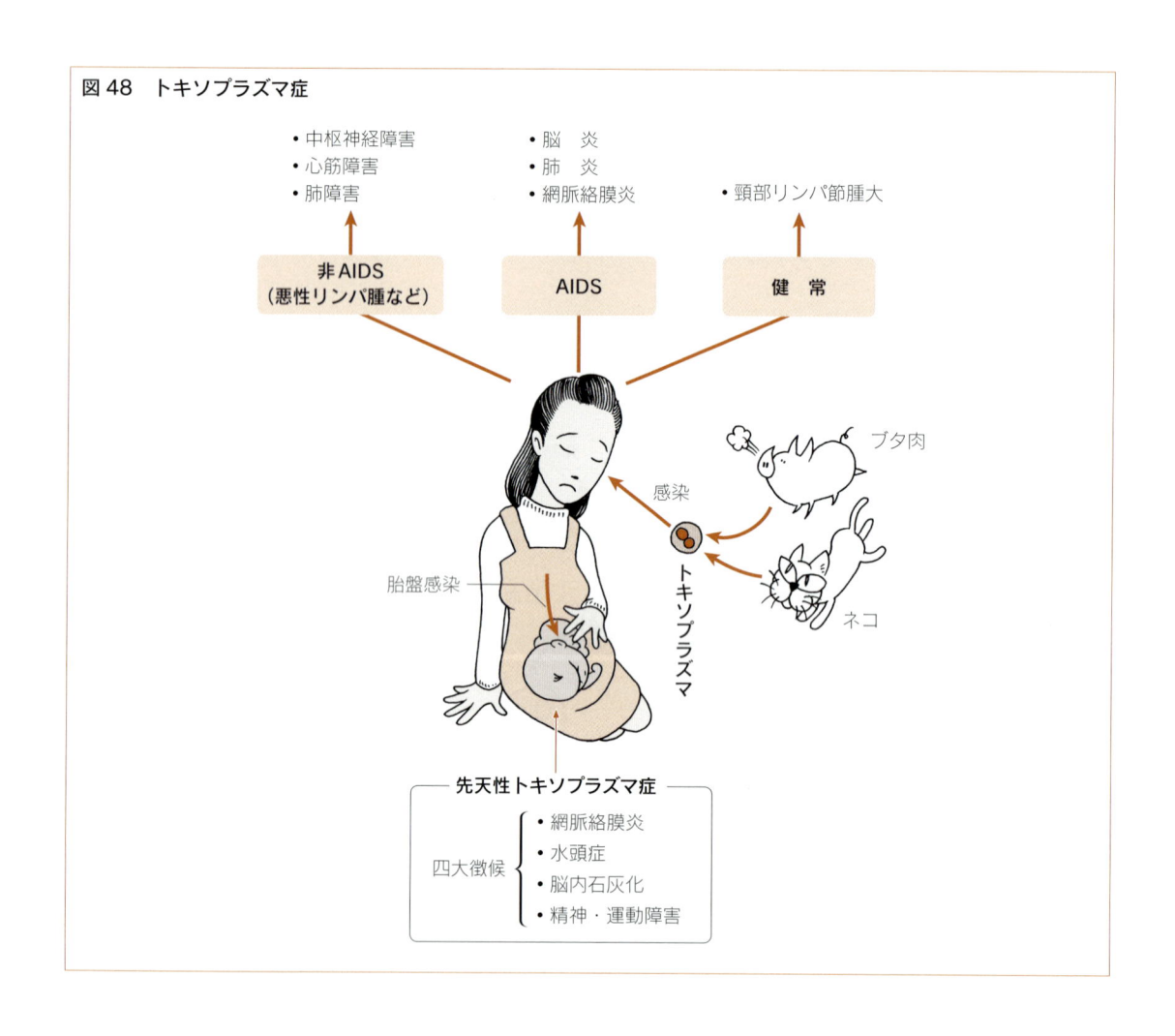

- 非AIDS（悪性リンパ腫など）：中枢神経障害、心筋障害、肺障害
- AIDS：脳炎、肺炎、網脈絡膜炎
- 健常：頸部リンパ節腫大

感染源：ブタ肉、ネコ → トキソプラズマ

胎盤感染

先天性トキソプラズマ症　四大徴候
- 網脈絡膜炎
- 水頭症
- 脳内石灰化
- 精神・運動障害

Point [赤痢アメーバ症]

- 赤痢アメーバ（*Entamoeba histolytica*）の感染により生じる疾患で、流行地において経口的に感染されるか、男性同性愛者で認められることが多い。
- 赤痢アメーバ症（アメーバ性大腸炎）は2〜3週間の潜伏期の後、（右下腹部）腹痛、イチゴゼリー状の粘血便、軽度のテネスムスなどを認める。栄養型アメーバが盲腸や上行結腸などの大腸組織内に侵入して、つぼ型の潰瘍を形成し、一部は血行性に経門脈的に肝臓に至りアメーバ性肝膿瘍を認める。
- アメーバ性肝膿瘍は、*E. histolytica* の結腸粘膜の感染によって数か月〜数年を経て経門脈的に肝臓に至り、アメーバの出す蛋白融解酵素の作用で膿瘍を形成する。発熱、肝腫大、右季肋部痛を主症状とする。炎症反応は著明であり、CTやエコーで類円形の低濃度域として認められる。穿刺液はアンチョビペースト状であり、アメーバに対する抗体や便中のアメーバの検出で確定診断される。治療はメトロニダゾール投与である。

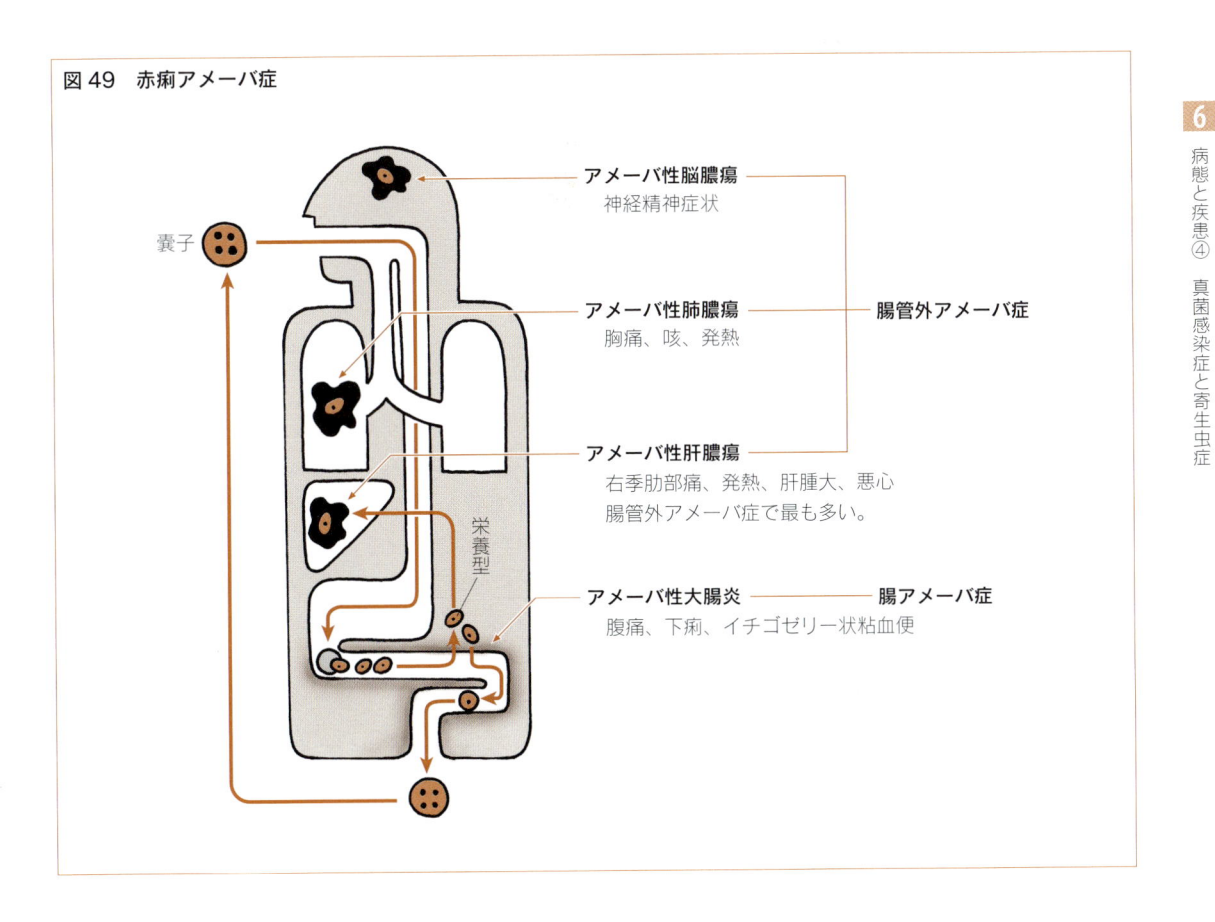

図49 赤痢アメーバ症

アメーバ性脳膿瘍 — 神経精神症状

アメーバ性肺膿瘍 — 胸痛、咳、発熱 ┐
　　　　　　　　　　　　　　　　　├ 腸管外アメーバ症
アメーバ性肝膿瘍 — 右季肋部痛、発熱、肝腫大、悪心　腸管外アメーバ症で最も多い。┘

アメーバ性大腸炎 — 腹痛、下痢、イチゴゼリー状粘血便　— 腸アメーバ症

嚢子／栄養型

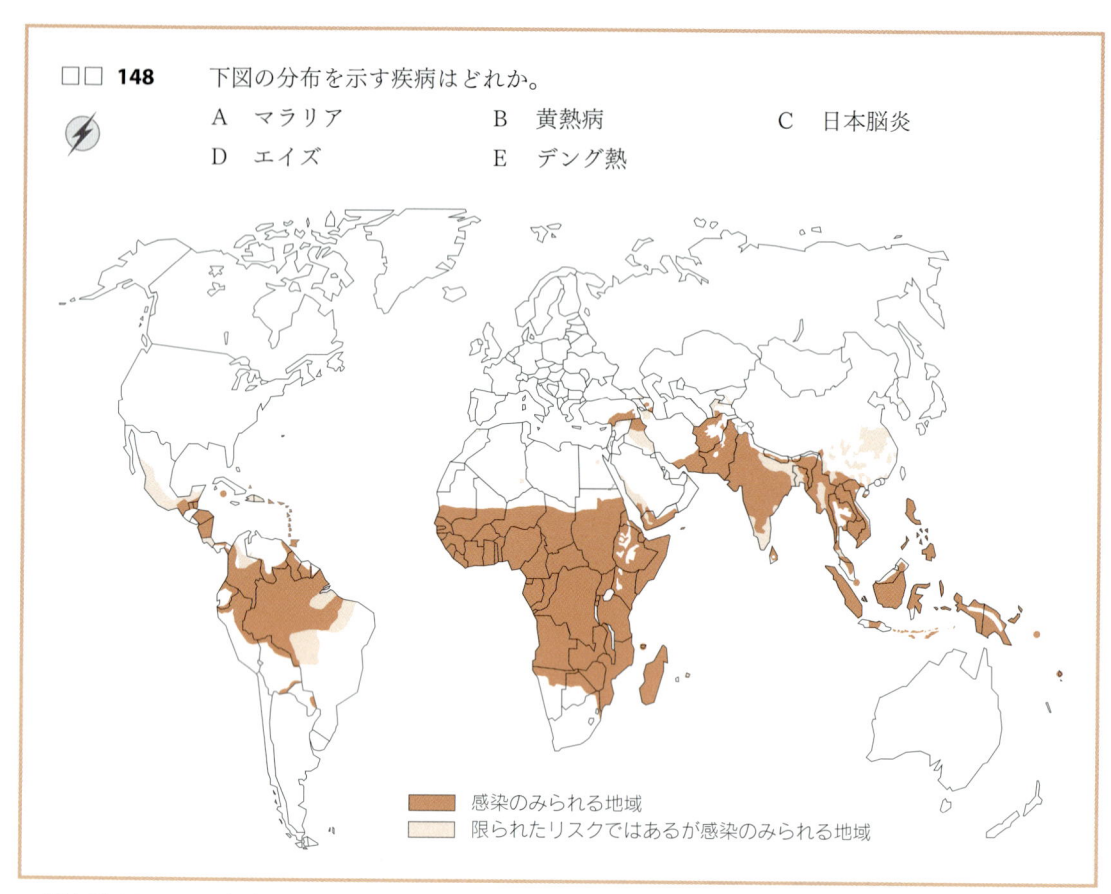

□□ **148** 下図の分布を示す疾病はどれか。

A マラリア B 黄熱病 C 日本脳炎
D エイズ E デング熱

感染のみられる地域
限られたリスクではあるが感染のみられる地域

❏ **解法ガイド** 掲載図はWHOの"*International Travel and Health*"からのもので、マラリアの分布地を示している。マラリアは夜間吸血性のハマダラカにより媒介されるものが多い。
　西アフリカを旅行すると、2％/月で感染するとされ、2週間以上アフリカに旅行する場合には、予防として抗マラリア薬の服用が推奨される。

❏ **選択肢考察**
A この図では、全世界の熱帯や亜熱帯に分布している。デング熱と異なり、オーストラリアや台湾には分布が認められない。これはマラリアの分布地域と合致する。(○)
B 黄熱病はデング熱と同様に、ネッタイシマカにより媒介される熱性ウイルス性感染症で、致命率が高い。4類感染症に含まれるが、我が国での発症はなく、検疫感染症に指定されている。流行地は熱帯・亜熱帯のアフリカと南米に限局される。予防に、生ワクチンが有効である。(×)
C 日本脳炎はコガタアカイエカを介するウイルス感染で、我が国でも夏季にはブタを増幅動物として流行するので、ワクチンによる予防が行われている。日本が含まれていないので否定される。(×)
D エイズはヒト-ヒト感染をするので、アフリカで発生が多いが、ほとんど全世界で認められる。(×)
E デング熱はネッタイシマカにより媒介される熱性ウイルス性感染症で、南北の回帰線よりも赤道に近い地域であれば認められ、南太平洋・台湾やカリブ海諸国、アメリカでも認められる。(×)

解答：A

149 脾腫が**みられない**のはどれか。

- A 風　疹
- B 腸チフス
- C 敗血症
- D マラリア
- E 伝染性単核球症

❏ **解法ガイド**　　脾臓も若年健常者でやせている場合には左肋骨弓下に触知される場合もあるが、一般に左肋骨弓下に内側に切痕をもった腫瘤として脾臓を触れた場合には、大部分、脾腫があると判断しうる。一般に脾臓は正常の2倍以上に腫大した場合に左肋骨弓下に触知することができ、10 cm以上の脾腫を触知する場合には巨脾とされる。

　　脾臓は細網内皮系に属し、血液の貯蔵や血液の濾過、感染防御、またリンパ球の産生や血球の破壊などを行っている。脾腫をきたす原因としては全身性感染症である伝染性単核球症や敗血症、腸チフス、マラリアなどのほか、血液疾患としては慢性骨髄性白血病や骨髄線維症、その他、真性赤血球増加症や悪性リンパ腫などでも脾臓の腫大を認める。

❏ **選択肢考察**
- A 風疹は頸部や耳介後部などを中心とするリンパ節腫脹を伴うことが多いが、一般に肝脾腫大を認めることは少ない。(×)
- B 腸チフスは *Salmonella* Typhi による感染症で、比較的徐脈、バラ疹、肝脾腫大や舌苔などを認め、その後稽留熱となり、チフス様顔貌を呈する。(○)
- C 感染性心内膜炎をはじめとして、敗血症など血液中に細菌が存在する場合には血液のリンパ節である脾臓が腫大してくる。(○)
- D マラリアでは悪寒・戦慄、発熱に加え、脾腫を認めることが特徴である。時間が経ったものでは巨大脾腫を認めることも少なくない。(○)
- E 伝染性単核球症は接吻などにより唾液を介する感染を受け、発熱、咽頭痛、全身性リンパ節腫脹、肝脾腫大などを特徴とする。(○)

解答：A

☐☐ **150** マラリアの媒介生物として正しいのはどれか。
　A　昼吸血型のブユ
　B　夜吸血型のアブ
　C　昼吸血型のカ
　D　夜吸血型のカ
　E　昼吸血型のツェツェバエ

❏ **解法ガイド**　マラリアの年間の罹患者は1億人以上、死亡者は150万～270万人（そのうち100万人が5歳以下の幼小児）である。
　マラリアの媒介生物であるハマダラカ（アノフェレス属の蚊）は、夜間から朝方にかけて活動するのが特徴である。ヒトへは一般に感染性が高く、マラリアに対して免疫をもたないヒトが通常病原体を有する蚊に一回刺されれば感染が成立すると考えられている。また、自然感染による有効な獲得免疫は得づらく、再感染もしばしば起こると報告されている。

❏ **参考事項**　黄熱やデング熱を媒介するネッタイシマカは北回帰線の南側にのみ分布するが、台湾の北側は日本脳炎の原因であるコガタアカイエカのみが存在する。

❏ **選択肢考察**　マラリアを媒介するのはハマダラカで、これは夜間から朝方にかけて活動する夜吸血型のカである。

解答：D

□□ 151　30歳の男性。3か月間東南アジアに滞在して帰国した。4日後から悪寒と戦慄とを伴った40℃台の発熱が出現したので来院した。末梢血塗抹 May‑Giemsa 染色標本（⇒カラー口絵）を示す。
この病原体はどれか。
A　ウイルス
B　リケッチア
C　グラム陽性桿菌
D　原虫
E　真菌

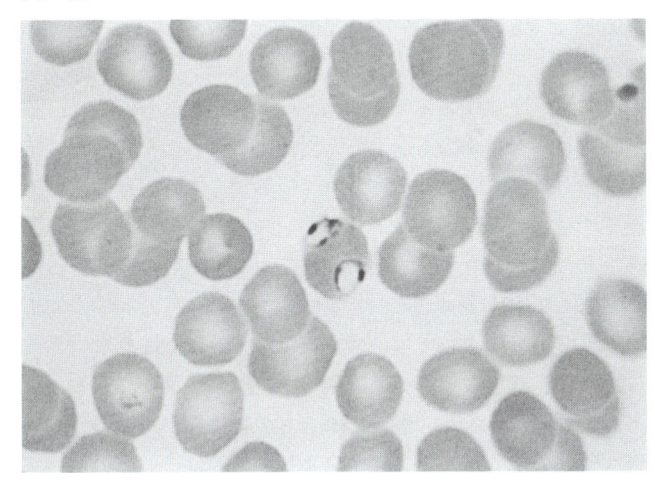

❏ **解法ガイド**　身体所見　#1　30歳の男性が3か月間と長期に東南アジアに滞在して帰国した⇒東南アジアへの渡航の既往がある場合には毒素原性大腸菌による旅行者下痢症や、チフス、コレラ、赤痢などの感染、またマラリアや赤痢アメーバなどの感染にも注意する必要がある。特にこの症例は3か月間と比較的長期間滞在していたので、原虫感染であるマラリアなどの感染に特に注意が必要であろう。

　　　　#2　4日後から悪寒と戦慄とを伴った40℃台の発熱が出現したので来院した⇒悪寒戦慄を伴った40℃という高熱を呈していることから、ウイルスや細菌、真菌、原虫などによる菌血症を生じているものと考えられる。特にマラリアや腸チフスが疑われよう。

　画像所見　末梢血塗抹 May‑Giemsa 染色標本では、
　　　　#1　中央部にマラリア原虫の早期栄養体であるリングフォームを認める⇒マラリア原虫は2つ認められ、多重感染をしており、さらに2つのクロマチン粒子を有しているので、熱帯熱マラリアが最も考えられる。

リングフォーム (ring form) を形成している。

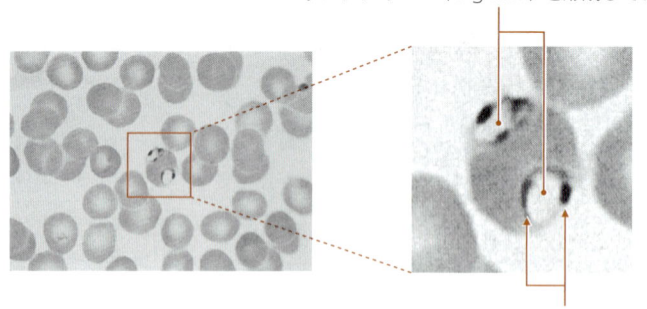

2つのクロマチン粒子

- ❏ 診　　　断　　熱帯熱マラリア。
- ❏ 解法サプリ　　マラリアは胞子虫である *Plasmodium* 原虫による感染症で、熱帯、亜熱帯に広く分布し、年間罹患者数は1億人以上で、慢性化したものを含めれば感染者数は約8億人、年間死亡者数は約200万人と推定されているが、本邦では輸入感染症として年間100例前後の発症をみる。マラリアはアノフェレス属の蚊に刺されることにより感染する。

　　治療としてはクロロキンなどが発作に対して用いられているが、クロロキン耐性マラリアが増加しているため、ST合剤やキニーネ、プリマキンなども用いられることがある。マラリアの予防としては、まず流行地で蚊に刺されないようにすることや、ワクチンがないので、適切な抗マラリア薬の予防投薬が重要である。

- ❏ 選択肢考察　　A　マラリアはウイルス感染によるものではない。(×)
　　　　　　　　B　マラリアはリケッチア感染によるものではない。(×)
　　　　　　　　C　マラリアはグラム陽性桿菌感染によるものではない。(×)
　　　　　　　　D　マラリアはマラリア原虫による感染症である。(○)
　　　　　　　　E　マラリアは真菌感染によるものではない。(×)

解答：D

□□ **152**　トキソプラズマは次のどれに含まれるか。
A　原　虫
B　真　菌
C　ウイルス
D　リケッチア
E　抗酸菌

❏ **解法ガイド**　　トキソプラズマ症は胞子虫に属する原虫の *Toxoplasma gondii* による感染症であり、汚染されたブタの生肉や、ネコの糞などで汚染された野菜などの経口的な摂食により感染する。頸部、腋窩など、全身のリンパ節の腫脹や、時に網脈絡膜炎を呈することがある。健常人では比較的軽症に経過することが多いが、細胞性免疫不全の compromised host ではトキソプラズマの全身感染を生じ、頭痛、発熱に加え、全身の発疹、肝障害、脳炎や脳膿瘍などの臨床症状をとることもある。さらに妊娠中の初感染では先天性トキソプラズマ症として網脈絡膜炎や水頭症、小頭症、脳内石灰化、精神・運動発達遅延などを認めるので、注意する必要がある。

❏ **選択肢考察**
A　原虫は単細胞の動物で、寄生性で病原性のあるものである。トキソプラズマ症の病原体である *Toxoplasma gondii* は原虫に属する。原虫には、マラリア、リーシュマニア、クリプトスポリジウムなどが含まれる。(○)
B　真菌は従属栄養の真核生物で、細胞壁を有する。トキソプラズマは動物であり、細胞壁は有さない。(×)
C　ウイルスは遺伝情報物質として、DNAもしくはRNAの一方のみを有するもので、独自の代謝系をもたないものである。ウイルスとクラミジアは独自のエネルギー産生系を有さない。トキソプラズマは単細胞であるが、細胞形態を有する。(×)
D　リケッチアはグラム陰性の、偏性細胞内寄生細菌であるが、独自のエネルギー産生系を有する。トキソプラズマは動物であり細菌ではない。(×)
E　抗酸菌は細胞壁に多量の脂質を含有するため強い脱色剤である塩酸アルコールに対しても脱色抵抗性を示す細菌である。トキソプラズマは動物であり細菌ではない。(×)

解答：A

153　48歳の男性。東南アジアを7日間旅行して帰国した。下痢、腹痛および発熱があり、血性の粘液便〈イチゴゼリー状〉を排出している。新鮮便の顕微鏡写真（⇒カラー口絵）を示す。

原因はどれか。

A　カンピロバクター
B　サルモネラ
C　赤痢菌
D　赤痢アメーバ
E　ジアルジア

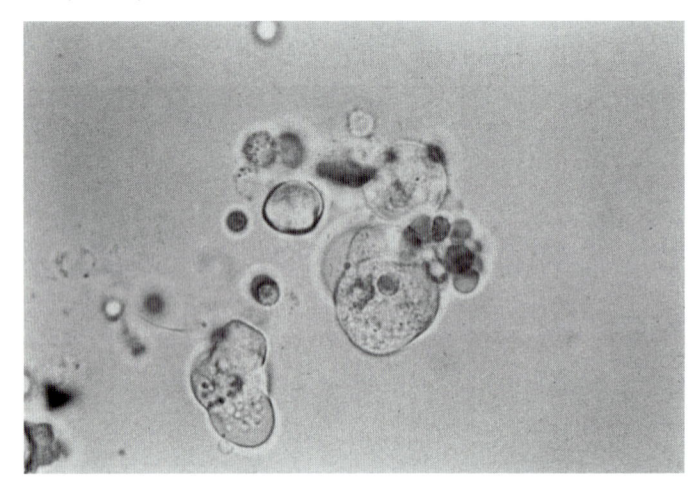

❏ **解法ガイド**　**身体所見**　#1　48歳の男性が東南アジアを7日間旅行して帰国した⇒東南アジアから帰国した場合には輸入感染症である赤痢やコレラ、チフス、マラリアなどを考慮する必要がある。

　　#2　下痢、腹痛および発熱があり、血性の粘液便（イチゴゼリー状）を排出している⇒消化管感染を意味する。血性の粘液便が存在することから大腸の炎症性病変をきたしているものと考えられる。特にイチゴゼリー状という便の性状からアメーバ赤痢を考えたい。

画像所見　新鮮便の顕微鏡写真では、

　　#1　便中に含まれる赤血球とともに栄養型のアメーバが認められる。一部では、赤血球が赤痢アメーバに貪食されている。

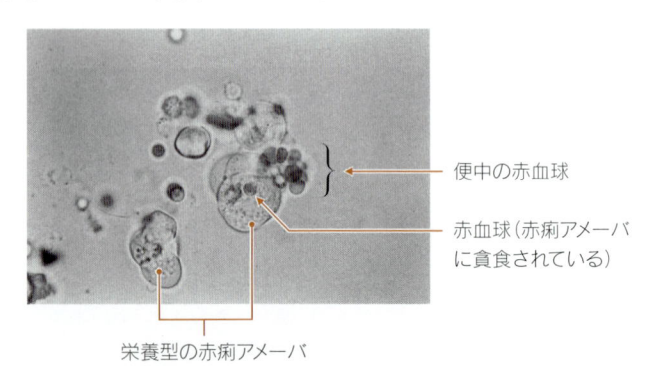

便中の赤血球
赤血球（赤痢アメーバに貪食されている）
栄養型の赤痢アメーバ

❏ 診　　　　断　　　アメーバ赤痢。

　　　　　　　　　　東南アジアの旅行から帰国し、発熱、腹痛、下痢に加え、血性の粘液便、すなわちイチゴゼリー状の粘液便をきたしており、新鮮便の顕微鏡写真で赤血球に加え栄養型アメーバを検出している点から、アメーバ赤痢と診断される。

❏ 解法サプリ　　　アメーバ赤痢は原虫である *Entamoeba histolytica* による感染症である。運動性のない嚢子が経口的に侵入するか、もしくは男性同性愛者の性行為に伴う感染症として感染し、盲腸、上行結腸、横行結腸、S状結腸、直腸の順に好発する。

　　　　　　　　　アメーバは粘膜上皮細胞を傷害し、そこから粘膜下組織に侵入し、広い範囲の粘膜下組織を傷害する。それにより緩徐に下痢、腹痛で発症し、次第に右下腹部の腹痛および粘血便となり、いわゆるイチゴゼリー状を呈する。テネスムスも軽度で、全身状態は細菌性赤痢に比べ比較的良好に保たれる。発熱や炎症反応も比較的軽度である。

　　　　　　　　　進行すると大腸から経門脈的に血行性に肝臓に転移し、アメーバ性肝膿瘍を呈する。アメーバ赤痢の30〜40％は肝膿瘍を合併するという。肝膿瘍合併時には炎症所見が著明となる。

❏ 選択肢考察　　　A　カンピロバクターは食中毒の原因であり、生乳や生の鶏肉などで感染する。小腸の感染が中心となる。(×)
　　　　　　　　　B　サルモネラは食中毒の最も多い原因の一つで、生の卵から感染する。小腸の感染や菌血症が中心となる。(×)
　　　　　　　　　C　赤痢菌は大腸粘膜への感染であるが、新鮮便の顕微鏡写真ではアメーバ赤痢と診断される。(×)
　　　　　　　　　D　東南アジアの旅行、発熱、腹痛、下痢に加え、血性の粘液便、新鮮便の顕微鏡写真などから赤痢アメーバによる大腸感染と診断される。(○)
　　　　　　　　　E　ジアルジアは原虫で、消化管感染し、腹痛、非血性の下痢を認める。原則として発熱は認めない。(×)

解答：D

□□ **154** 30歳の男性。腹痛と粘血便とを主訴に来院した。東南アジアを2週間旅行し、帰国3日目から腹痛とともにイチゴゼリー様の粘血便を1日数回排便している。発熱はない。粘血便の直接鏡検により、偽足を出して活発に運動している虫体が観察される。
最も考えられる疾患はどれか。
A 糞線虫症
B ランブル鞭毛虫症
C アメーバ赤痢
D トキソプラズマ症
E クリプトスポリジウム症

❏ 解法ガイド　身体所見　#1　30歳の男性が腹痛と粘血便を主訴に来院した⇒大腸病変を示している。
　　　　　　　　　　　#2　東南アジアを2週間旅行し、帰国3日目から腹痛とともにイチゴゼリー様の粘血便を1日数回排便している⇒これは、赤痢、アメーバ赤痢の可能性がある。
　　　　　　　　　　　#3　発熱はない⇒細菌性赤痢などは否定的である。
　　　　　　　検査所見　#1　粘血便の直接鏡検により、偽足を出して活発に運動している虫体が観察される⇒アメーバ赤痢と診断される。

❏ 診　　　断　アメーバ赤痢。
❏ 解法サプリ　一般にアメーバ赤痢は赤痢アメーバ（*Entamoeba histolytica*）の大腸粘膜への感染により生じ、飲水などで経口的に感染するか、もしくは男性同性愛者間の性行為により感染し、栄養型アメーバが大腸壁に侵入し、腹痛、発熱、下痢、テネスムス、イチゴゼリー状の粘血便などを呈するようになる。

❏ 選択肢考察　A　糞線虫症は糞線虫が経皮的に感染して引き起こされる下痢を主徴とする寄生虫感染で、腹痛、水様性下痢、便秘、るいそう、全身倦怠、浮腫、呼吸器症状が認められる。大腸感染を主体とするものではなく、粘血便の直接鏡検所見が合致しない。(×)
　　　　　　　B　ランブル鞭毛虫症はジアルジア症とも呼ばれ、経口感染による下痢性疾患で、熱帯〜亜熱帯に多い。多くは水様性〜泥状の下痢で、この患者の粘血便の直接鏡検所見が合致しない。(×)
　　　　　　　C　東南アジアの旅行やイチゴゼリー様の粘血便、粘血便の直接鏡検の偽足を出して活発に運動している虫体からアメーバ赤痢と診断される。(○)
　　　　　　　D　トキソプラズマ症は原虫で、一部のものでは全身性リンパ節腫大や網脈絡膜炎などを合併することもある。(×)
　　　　　　　E　クリプトスポリジウムは *Cryptosporidium parvum* と呼ばれる胞子虫に属する原虫による小腸感染症であり、大量の水様性下痢を呈する。(×)

解答：C

□□ **155** 43歳の男性。東南アジアに1年間移住していた。2か月前から血便としぶり腹とがあり、次第に粘血便が増加し来院した。右季肋部に圧痛を認める。大腸内視鏡写真（a⇒カラー口絵）と生検組織標本（b⇒カラー口絵）とを示す。

原因はどれか。
A 原 虫
B 真 菌
C ウイルス
D リケッチア
E 抗酸菌

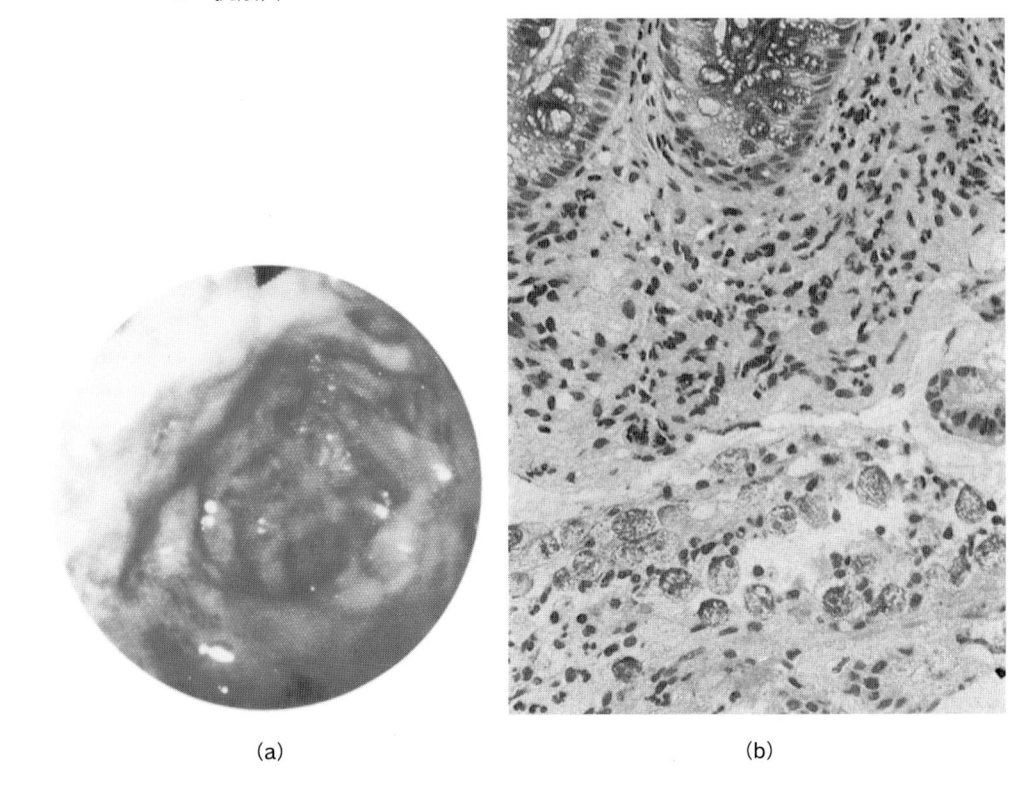

(a)　　(b)

□ **解法ガイド** 身体所見 #1 43歳の男性が東南アジアに1年間移住していた⇒東南アジアに旅行や移住していた場合には輸入感染症を考えねばならない。輸入感染症としては赤痢、コレラ、チフス、マラリアなどが代表的である。

#2 2か月前か血便としぶり腹とがあり、次第に粘血便が増加し来院した⇒血便としぶり腹からは赤痢が考えられるが、2か月前からと臨床経過が亜急性であることから、細菌性赤痢ではなく、むしろアメーバ赤痢を考えたい。アメーバ赤痢は2〜3週間の潜伏期ののち通常は下痢や腹痛をもって緩やかに発症し、次第に粘血便や右下腹部痛をきたすようになる。粘血便はイチゴゼリー状を呈する。

#3 右季肋部に圧痛を認める⇒一般に腹痛は右下腹部に多いにもかかわらず、この症例では右季肋部に圧痛を認めている。これは病変部位が上行結腸から横行結

腸への移行部に生じたものか、もしくは栄養型アメーバが大腸壁に侵入し、さらに血行性に経門脈的に肝臓に至り、アメーバ性肝膿瘍を形成したために生じたものかもしれない。

画像所見 大腸内視鏡写真では、

#1 大腸粘膜の浮腫と出血および潰瘍が不整に散在性に認められる。

生検組織標本では、

#2 組織内にアメーバの栄養型虫体を多数認める。

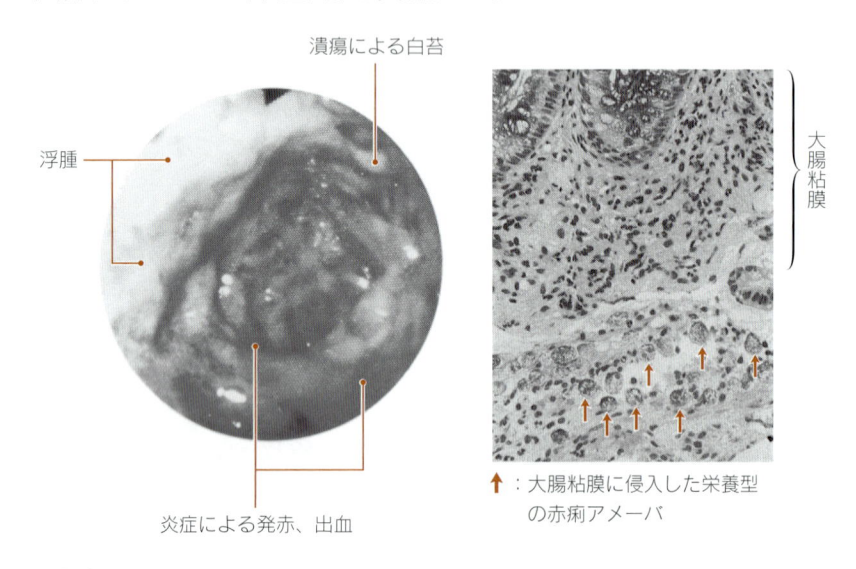

潰瘍による白苔
浮腫
炎症による発赤、出血

↑：大腸粘膜に侵入した栄養型の赤痢アメーバ

大腸粘膜

❑ **診　断**　アメーバ赤痢。

❑ **解法サプリ**　東南アジアに移住していた患者が亜急性に血便と大腸粘膜刺激症状であるしぶり腹とをきたし、さらに粘血便が増加して来院している。右季肋部に圧痛も認める。この症例で、大腸内視鏡写真で大腸のびまん性の炎症や不整形の潰瘍出血を認め、さらに生検組織標本で栄養型アメーバを多数認めることから、アメーバ赤痢と診断することができる。

アメーバ赤痢の診断は糞便検査によるアメーバの検出、もしくは血清学的方法で行うことが多い。下痢便中では赤血球を捕食している栄養型アメーバを検出することが少なくない。さらに腸管アメーバ症に対しては内視鏡下生検も行われ、組織内、特に粘膜下組織にアメーバの栄養型虫体を検出することが特徴的である。組織の周辺は壊死像を呈するが、一般に多核白血球の浸潤を認めない。

❑ **選択肢考察**
A　アメーバ赤痢の病原体である赤痢アメーバは、単細胞の動物であるので、原虫と判断される。(○)
B　赤痢アメーバは動物であり、真菌ではない。(×)
C　ウイルスは細菌よりもはるかに小さな病原体で、生検組織標本で嚢子を認めることはない。(×)
D　リケッチアは細菌の一つであり、原虫ではない。(×)
E　抗酸菌は結核や非結核性抗酸菌が含まれ、細菌に含まれるのであり原虫ではない。(×)

解答：A

| 到達目標 5 | クリプトスポリジウム症、ランブル鞭毛虫症、エキノコックス症を概説できる。 |

Point

[クリプトスポリジウム症]

- *Cryptosporidium parvum*という原虫（胞子虫）による小腸感染による水様性下痢症をきたす疾患である。
- ウシやイヌ、ネコなどにも感染が広く認められる。
- クリプトスポリジウムは塩素消毒に対しても抵抗性が強いので、オーシストなどで汚染された上水道施設からの水系感染で経口的に摂取され、小腸の微絨毛から侵入し、持続性の水様性下痢をきたす。
- 健康人では重篤となることは少ないが、AIDSをはじめとする免疫不全状態の患者では日和見感染症として重篤化することが多い。

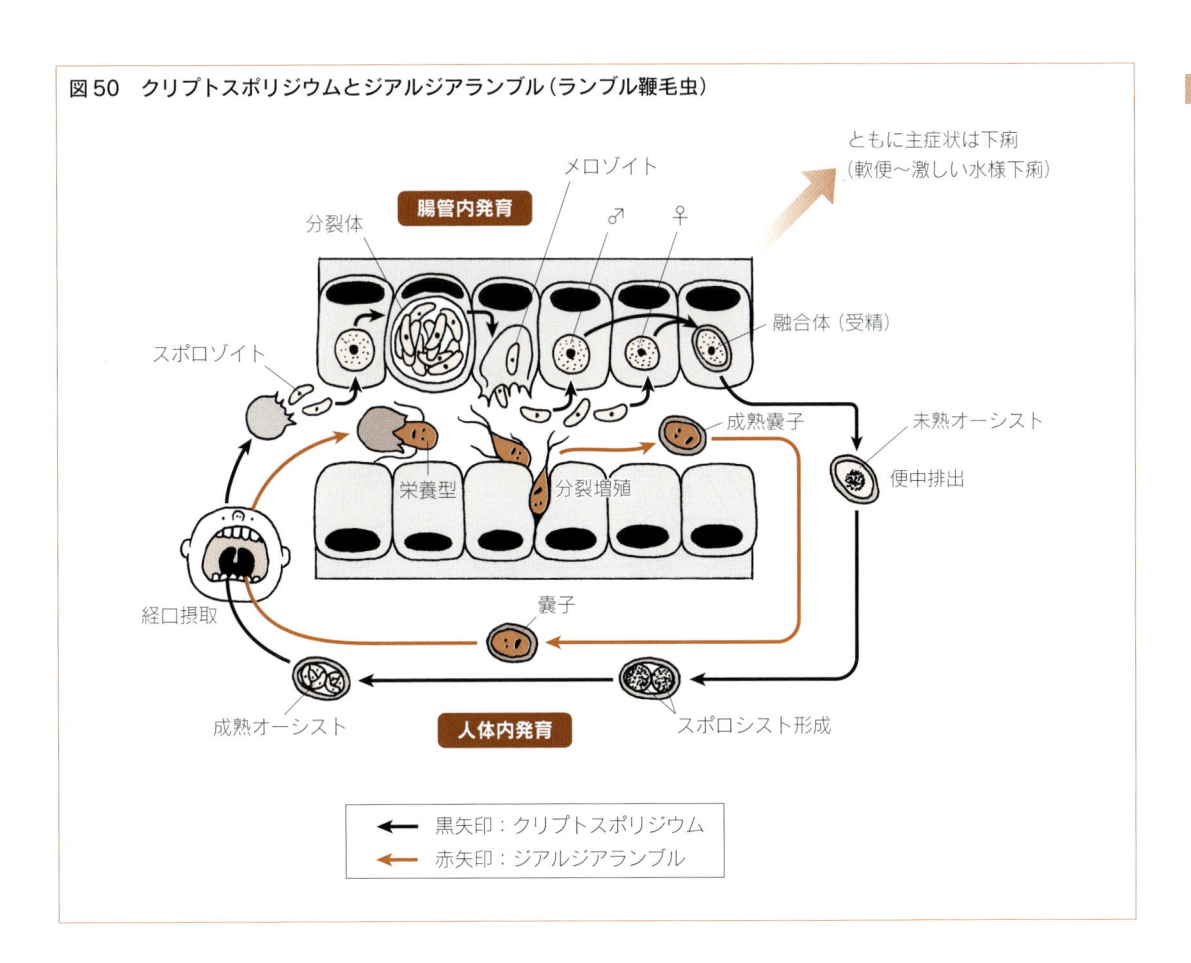

図50 クリプトスポリジウムとジアルジアランブル（ランブル鞭毛虫）

Point

[ランブル鞭毛虫症（ジアルジア症）]
- ランブル鞭毛虫症（ジアルジア症）は *Giardia lamblia*（ランブル鞭毛虫）の感染によって引き起こされる経口感染による下痢性疾患で、熱帯〜亜熱帯に多い。
- 水系感染による集団発生のほか、男性同性愛者や発展途上国からの輸入感染などが問題となる。
- 経口的に摂取された嚢子は胃を通過後に速やかに脱嚢して栄養型となり、十二指腸から小腸上部付近に定着する。
- ランブル鞭毛虫症は免疫不全者の感染、水系感染による集団発生事例などから、重要な再興感染症と考えられる。
- 治療にはメトロニダゾールなどの抗原虫薬が用いられる。

[エキノコックス症（包虫症）]
- 包虫症（エキノコックス）は本邦では北海道全域を中心とする多包虫症として肝包虫症、一部肺包虫症などを認める。
- イヌやキタキツネなどの糞便とともに排出された虫卵を経口的に摂食することにより、包虫は肝臓に寄生し、数年〜十数年の経過で次第に多発性の囊胞が形成されるようになる。そのため、肝臓は腫大してくる。

図51 エキノコックス症

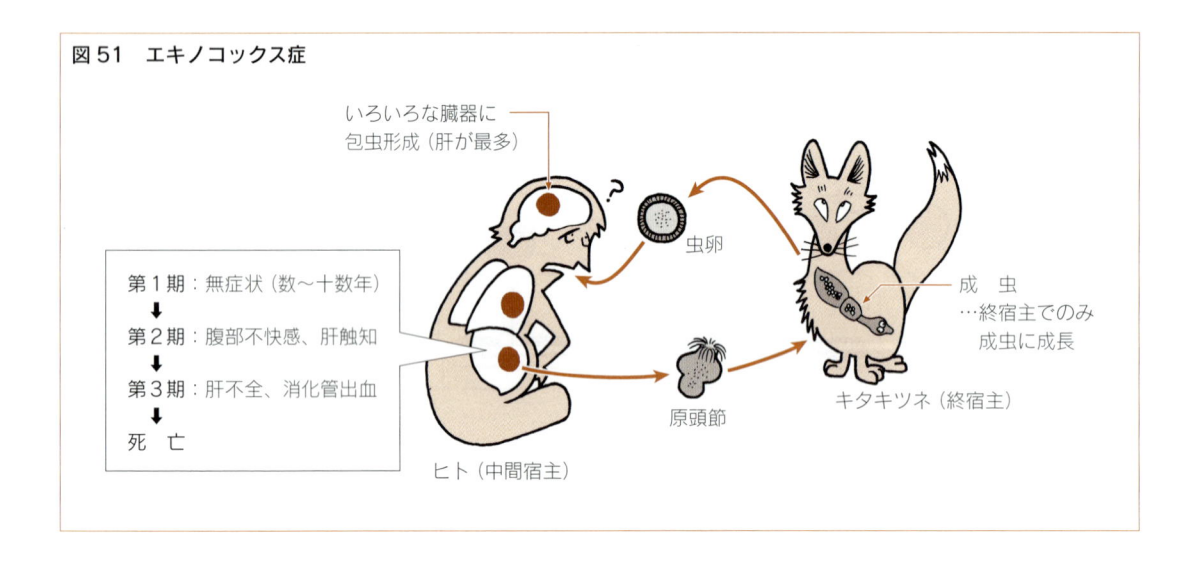

いろいろな臓器に包虫形成（肝が最多）

第1期：無症状（数〜十数年）
↓
第2期：腹部不快感、肝触知
↓
第3期：肝不全、消化管出血
↓
死亡

虫卵
原頭節
成虫 …終宿主でのみ成虫に成長
キタキツネ（終宿主）
ヒト（中間宿主）

156 オーシストによって感染するのはどれか。

A　クリプトスポリジウム
B　トリパノソーマ
C　ランブル鞭毛虫
D　腟トリコモナス
E　赤痢アメーバ

□ 解法ガイド　　オーシストとは雄性配偶子と雌性配偶子が接合して形成された接合子（zygote）が、膜に囲まれたもので、耐性が強い。接合子は細胞分裂してスポロシストやスポロゾイトとなる。

クリプトスポリジウムはこのオーシストに汚染された水道水などを飲むことで感染して、集団的な下痢を認めることがある。特に細胞性免疫不全患者では水様性下痢が重篤化しやすい。

□ 選択肢考察
A　クリプトスポリジウムはオーシストに汚染された水道水などが感染源となる。オーシストは水道水の消毒に用いられる塩素に耐性であり、小腸に至ってオーシストからスポロゾイトが放出され小腸絨毛に感染する。糞便中にはオーシストが排泄される。診断はこの糞便中のオーシストを検出することでなされる。（○）

B　トリパノソーマには、アフリカの風土病でツェツェバエに刺されて感染し、中枢神経病変として睡眠病を生じるものと、中南米の風土病でサシガメが媒介して傷口から経皮的に *Trypanosoma cruzi* に感染し、神経組織を傷害してChagas（シャガス）病を引き起こすものがある。輸血により感染するので注意が必要。オーシストによる感染ではない。（×）

C　ランブル鞭毛虫とも呼ばれるジアルジア・ランブリア（*Giardia lamblia*）は、囊子が経口的に摂取され、胃を通過後に速やかに脱囊して栄養型となり、上部小腸に感染して水様性下痢などを呈する。便中には栄養型と囊子型の両方が存在し、これを検出することで診断される。（×）

D　腟トリコモナスは性行為感染であり、鞭毛虫に属するトリコモナス原虫（*Trichomonas vaginalis*）の感染によって引き起こされる。腟分泌物の生標本による検鏡、培養・PCR法などでなされる。オーシストによる感染ではない。（×）

E　赤痢アメーバによる大腸炎は、赤痢アメーバの囊子（シスト）の経口感染で生じる大腸粘膜の炎症が中心である。診断は粘血便の生標本で栄養型を検出することや大腸粘膜生検、血清抗体法などでなされる。オーシストによる感染ではない。（×）

解答：A

☐☐ **157** ヒトでは消化管が主要な感染臓器となるのはどれか。
　A　トキソプラズマ
　B　クリプトコックス
　C　レプトスピラ
　D　クリプトスポリジウム
　E　サイトメガロウイルス

❏ **解法ガイド**　クリプトスポリジウムは Cryptosporidium parvum と呼ばれる胞子虫に属する原虫による小腸感染症であり、汚染された上水道施設由来の水系感染により、特にAIDSなどの細胞性免疫不全の患者で大量の水様性下痢を呈するのが特徴的である。

❏ **選択肢考察**
　A　トキソプラズマはほとんどは感染を生じても無症状のまま推移するが、一部のものでは全身性リンパ節腫大や網脈絡膜炎などを合併することもある。特に細胞性免疫不全を伴っている場合には重症化しやすい。(×)
　B　クリプトコックスは肺と髄膜に感染症をきたす真菌である。一般には消化管には感染しない。(×)
　C　レプトスピラ症はらせん状細菌であるレプトスピラによる感染症で、ネズミなどの尿中に排泄され、それに汚染された淡水に接触することにより、皮膚や粘膜を介して感染するものである。悪寒・戦慄を伴った発熱や腓腹筋などの疼痛、結膜の充血などを認め、さらに血小板減少による出血傾向、肝機能障害による黄疸（胆汁うっ滞性黄疸）、腎障害（間質性腎炎や尿細管障害）のほか、髄膜炎などを認めるのが特徴である。(×)
　D　クリプトスポリジウムの寄生部位は小腸の微絨毛がほとんどであり、それ以外には寄生しないと考えられている。細胞性免疫不全の患者で大量の水様性下痢を呈する。(○)
　E　サイトメガロウイルスは健康人ではその感染においても不顕性であることが多いが、細胞性免疫不全患者では重篤な間質性肺炎や肝炎、網膜炎、腎炎などを認めることがある。(×)

解答：D

158 ジアルジア感染で**認められない**のはどれか。

A 高　熱
B 腹　痛
C 悪　心
D 水様性下痢
E 体重減少

□ **解法ガイド**　　ランブル鞭毛虫症（ジアルジア症）は *Giardia lamblia*（ランブル鞭毛虫）の感染によって引き起こされる経口感染による下痢性疾患で、熱帯〜亜熱帯に多い。水系感染による集団発生のほか、男性同性愛者や発展途上国からの輸入感染などが問題となる。

　経口的に摂取された嚢子は胃を通過後に速やかに脱嚢して栄養型となり、十二指腸から小腸上部付近に定着する。

　ランブル鞭毛虫症は長期にわたって我が国では忘れ去られた感染症の一つであったが、免疫不全者の感染、水系感染による集団発生事例などから、重要な再興感染症と考えられる。ランブル鞭毛虫症の治療にはメトロニダゾールなどの抗原虫薬が用いられる。

□ **選択肢考察**
A　一般にはランブル鞭毛虫症では発熱を認めることはない。(×)
B　ランブル鞭毛虫症では消化管感染により腹痛を認める。(○)
C　ランブル鞭毛虫症では消化管感染により悪心を認める。(○)
D　ランブル鞭毛虫症では消化管感染により水様性〜泥状の下痢を認める。(○)
E　長期にわたるランブル鞭毛虫症では、体重減少を認めることもある。(○)

解答：A

159 肝包虫症〈多包虫症〉で正しいのはどれか。

A 経皮感染する。
B 我が国では九州や沖縄に多い。
C 肝腫瘤を認める。
D 診断には生検が行われる。
E 抗寄生虫薬が有効である。

❑ **解法ガイド**　包虫症はエキノコックスの幼虫である包虫の感染で単包虫症と多包虫症がある。本邦では多包虫症が中心で、キツネやイヌなどが終宿主であるが、ヒトやブタなどが中間宿主となっている。

　キツネやイヌなどは汚染率が高く、これらの糞便に排泄された虫卵が経口的に人体に入り、腸壁から門脈を介して肝に至り、肝臓で充実性の腫瘤を形成する。時に脳や肺、骨などに至ることもある。

　数十年の臨床経過をとり、肝腫瘍との鑑別が重要である。X線上、石灰化を認め、エコーもしくは腹腔鏡下の穿刺生検および免疫血清学的検査で診断される。エコー上は肝血管腫に類似しており、CT上は嚢胞状および石灰化所見を認める。

　診断には流行地、本邦では北海道を中心に、近年は本州北部にも及ぶが、その居住歴が重要である。一次検診としてELISAによる血清診断、二次検診としてウエスタンブロット法による抗体陽性確認、超音波やX線画像診断などが行われる。

　治療としては早期の外科的切除が基本である。

❑ **選択肢考察**
A キツネやイヌなどの糞便に排泄された虫卵が経口的に人体に入り、腸壁から門脈を介して肝に至る。経皮感染ではなく経口感染である。(×)
B 我が国では北海道が中心で、近年は本州でも発症例があるが、九州や沖縄では認められない。(×)
C 肝臓に至った後に、慢性経過で無痛性の肝腫瘤を認める。(○)
D 診断には血清診断、超音波やX線などの画像診断が行われる。生検は以前には禁忌とされていたが、最近は行うこともある。(×)
E 肝包虫症では抗寄生虫薬は有効ではなく、早期の外科的切除が有効である。(×)

解答：C

到達目標 6 クリプトコックス症とアスペルギルス症の症候、診断と治療を説明できる。

Point

[クリプトコックス症]

- クリプトコックス症は酵母様真菌である *Cryptococcus neoformans* による感染症である。
- 土壌中に存在するクリプトコックスがハトの糞の中で増殖し、それを経気道的に吸入することにより肺病変を形成し、さらにその後血液を介して髄膜に至り、亜急性に発症するクリプトコックス髄膜炎を特徴とする。
- クリプトコックス症は、約半数はAIDSや悪性リンパ腫、臓器移植後などの細胞性免疫の低下したcompromised hostに発症するが、約半数は基礎疾患がない健常人に発症しうる。特に細胞性免疫不全時には全身性の播種性クリプトコックス症を呈することがあり、リンパ節腫脹が全身性に認められることもありうるが、頻度が高いものではなく、一般的なクリプトコックス症では呼吸器病変および髄膜病変に比較的限局される。
- 検査：Grocott染色およびPAS染色陽性の類円形の酵母様病変を認める（髄液では墨汁染色）。
- 治療：アムホテリシンBおよび5-FCの併用療法、フルコナゾール投与。

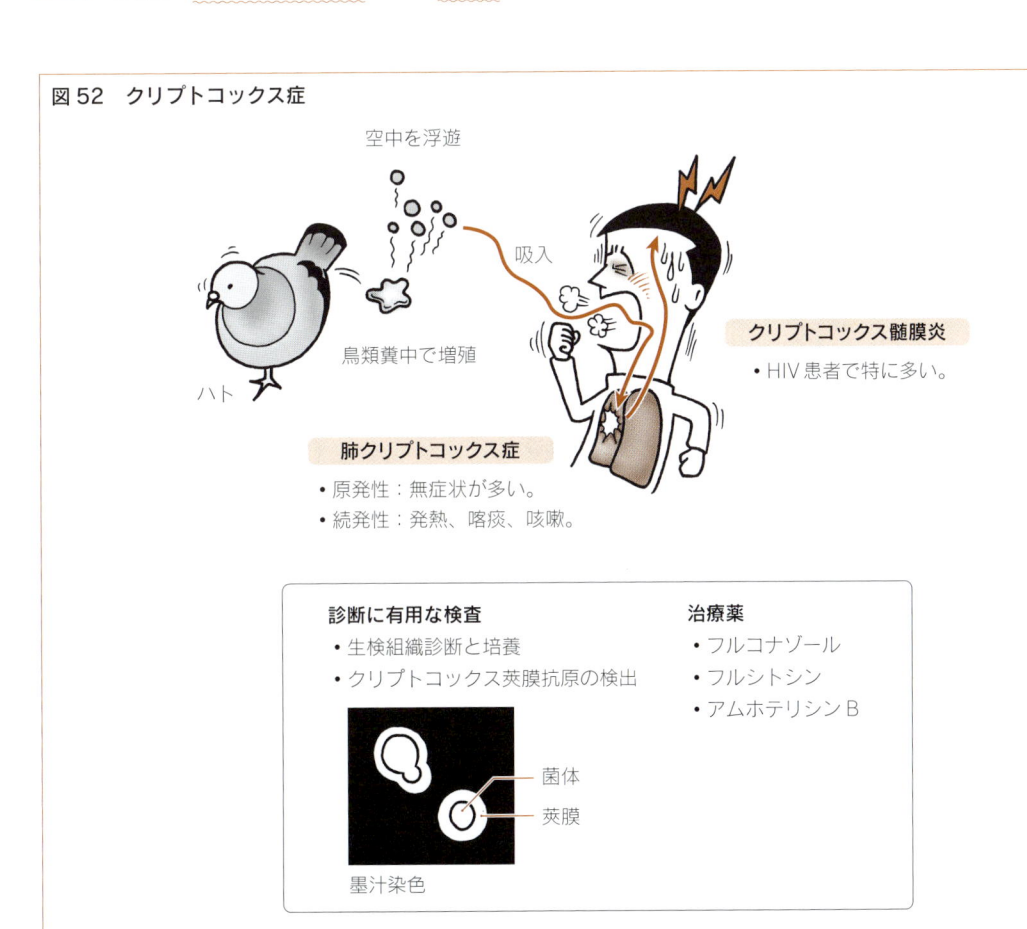

図52 クリプトコックス症

クリプトコックス髄膜炎
- HIV患者で特に多い。

肺クリプトコックス症
- 原発性：無症状が多い。
- 続発性：発熱、喀痰、咳嗽。

空中を浮遊 / 吸入 / 鳥類糞中で増殖 / ハト

診断に有用な検査
- 生検組織診断と培養
- クリプトコックス莢膜抗原の検出

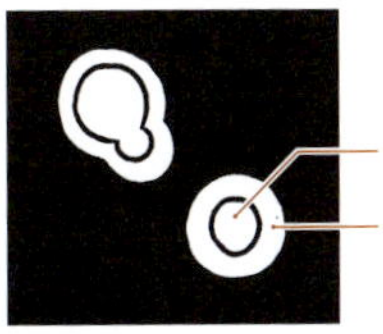

治療薬
- フルコナゾール
- フルシトシン
- アムホテリシンB

墨汁染色 — 菌体、莢膜

Point [アスペルギルス症]

- アスペルギルスは自然環境に普遍的に存在する真菌であり、特に呼吸器感染をする場合には経気道的にアスペルギルスの分生子を吸入し、発症するものである。
- 肺アスペルギローマ（菌球症）は結核性空洞や肺嚢胞などの既存の空洞内に定着し、菌球（fungus ball）を形成する。また侵襲性肺アスペルギルス症は細胞性免疫不全などの免疫低下時に日和見感染症として発症し、肺野に浸潤影を認め、呼吸不全に至り、重篤である。
- そのほか、アスペルギルスの感染症ではないが、アレルギー性気管支肺アスペルギルス症はアスペルギルスに対する主としてⅠ型、一部Ⅲ型アレルギーにより、気管支喘息や移動性肺野浸潤影、気管支拡張症などを認めるものである。
- アスペルギルスの菌球症に対しては病巣の外科的切除、もしくはそれが不可能な場合には内科的に抗真菌薬の空洞内注入が行われる。
- 侵襲性肺アスペルギルス症に対してはアムホテリシンBの点滴静注が行われる。
- アレルギー性気管支肺アスペルギルス症に対してはステロイド薬が投与される。

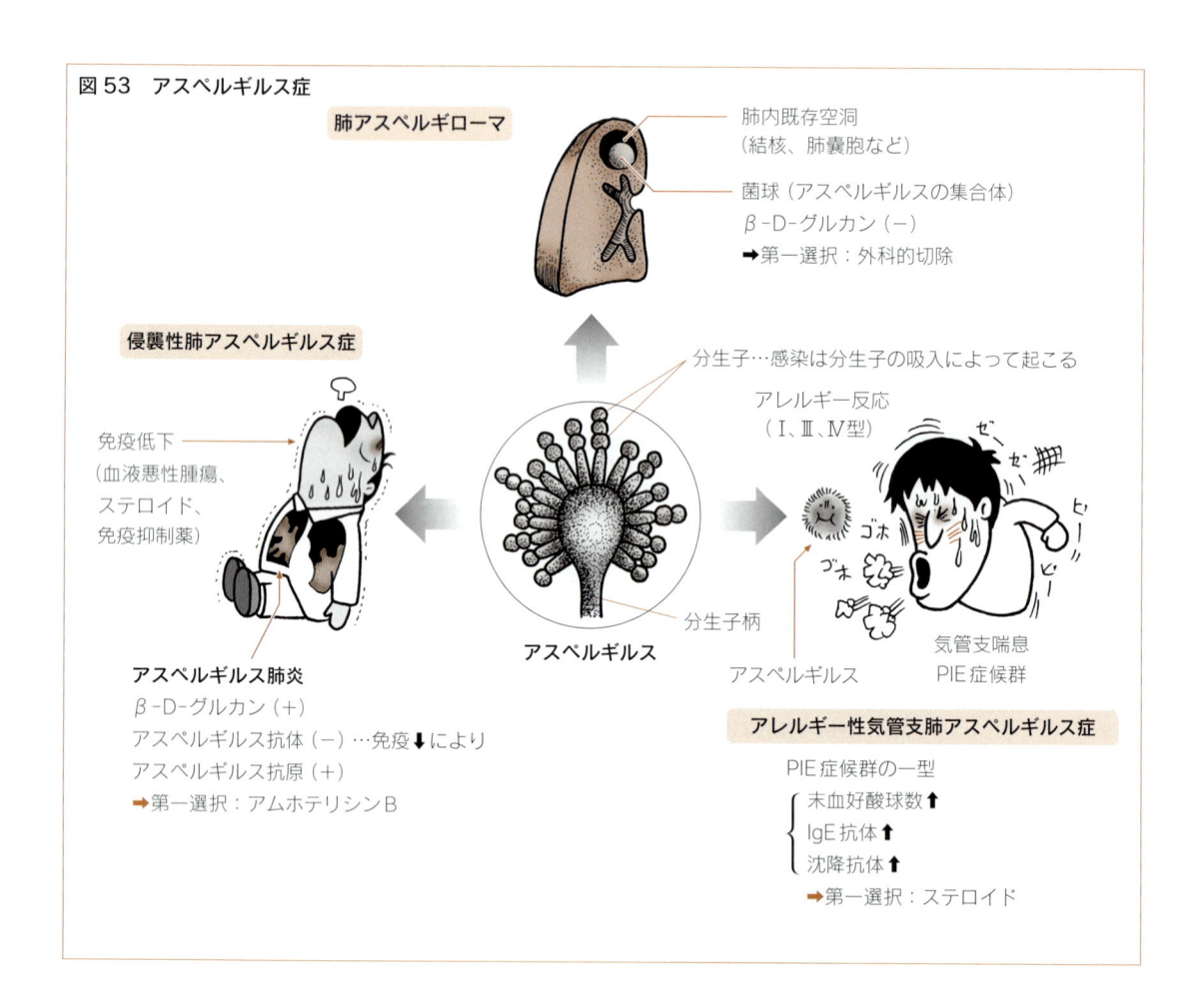

図53 アスペルギルス症

肺アスペルギローマ
- 肺内既存空洞（結核、肺嚢胞など）
- 菌球（アスペルギルスの集合体）
- β-D-グルカン（−）
- ➡第一選択：外科的切除

侵襲性肺アスペルギルス症
- 免疫低下（血液悪性腫瘍、ステロイド、免疫抑制薬）
- アスペルギルス肺炎
- β-D-グルカン（+）
- アスペルギルス抗体（−）…免疫↓により
- アスペルギルス抗原（+）
- ➡第一選択：アムホテリシンB

分生子…感染は分生子の吸入によって起こる
アレルギー反応（Ⅰ、Ⅲ、Ⅳ型）
分生子柄
アスペルギルス

気管支喘息
PIE症候群

アレルギー性気管支肺アスペルギルス症
- PIE症候群の一型
  - 末血好酸球数↑
  - IgE抗体↑
  - 沈降抗体↑
- ➡第一選択：ステロイド

□□ 160　クリプトコックスによる感染が生じることが多い部位はどれか。
　A　骨
　B　髄　膜
　C　尿　路
　D　消化管
　E　心　臓

❏解法ガイド　　クリプトコックス症は真菌の*Cryptococcus neoformans*による感染症で、多くは細胞性免疫不全患者に好発する日和見感染である。クリプトコックスは窒素成分の豊富なトリの糞の中で増殖し、乾燥すると、病原体の*C. neoformans*は細かい微粒子となり、気道から吸入される。肺で初感染巣を形成するが、その多くは無症状で、細胞性免疫不全では亜急性髄膜炎として発症することも多い。クリプトコックスにはキャンディン系抗真菌薬は有効ではない。

❏選択肢考察
　A　骨に感染するのは、骨髄への黄色ブドウ球菌感染が多い。(×)
　B　クリプトコックスは経気道的に呼吸器に入り、そこから血行性に髄膜に至り、亜急性髄膜炎を認めることが多い。(○)
　C　クリプトコックスは尿路感染の原因となることは少ない。尿路感染は大腸菌などの腸内細菌に属するグラム陰性桿菌によることが多い。(×)
　D　クリプトコックスは消化管の原因となることは少ない。(×)
　E　心臓、特に心内膜に感染するのは緑連菌（viridans streptococci）が多く、黄色ブドウ球菌、表皮ブドウ菌、真菌ではカンジダなどもその原因となるが、クリプトコックスは原因となることは少ない。(×)

解答：B

□□ **161** 65歳の男性。悪性リンパ腫に対して抗癌薬による治療中に頭痛と嘔吐とが出現した。項部硬直およびKernig徴候を認める。脳脊髄液の墨汁染色標本を示す。
病原体はどれか。
A 結核菌
B 髄膜炎菌
C 真　菌
D 原　虫
E レプトスピラ

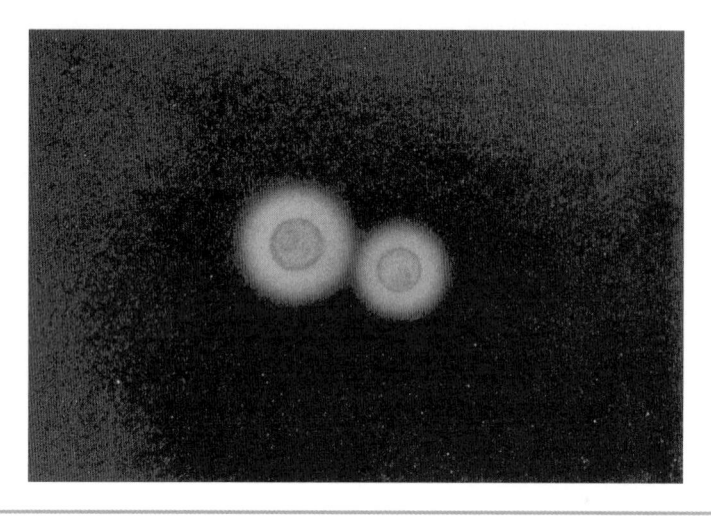

□ **解法ガイド**　身体所見　#1 65歳の男性が悪性リンパ腫に対して抗癌薬による治療中に頭痛と嘔吐とが出現した⇒悪性リンパ腫においてはそれ自体で細胞性および液性免疫の障害をきたすことが少なくない。さらに抗癌薬投与により免疫不全を合併しているものと考えられる。

　#2 そのようなcompromised hostにおいて、頭痛と嘔吐とが出現した⇒薬物による副作用もしくは中枢神経系の悪性リンパ腫の形成、日和見感染などが原因として考えられる。

　#3 項部硬直およびKernig徴候を認める⇒髄膜刺激症状が存在し、その原因としてはクモ膜下出血や髄膜炎などが考えられる。

　画像所見　脳脊髄液の墨汁染色標本では、
　#1 莢膜の部分が白く認められる円形の病原体が認められる⇒クリプトコックスの病原体と診断される。

□ **診　　断**　クリプトコックス髄膜炎。

□ **解法サプリ**　この症例では日和見感染による髄膜炎もしくは悪性腫瘍による癌性髄膜症などが考えられる。脳脊髄液の墨汁染色標本でクリプトコックスと診断される。

□ **選択肢考察**　A 結核菌も亜急性髄膜炎の原因となるが、脳脊髄液の墨汁染色標本で莢膜を有する病原体を検出することはない。結核菌の塗抹染色はZiehl-Neelsen染色である。（×）

　B 髄膜炎菌では化膿性の急性髄膜炎を認める。脳脊髄液の墨汁染色標本で莢膜を有する病原体を検出することはない。（×）

C　クリプトコックス髄膜炎は真菌感染症の一つである。特にクリプトコックスでは脳脊髄液の墨汁染色標本で莢膜を有する病原体を検出するのが診断に有用である。(○)

D　原虫ではトキソプラズマが時に中枢神経感染を生じ、脳内石灰化などを認めることもあるが、髄膜炎の原因とはならない。(×)

E　レプトスピラはWeil病として髄膜炎の原因となることがあるが、脳脊髄液の墨汁染色標本で莢膜を有する病原体ではなく、らせん菌を検出する。(×)

解答：C

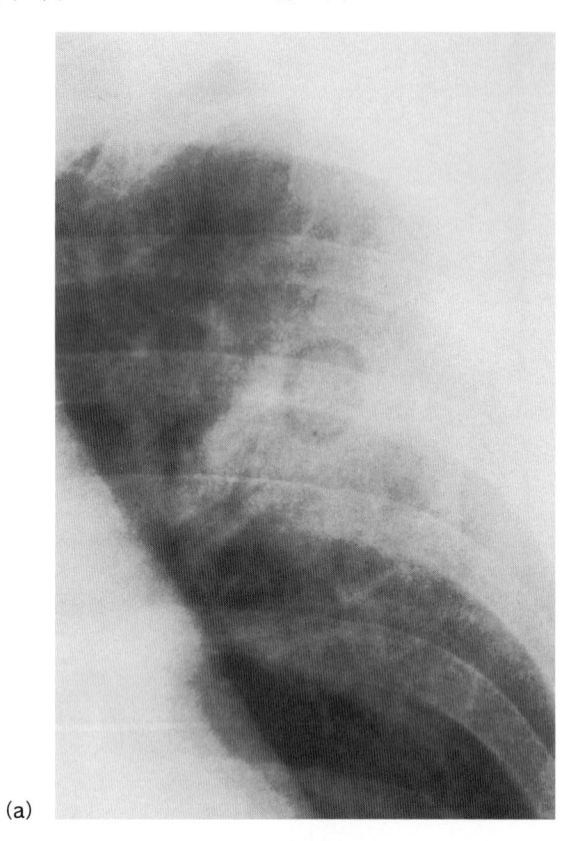

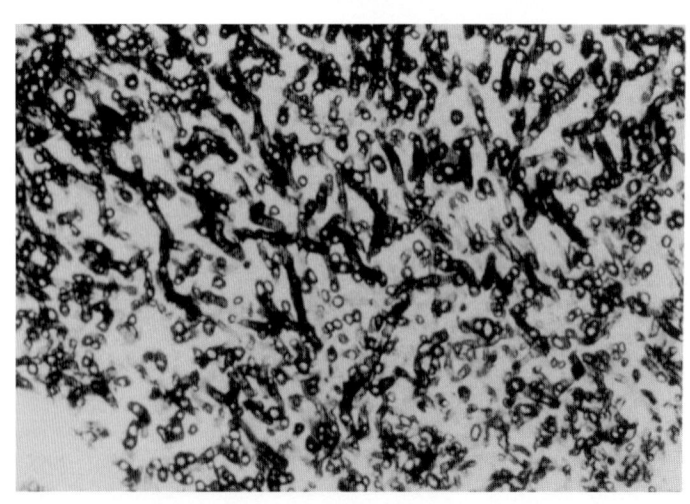

□□ **162** 51歳の男性。悪性リンパ腫に対する化学療法により、好中球数が著明に減少したころから発熱と咳嗽とが出現した。ペニシリン系抗菌薬を使用して経過を観察していたが、発熱と膿性痰とが増強してきた。胸部Ｘ線写真（a）と経気管支肺生検の鍍銀染色標本（b）とを示す。

原因病原体はどれか。

A　結核菌　　　　　B　肺炎球菌　　　　C　ウイルス
D　真　菌　　　　　E　原　虫

(a)

(b)

❏ **解法ガイド** 身体所見 #1 51歳の男性。悪性リンパ腫に対する化学療法を行って、好中球が著明に減少したころから発熱と咳嗽が出現した⇒好中球という非特異性生体防御機序の低下によって起こっている易感染性、すなわち日和見感染と考えることができる。

#2 発熱、咳嗽とが出現した⇒この日和見感染は呼吸器感染であったのであろう。気をつけなければいけないのは、悪性リンパ腫自体が細胞性免疫や液性免疫不全をきたし、それに対する化学療法によってリンパ球数の減少をきたした場合、免疫不全による日和見感染も考慮しなければいけない。この場合は、好中球の減少による日和見感染と細胞性免疫不全、もしくは液性免疫不全による日和見感染とは病原体が異なっているので、注意が必要であろう。

#3 ペニシリン系抗菌薬を使用⇒これらの起炎菌が好中球の減少によるものと考えて、細菌感染をまず考えたからであろう。

#4 発熱と膿性痰が増強してきた⇒膿性痰は一般的には好中球の死骸であるので、細菌感染のときに出現するはずである。それゆえ、ここでは細菌感染であるがペニシリン系抗菌薬に対して感受性が低いものが考えられる。

画像所見 胸部X線では、

#1 左上肺野に浸潤影がみられ、その中に空洞があり、また空洞の中にも浸潤影として球形陰影が認められる⇒いわゆるアスペルギルスの菌球 (fungas ball) であると考えられるが、その周辺の浸潤影は浸潤型アスペルギルス症であろうと考えられる。免疫不全に伴ってアスペルギルスの感染症を起こしたと考えるのが妥当であろう。

経気管支肺生検 (TBLB) の鍍銀塗抹染色では、

#2 菌糸が認められる⇒アスペルギルスという真菌感染に合致した所見である。

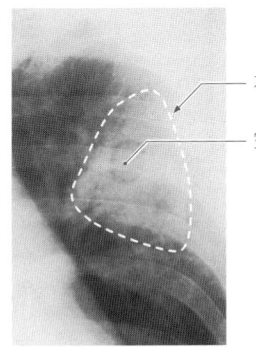

― 左上肺野浸潤影
― 空洞内に存在する菌球

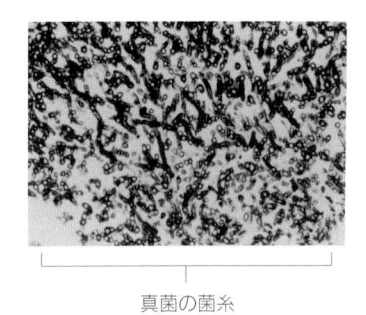

真菌の菌糸

❏ **診　断** 侵襲性肺アスペルギルス症。
アスペルギルスが浸潤性に肺炎を起し空洞の中に菌球を形成したものと考えられる。

❑ **選択肢考察**

A 結核菌は空洞を伴った肺野浸潤影を認めることが多いが、膿性痰や鍍銀塗抹染色での菌糸が認められることはない。(×)

B 肺炎球菌は大葉性肺炎の代表的な原因菌で、膿性痰は認めるが、鍍銀塗抹染色で菌糸が認められることはない。(×)

C ウイルスは間質性肺炎の原因となりうるが、膿性痰や鍍銀塗抹染色での菌糸が認められることはない。(×)

D TBLBの鍍銀塗抹染色では菌糸が認められるので、真菌感染と考えられる。(○)

E 原虫は単細胞の病原性動物であるが、多くは消化管感染を生じるが、肺炎を認めるものはほとんどなく、鍍銀塗抹染色で菌糸が認められることはない。(×)

解答：D

□□ **163**　58歳の男性。急性骨髄性白血病の地固め化学療法中の好中球減少期に38℃台の発熱が出現した。広域スペクトル抗菌薬を投与した。5日後にも解熱せず、咳嗽が出現した。血液所見：赤血球380万、Hb 12.1g/dl、Ht 35％、白血球3,400（桿状核好中球10％、分葉核好中球52％、好酸球4％、好塩基球1％、単球4％、リンパ球29％）、血小板16万。CRP 8.7mg/dl（基準0.3以下）。β-D-グルカン28.1pg/ml（基準20以下）。胸部X線写真を示す。

最も考えられるのはどれか。

A　肺結核
B　肺アスペルギルス症
C　クラミジア肺炎
D　マイコプラズマ肺炎
E　ニューモシスチス肺炎

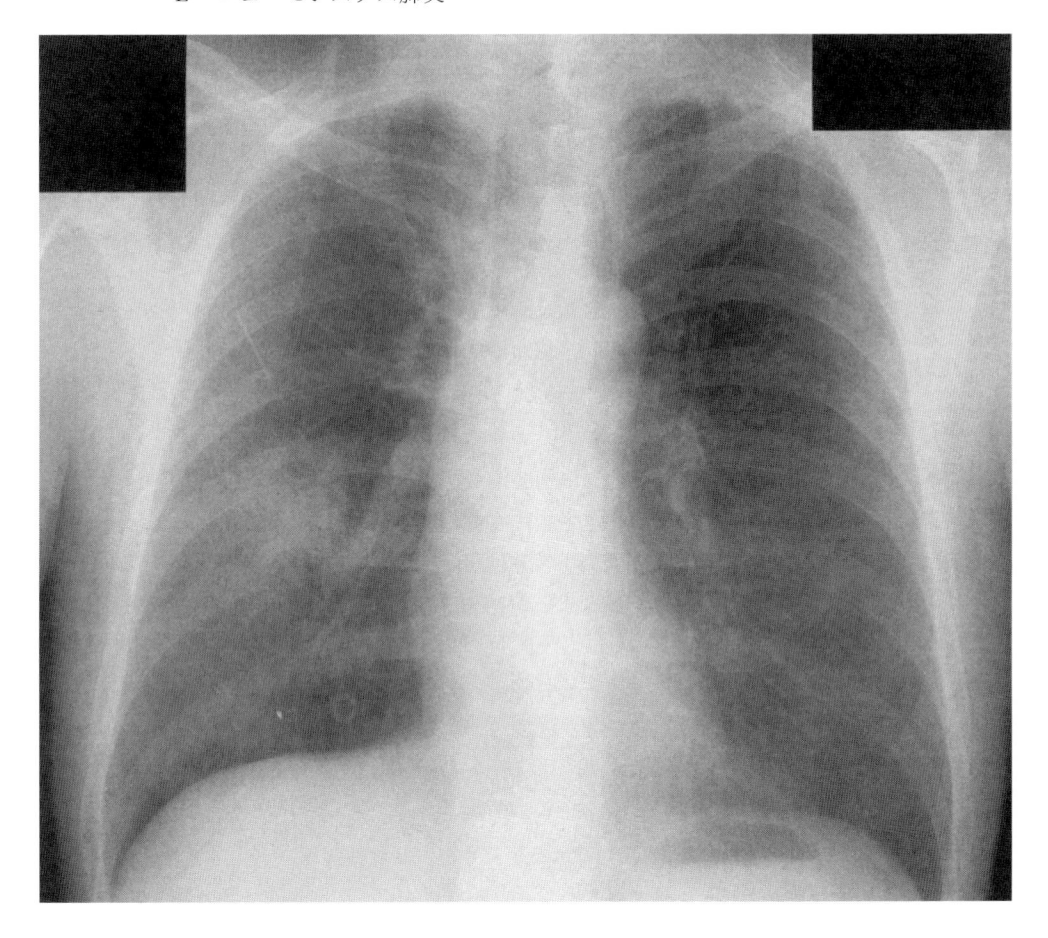

❏ **解法ガイド** 身体所見 ＃1 急性骨髄性白血病の地固め化学療法中の58歳の男性が好中球減少期に38℃台の発熱が出現した⇒易感染性による感染症を考えたい。化学療法中には急性リンパ性白血病（ALL）や悪性リンパ腫でステロイドを投与すると、初期には好中球が増加するが、急性骨髄性白血病などでDCMP療法や地固め療法などを行った場合には、一般に骨髄抑制で好中球が減少する。このような場合には、一般細菌に対する易感染性が認められるが、それに対しては予防的な抗菌薬投与で対処していることも多い。そのような場合には、アスペルギルスのような真菌感染や、緑膿菌などの感染を認めることもある。そこで広域スペクトル抗菌薬を投与したのは適切な処置であった。

＃2 5日後にも解熱しない⇒投与した抗菌薬が適切でなかったと考えられる。

＃3 咳嗽が出現した⇒やはり気道感染の可能性が高い。

検査所見 血液所見では、

＃1 赤血球380万（基準410〜530万）、Hb 12.1g/dl（基準14〜18）、Ht 35%（基準40〜48）⇒やや貧血気味である。

＃2 白血球3,400（基準4,000〜8,500）⇒白血球減少が認められる。

＃3 桿状核好中球10%、分葉核好中球52%、好塩基球5%、単球4%、リンパ球29%⇒全体的に低下している。これは好中球減少時に感染して好中球が増加してこのような値になったのか、もともとこのような分画であったのかは判断できない。

＃4 血小板16万（基準15〜40万）⇒正常で出血傾向はない。

＃5 CRP 8.7mg/dl⇒炎症反応は著明である。

＃6 β-D-グルカン28.1pg/ml⇒キーワードで、真菌感染のときに陽性となるので、ここでも *Pneumocystis jirovecii* やアスペルギルスなどの真菌による感染と考えたい。

画像所見 胸部X線写真では、

＃1 右中肺野に小さな空洞を伴った浸潤影が認められる。

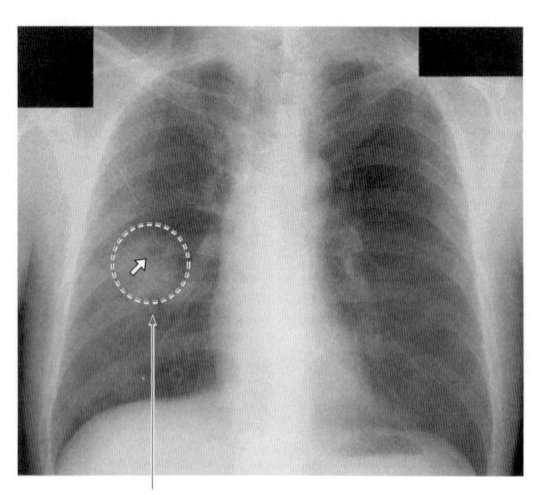

右中肺野の浸潤影（⇧は空洞）

- **診　　断**　アスペルギルス肺炎。
- **解法サプリ**　急性骨髄性白血病の化学療法中の患者で好中球減少時の呼吸器感染症であるが、「β-D-グルカン陽性」というキーワードがあるので、真菌感染と判断できる。

　ニューモシスチスも真菌でβ-D-グルカン陽性となるが、胸部X線で間質性陰影が中心であることと、細胞性免疫障害で出現することから、アスペルギルス肺炎と判断される。

- **選択肢考察**
  - A　肺結核では浸潤とともに空洞性肺炎、石灰化、胸膜炎などが特徴である。好中球減少時に発症している点、β-D-グルカン増加などが合致しない。(×)
  - B　肺アスペルギルス症には、感染による侵襲性肺アスペルギルス症のほか、アスペルギルス菌球症、アレルギーによるアレルギー性気管支肺アスペルギルス症（ABPA）などがある。ここでは好中球減少時に発症している点、β-D-グルカン増加、胸部X線所見などから肺アスペルギルス症と診断したい。(○)
  - C　クラミジア肺炎は産道感染によって新生児に発症するものや、*Chlamydophila pneumoniae*によるヒト-ヒト感染で生じるものなどがある。いずれも間質性陰影が出現し、β-D-グルカンが陽性になることはなく、テトラサイクリンやエリスロマイシンなどが有効なので否定的である。(×)
  - D　マイコプラズマ肺炎は健康人に発症することが多い間質性肺炎で、β-D-グルカンが陽性になることはなく、テトラサイクリンやエリスロマイシンなどが有効なので否定的である。(×)
  - E　ニューモシスチスも真菌でβ-D-グルカン陽性となるが、胸部X線で間質性陰影が中心であることと、AIDSなどの細胞性免疫障害で出現することから否定的である。(×)

解答：B

● core curriculum

Chapter
7

病態と疾患
⑤性感染症

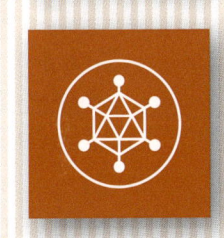

到達目標 1 性感染症を概説できる。

Point

- 性行為に関連して発症する感染症を性感染症（sexually transmitted disease；STD、sexually transmitted infection；STI）として一括されている。性感染症には、梅毒、淋病、軟性下疳、鼠径リンパ肉芽腫症のほかに、クラミジア、ウレアプラズマによる非淋菌性尿道炎や子宮頸管炎、また性器ヘルペスやB型肝炎、尖圭コンジローマ、HIV感染、腟トリコモナス症や腟カンジダ症、毛ジラミのほか、アメーバ赤痢なども含まれる。
- STDは性器に病変を有するものが多いが、必ずしも性器に病変を有することはなく、B型肝炎ウイルスやアメーバ赤痢などでは性器病変を認めることは少ない。

[淋病]

- 淋菌（*Neisseria gonorrhoeae*、グラム陰性の双球菌）による感染症で、性交により感染が成立する。
- 女性では子宮頸管炎や卵管炎、骨盤内腹膜炎などを呈し、不妊や子宮外妊娠の原因だが症状は軽度のことが多く、男性の場合は2～10日の潜伏期ののち、排尿時の疼痛や灼熱感などを伴った尿道口からの膿汁分泌物の出現が特徴的であり、慢性化すると尿道の瘢痕狭窄をきたす。
- 診断：病歴や臨床症状に加え、膿性排泄物のグラム染色にて菌を証明することが重要である。
- 治療：ペニシリン系、ニューキノロン系、セフェム系抗菌薬。

[非淋菌性尿道炎]

- 非淋菌性尿道炎は淋菌以外の病原体による尿道炎のことであり、*Chlamydia trachomatis*によるものや、*Mycoplasma hominis*や*Ureaplasma urealyticum*などによる子宮頸管炎、卵管炎などを総称したものである。
- 非淋菌性尿道炎は、特に*C. trachomatis*によるものが多く、性行為による感染ののち、1～4週間の間に軽症の尿道炎症状を認めるようになる。女性の場合はほとんどが無症状であり、認められたとしても症状は軽いのが特徴であるが、症状を認める場合には水様帯下を伴う子宮頸管炎や子宮卵管炎を生じ、両側性子宮卵管炎では不妊症や子宮外妊娠の原因となりうる。
- *C. trachomatis*と淋菌の合併感染も少なくなく、そのような場合には淋菌性尿道炎が先に生じ、そのあと非淋菌性尿道炎としてクラミジアによる尿道炎（後淋菌性尿道炎）を認めることになる。
- 一般に性感染症としてのクラミジア感染に対してはテトラサイクリンが投与されることが多いが、妊婦の場合にはテトラサイクリンの代わりにエリスロマイシンを用いるべきである。

[性器ヘルペス]

- 単純ヘルペスウイルス（herpes simplex virus；HSV）はヘルペスウイルス科の二本鎖DNAウイルスであり、口唇ヘルペスを特徴とするHSV-1型と、性器ヘルペスを特徴とするHSV-2型があり、ともに有痛性水疱性疾患である。
- HSV-2型の初感染時には発熱とともに外陰部の水疱性病変や有痛性鼠径リンパ節腫大を認め、さらに産道感染により新生児の脳炎を含む播種性病変を引き起こすことがある。
- HSV-2型は性行為による感染ののち、腰仙骨神経節細胞に潜伏感染する。その後、免疫障害やストレス、熱性疾患、日光への過度の曝露などにより再発性のヘルペス発疹が口唇や結膜、角膜および性器などに認められるようになる。

表6 主な性感染症

疾患	原因菌	主な症状 男性	主な症状 女性	治療
淋病	Neisseria gonorrhoeae	尿道炎、精巣上体炎、陰茎、陰嚢	腹膜炎、子宮内膜炎、卵管炎、子宮頸管炎、陰唇	ペニシリン系 セフェム系 キノロン系
性器クラミジア	Chlamydia trachomatis	尿道炎、精巣上体炎	子宮頸管炎	テトラサイクリン系 キノロン系 マクロライド系
性器ヘルペス	Herpes simplex virus	水疱、びらん、潰瘍、腫脹	水疱、びらん、潰瘍、腟口、腫脹	アシクロビル
尖圭コンジローマ	Human papilloma virus	乳頭腫	乳頭腫	外科的切除 電気凝固 レーザー治療 冷凍療法 フルオロウラシル ポドフィリン
梅毒	Treponema pallidum	硬性下疳（梅毒第1期）	硬性下疳（梅毒第1期）　※第1～4期に分けられ、徐々に全身性の症状となる。	ペニシリン系
腟トリコモナス	Trichomonas vaginalis	尿道炎	腟炎	メトロニダゾール チニダゾール

7 病態と疾患⑤ 性感染症

[尖圭コンジローマ]
- 尖圭コンジローマは、パポバウイルス科に属するDNAウイルスであるヒトパピローマウイルス（ヒト乳頭腫ウイルス）が、性行為などの接触感染により感染することにより、感染細胞の腫瘍化を生じ、異常増殖することによって形成される性器の疣贅である。
- 女性では外陰や腟壁、子宮頸部、会陰などに、男性では陰茎および尿道などにカリフラワー状の湿性のポリープ状隆起性病変として認められる。
- 腫瘍ウイルスであるので潜伏期は長く、数か月に及ぶことが多い。
- 治療：レーザーや凍結療法および外科的に切除される。5-FU（5-フルオロウラシル）などの抗腫瘍薬が投与されることもあるが、頻回に長期間塗布する必要がある。

[梅　毒]
- 梅毒は *Treponema pallidum* による性感染症である。*T. pallidum* はグラム染色では染色されないらせん細菌で、自然界の宿主はヒトのみであり、人工培地での培養には成功していないため、その診断は血清反応もしくは刺激漿液などを暗視野法で直接検鏡する必要がある。
- 梅毒は1〜4期に分けられている。
   第1期：初期無痛性硬結、無痛性横痃
   第2期：3か月後のバラ疹、扁平コンジローマ
   第3期：3年後のゴム腫（結節性梅毒）
   第4期：10年後以降の梅毒性大動脈瘤や神経梅毒（進行麻痺、脊髄癆）
- 診断：梅毒血清反応（カルジオリピンを用いるSTS、Wassermann反応）、TPHA法などが用いられる。
- 治療：ペニシリン系抗生物質が有用である。

[腟トリコモナス症]
- トリコモナス症は鞭毛虫の *Trichomonas vaginalis* による腟炎である。
- トリコモナス原虫はほとんど性感染症のみを呈する。性感染症の約15％はトリコモナス原虫による感染症といわれている。
- トリコモナス原虫に感染すると腟グリコーゲンが大量に消費され、乳酸桿菌による腟内pHの酸性化機能が低下し、その結果、他のカンジダなどの増殖をも促進してしまうため、腟カンジダ症やクラミジア感染症、淋菌感染症などとの合併感染が多いのが特徴である。
- 診断は腟や尿道分泌物から虫体を直接検出して行いうる。

□□ **164** 性行為により伝播するのはどれか。
A　フィラリア症
B　アメーバ性肝膿瘍
C　脳性マラリア
D　トキソプラズマ症
E　ヒトイヌ回虫症

❏ **解法ガイド**　　性行為で伝播されるものとしては、一般に異性間の性交渉と考えるが、ここでは男性同性間の性交渉による感染症も考慮する必要がある。

❏ **選択肢考察**
A　フィラリア（糸状虫）症は蚊を媒介として幼虫の形で体内に入り、成熟してリンパ節やリンパ管に至り、幼虫のミクロフィラリアを産生してリンパ流を障害してリンパ浮腫や陰嚢水腫を認めるようになる。性行為で伝播されるのではない。(×)

B　肝膿瘍には多発性の細菌性肝膿瘍と単発性のアメーバ性肝膿瘍がある。アメーバ赤痢は粘膜上皮細胞を傷害し、そこから粘膜下組織に侵入し、広い範囲の粘膜下組織を傷害する。それにより緩徐に下痢、腹痛で発症し、次第に右下腹部の腹痛および粘血便となり、いわゆるイチゴゼリー状粘血便を呈する。進行すると大腸から経門脈的に血行性に肝臓に転移し、アメーバ性肝膿瘍を呈する。アメーバ赤痢の30～40％は肝膿瘍を合併するという。アメーバ赤痢の感染は、運動性のない嚢子が経口的に侵入するか、もしくは男性同性愛者の性行為に伴うことで侵入するので、性行為で伝播されるといえる。(○)

C　マラリアの中で最も重篤な熱帯熱マラリアは、重症の脳性マラリアを合併することもある。マラリアはハマダラカの吸血によってヒトに感染するので、性行為で伝播されるのではない。(×)

D　トキソプラズマ症は原虫である*Toxoplasma gondii*による感染症で、ブタの生肉やネコの糞などで汚染された野菜などを経口摂取して感染するものであり、性行為で伝播されるのではない。(×)

E　ヒト回虫症は消化管を中心とする感染であるが、ヒトイヌ回虫症は子イヌの便中に排出されたイヌ回虫の卵が経口的に感染し、孵化して幼虫のまま体内に入り、時に眼球に移行して失明の原因となりうる。性行為で伝播されるのではない。(×)

解答：B

□□ **165** 性交により感染するものとして**誤っている**のはどれか。
　A　パピローマウイルス
　B　クラミジア
　C　ムコール
　D　B型肝炎ウイルス
　E　トリコモナス

❏ **解法ガイド**　　性行為に関連して発症する感染症は性感染症（STD、STI）として一括されている。性感染症には、以前の性病予防法に定める疾患としての梅毒、淋病、軟性下疳、鼠径リンパ肉芽腫症、そのほかに、クラミジア、ウレアプラズマによる非淋菌性尿道炎や子宮頸管炎、また性器ヘルペスやB型肝炎、尖圭コンジローマ、HIV感染、腟トリコモナス症や腟カンジダ症、毛ジラミのほか、アメーバ赤痢なども含まれるようになっている。
　性感染症は性器に病変を有するものが多いが、必ずしも性器に病変を有することはなく、B型肝炎ウイルスやアメーバ赤痢などでは性器病変を認めることは少ない。

❏ **選択肢考察**
　A　パピローマウイルスは性行為感染として尖圭コンジローマの原因となるが、そのうちの一部は、さらに数年から数十年の潜伏期の後、子宮頸癌（扁平上皮癌）を生じる。（○）
　B　クラミジア（*Chlamydia trachomatis*）は現在最も頻度の高い性感染症であり、非淋菌性尿道炎や後淋菌性尿道炎の原因となる。性行為による感染ののち、1〜4週の間に軽度の尿道炎症状を認めるようになる。女性では水様帯下を伴う子宮頸管炎や子宮卵管炎を生じ、両側性子宮卵管炎では不妊症や子宮外妊娠の原因となりうる。（○）
　C　ムコール症は重症の糖尿病や白血病などの基礎疾患を有するcompromised hostに発症する真菌症の一つで、ムコールは特に血管侵襲性が著明であり、血栓を伴う壊死性血管炎を呈するため、その灌流領域の組織は壊死に陥り、重篤な臨床症状を呈する。臨床的には上顎洞から始まり、海綿静脈洞から脳へと進展する鼻脳型や、最も多い肺梗塞を伴った肺型、その他、消化管や皮膚などが障害される型がある。ムコール症は性感染症として発症するのではなく、大部分が免疫不全患者やコントロール不良の糖尿病患者、さらに鉄キレート薬のデフェロキサミン投与を受けている患者に認められるものである。（×）
　D　成人に発症する後天的なB型肝炎ウイルスによる急性ウイルス性肝炎は、針刺し事故、刺青や輸血で生じることもあるが、多くは性行為感染によるものである。B型肝炎ウイルスキャリアとの性的接触で感染し、急性ウイルス性肝炎を認めるが、この場合はほとんどが一過性感染で、キャリア化することはきわめてまれである。また、C型肝炎ウイルスは感染力が低いので、性行為感染として感染しうるが、B型肝炎ウイルスに比べるとかなり少ない。（○）
　E　トリコモナス症は鞭毛虫の*Trichomonas vaginalis*による腟炎である。トリコモナス原虫はほとんど性感染症のみを呈するのであり、性感染症の約15％はトリコモナス原虫による感染症といわれている。診断は腟や尿道分泌物から虫体を直接検出して行いうる。（○）

解答：C

166 性交により感染する真菌症はどれか。

A　クリプトコックス症
B　カンジダ症
C　ノカルジア症
D　トリコモナス症
E　クラミジア症

❏ **解法ガイド**　この問題は性行為感染の原因を問うだけではない。病原体の分類として、真菌か否かを問うものである。

❏ **選択肢考察**

A　クリプトコックス症は酵母様真菌である*Cryptococcus neoformans*による亜急性感染症である。クリプトコックスは広く世界中に分布し、土壌中に生育し、ハトの糞で増殖し、それが経気道的に吸入され肺病変を形成し、血液を介して髄膜炎を合併することが多い。クリプトコックス症は性感染症とは言えないので不適切である。(×)

B　カンジダ症は酵母型真菌による感染であり、カンジダ性腟炎は長期間の抗生物質の連用による菌交代現象やステロイド薬投与、糖尿病、妊娠中などに生じることがあるが、性感染症として感染を認めることもある。それゆえ、腟カンジダ症や会陰部カンジダ症は幅広く性感染症の一つと考えられている。カンジダ性腟炎は瘙痒感が強く、白色ヨーグルト状の帯下を呈するのが特徴である。(○)

C　ノカルジア症は放線菌科に属する好気性グラム陽性、抗酸性菌である*Nocardia asteroides*などによる感染症である。免疫不全などを認めるcompromised hostに発症することが多いが、健康人にも認めることがありうる。ノカルジア症は性交により感染するのではない。(×)

D　トリコモナス症は原虫の*Trichomonas vaginalis*による腟炎であり、ほとんど性感染症のみを呈する。性感染症の約15％はトリコモナス原虫による感染症といわれている。しかし、原虫であって真菌でないので、性行為感染ではあるが、ここでは適切ではない。(×)

E　クラミジアは性感染症の原因として最も多いが、クラミジア自体は細菌であるので、真菌でないのでここでは適切ではない。(×)

解答：B

167 梅毒について**誤っている**のはどれか。

A 病原体はらせん細菌である。
B バラ疹は自然に消退する。
C 経胎盤的に胎児に感染する。
D 第1期では血清反応陰性の時期がある。
E TPHA法は活動性を反映する。

解法ガイド　梅毒は *Treponema pallidum* による性感染症であるが、それ以外に輸血や先天梅毒などによる感染もある。*T. pallidum* はグラム染色では染色されないらせん細菌で、自然界の宿主はヒトのみであり、人工培地での培養には成功していないため、その診断は血清反応もしくは刺激漿液などを暗視野法で直接検鏡する必要がある。*T. pallidum* は粘膜や皮膚を介して侵入し、数時間以内に所属リンパ節に達して広がり、閉塞性動脈内膜炎をきたすようになる。梅毒は1～4期に分けられており、第1期は3～4週の潜伏期ののち、性器の皮膚に無痛性の辺縁の硬結した潰瘍である硬性下疳を認め、所属リンパ節である鼠径リンパ節に無痛性腫大（無痛性横痃）を伴うが、これらは数週間で消失する。その後、*T. pallidum* が全身に播種し、感染約3か月後には第2期梅毒として全身性の多彩な発疹やリンパ節の腫脹、扁平コンジローマ、粘膜疹などを伴うが、これらも数週間のうちに自然に消退する。

　診断としては、カルジオリピンを用いるSTS（serologic tests for syphilis）と、特異的な抗原である *T. pallidum* を用いるTPHA法もしくはFTA-ABS法などが血清反応として用いられている。いわゆるWassermann反応は緒方法やガラス板法、凝集法などの検査のうち、2種類以上が陽性の場合にWassermann陽性と判断される。しかし、これらは非特異的な検査であるため、膠原病や各種感染症などで偽陽性を呈することもある。また、さらに定量法で抗体価を測定することにより、治療効果の判定などにも役立つ。それに対し、*T. pallidum* を抗原とする特異的なTPHA法などでは特異度が高く、Wassermann法陽性の場合の確認に用いられうる。しかし、感度が高いので、過去に感染を認めた場合には、梅毒が治癒していても陽性所見が持続するので、治療効果判定には不適切である。しかし、梅毒の第1期ではWassermann法が陽性であってもTPHAが陰性のこともあるので、注意する必要がある。

　治療としてはペニシリン系抗生物質が有用であるが、治療開始直後に抗菌薬により破壊された *T. pallidum* の菌体成分により全身性炎症性反応としてJarisch-Herxheimer反応（ヤリッシュ ヘルクスハイマー）（薬剤投与後数時間に発熱、悪寒、発疹の増悪などを認めるもの）をきたすこともあるので、注意する必要がある。

選択肢考察
A 梅毒の病原体は *Treponema pallidum* というらせん細菌である。*T. pallidum* の自然界の宿主はヒトのみであり、人工培地での培養には成功していない。（○）
B バラ疹は梅毒第2期に出現する発疹のことであり、これは治療なしで数週間で自然に消退する。（○）
C 梅毒に感染している妊婦が妊娠した場合には、経胎盤的に胎児に感染し、先天梅毒の原因となる。しかし、胎盤が完成する前の梅毒感染でペニシリンによる治療を受けた場合には胎児は感染することはなく、さらに *T. pallidum* が胎盤を通過するのに約5週間かかるため、妊娠36週における感染は正期産として37～41

週に分娩が完了した場合には胎児に感染することはない。(○)
D 梅毒の第1期、すなわち感染後約3週後に発症してくる、無痛性横痃を伴った硬性下疳の時期には、Wassermann反応やTPHAが陰性であることがある。それゆえ、梅毒第1期には血清反応が陰性であっても、梅毒を否定することはできない。一般にWassermann法、すなわち緒方法や凝集法やガラス板法のほうが、TPHA法に比し、早期に陽性となる。(○)
E Wassermann反応は活動性を反映するが、TPHA法は陽性になるとその抗体価は終生持続するので活動性を判断することはできない。(×)

解答：E

● core curriculum

Chapter 8

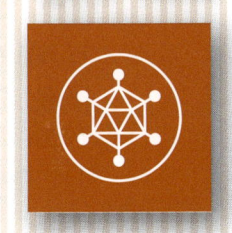

病態と疾患
⑥院内感染

到達目標 1　院内感染の原因となる病原体を列挙し、対策を説明できる。

Point
- 院内感染とは広義には病院内において生じるすべての感染を指し、狭義には院内のcompromised hostに対して、種々の操作を加えることにより修飾された形での内因・外因両方の感染症を示す。
- 日和見感染によるものが多く、耐性菌（例：MRSA）が起炎菌のことが多い。

[病原微生物（ほとんどが日和見病原体である）]

①グラム陽性菌
- 黄色ブドウ球菌（特にMRSA）：術後（胃全摘後などの腸炎）や糖尿病患者。
- 表皮ブドウ球菌：V-Pシャント後の髄膜炎や人工弁の感染性心内膜炎など、体内の異物によるものが多い。
- *Streptococcus agalactiae* (B群)：B群レンサ球菌として産道感染など。
- 腸球菌

②グラム陰性菌
- 大腸菌、クレブシエラ、セラチア、プロテウス、エンテロバクター
- 緑膿菌、アシネトバクター
　例：院内の尿路感染 (urinary tract infections) は、セラチア、緑膿菌、プロテウスが多い。

③嫌気性菌
- 多くは内因性感染で、グラム陰性桿菌などとの混合感染によるものが多い。
- バクテロイデス
- ペプトコッカス、ペプトストレプトコッカス、プロピオニバクテリウム、フソバクテリウム。

④真　菌
- カンジダ、アスペルギルス、クリプトコックス、ムコール、ニューモシスチス

⑤ウイルス
- 小児では麻疹、ムンプス、水痘、インフルエンザ、RSウイルス、風疹、ライノウイルス、アデノウイルスなどが一過性の流行を生じることもある。
- 日和見病原体：単純ヘルペスウイルス (HSV)、水痘・帯状疱疹ウイルス、サイトメガロウイルス。
- その他：HBVやHTLV-1、HIV、HCV、サイトメガロウイルス（輸血後単核球症）、EBVは針刺し事故にも注意。

[予　防]
- 院内感染防止委員会を設置し、それによるマニュアルの作成、教育、管理などを行う。
- infection contorol nurse・doctorといった制度もある。

図54　院内感染

感染経路の種類

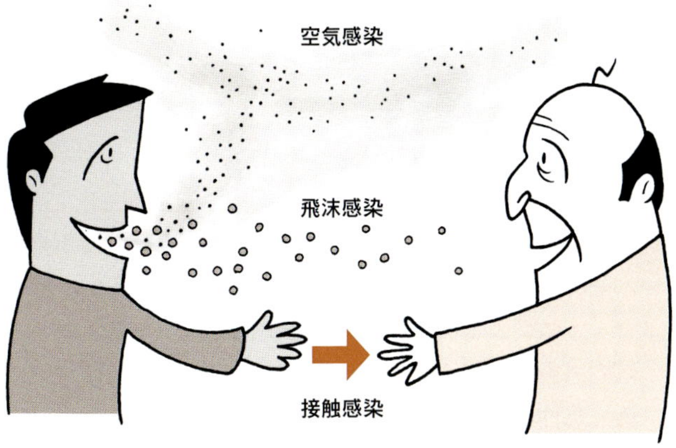

空気感染
飛沫感染
接触感染

感染者　→　感染経路　→　感受性宿主

感染経路別の予防策

①**空気感染**
- 主な対象：結核、麻疹、水痘
- 主な対策：空調設備のある個室に隔離
  N95マスクを使用する

②**飛沫感染**
- 主な対象：インフルエンザウイルス、アデノウイルス、ジフテリア、マイコプラズマ、流行性耳下腺炎など
- 主な対策：サージカルマスクの着用

③**接触感染**
- 主な対象：MRSA、VRE、緑膿菌、腸管出血性大腸菌O157、単純ヘルペス、疥癬など
- 主な対策：患者ケアでは手袋とエプロンを着用

院内感染対策の構造

標準予防策
　│
感染経路別予防策
　├── 空気予防策
　├── 飛沫予防策
　└── 接触予防策

❏ 院内感染対策はすべての患者に適用される標準予防策と感染経路別の予防策の2階構造で成り立っている。

168 院内感染の原因となるのはどれか。

A 急性出血性結膜炎
B 封入体結膜炎
C トラコーマ
D 単純ヘルペス角膜炎
E 匐行性角膜炎

❏ 解法ガイド　院内感染は病院内において発生した感染症で、日和見感染、菌交代現象、耐性菌が多い。院内感染する病原体は感染性の高いものが多い。特に接触感染する頻度の高いアデノウイルスによる流行性角結膜炎が代表的である。

院内感染に対応する言葉は市井感染で、健康人の感染であることが多い。

❏ 選択肢考察
A 急性出血性結膜炎はエンテロウイルス70、コクサッキーウイルスA24変異株により生じ、球結膜下の出血が特徴の結膜炎である。流行性角結膜炎と同様、非常に強い感染力があり、学校内感染、院内感染の原因になりやすい。急性出血性結膜炎は潜伏期が短く1～2日で、感染すればほぼ確実に発症する。(○)

B 封入体結膜炎は*Chlamydia trachomatis*による結膜感染で、性器を触った手で目をこすったり、感染者が使用したタオルで顔を拭くなどによって、接触感染する。産道感染で新生児に発症することも多い。院内感染は少ない。(×)

C トラコーマは*C. trachomatis*による慢性経過をとる感染で、幼児期に好発し、衛生環境の悪い地域で多い。急性トラコーマは眼瞼結膜に濾胞が形成されるが、慢性トラコーマになると結膜には乳頭の増殖が起こり、瘢痕収縮する。衛生環境が良ければ生じにくいので、院内感染は少ない。(×)

D ヘルペス性角膜炎は、潜伏感染していた単純ヘルペスウイルスが角膜に樹枝状角膜炎を形成するものである。院内感染は少ない。(×)

E 匐行性角膜炎は俗に「つき目」とも呼ばれ、鋭利な物で角膜上皮が傷害され、そこに細菌や真菌の感染が生じ広がったもので、潰瘍を形成し前房蓄膿を認めることもある。院内感染ではない。(×)

解答：A

到達目標 2　メチシリン耐性黄色ブドウ球菌〈MRSA〉の特徴、病院内での対応の方法を説明できる。

Point
- 黄色ブドウ球菌（*Staphylococcus aureus*）はグラム陽性球菌であり、毒力が強く、多数の外毒素を出すため、化膿性病巣を形成することが多い。
- 耐性ブドウ球菌用のペニシリンであるメチシリンに対して耐性の黄色ブドウ球菌が出現し、これをメチシリン耐性黄色ブドウ球菌（methicillin-resistant *S. aureus*；MRSA）と呼んでいる。
- MRSAは健康人に対しては常在していても、特に病変をきたさないことが多いが、感染防御機能の低下しているcompromised hostで第3世代セフェム系などのβラクタム系薬投与を受けている患者ではMRSA感染が誘発され、院内感染の原因として重要視されている。
- MRSAではペニシリンの作用部位であるペニシリン結合蛋白（penicillin-binding protein；PBP）の変化を生じ、PBP2′が出現することにより、メチシリンに対して耐性を有している。
- MRSA患者に対しては、院内感染を予防するため患者を隔離し、手洗いの励行や、保菌者や環境の滅菌を行う必要がある。
- 抗菌薬としてはバンコマイシンやアルベカシンなどが用いられている。

表7　MRSAに対する予防と治療の概要

予防	サーベイランス（監視）の強化	患者の臨床状態を把握し、MRSAの発生やその原因を究明するサーベイランス機能を各医療機関で確立する。特に抗生物質の投与状況と耐性菌の発生状況の把握が重要である。		
	抗生物質の正しい使用	できるだけ起因微生物を同定し、適切な抗生物質を投与しなければならない。特に第3世代セフェムの乱用はMRSA発生のリスクとなりやすい。		
	MRSAの伝播防止	保菌者	患者 / 免疫正常	・手洗い ・手指消毒 ・易感染患者との接触を避ける
			患者 / 免疫低下	・手指、鼻腔、咽頭などのポピドンヨード消毒
			医療従事者	・手洗い ・手指消毒 ・マスクの着用 ・易感染患者との接触を避ける
		発症患者		・個室管理 ・入室時にはマスク着用 ・ガウンテクニック ・手指、器具、室内設備などの消毒
治療	抗生物質	第一選択…バンコマイシン 第二選択…アルベカシン テイコプラニン		

169 メチシリン耐性黄色ブドウ球菌〈MRSA〉について**誤っている**のはどれか。
A　*mec A* 遺伝子は種を超えて伝達される。
B　ペニシリン結合蛋白が変化している。
C　βラクタム薬の存在下で誘導される。
D　コアグラーゼ陰性である。
E　多剤耐性である。

□**解法ガイド**　黄色ブドウ球菌（*Staphylococcus aureus*）はグラム陽性球菌であり、毒力が強く、多数の外毒素を出すため、化膿性病巣を形成することが多い。常在菌であり、健常人では無害であっても日和見感染を生じうる。ただし、市井感染でもMRSAの割合が増加している。

　一般にグラム陽性菌はペニシリンに対して感受性があるが、黄色ブドウ球菌はペニシリン分解酵素を産生することで耐性を獲得したペニシリン耐性黄色ブドウ球菌が多く、さらにそれに対して耐性ブドウ球菌用のペニシリンであるメチシリンなどの抗菌薬が開発された。

　しかし、このメチシリンに対しても耐性の黄色ブドウ球菌が出現し、それをメチシリン耐性黄色ブドウ球菌（methicillin-resistant *S. aureus*；MRSA）と呼んで、メチシリンに感受性のある黄色ブドウ球菌（methicillin-sensitive *S. aureus*；MSSA）と対比している。

　一般にブドウ球菌は自然界に広く存在し、皮膚や鼻前庭などの粘膜に常在していることが多い。MRSAは健康人に対しては常在していても、特に病変をきたさないことが多いが、感染防御機能の低下している compromised host で第3世代セフェム系などのβラクタム系薬投与を受けている患者ではMRSA感染が誘発され、院内感染の原因として重要となっている。

　ペニシリンは細菌の細胞壁合成酵素であるペニシリン結合蛋白に結合してその細胞壁の合成を抑制する。MRSAではペニシリンの作用部位であるペニシリン結合蛋白（penicillin-binding protein；PBP）の変化を生じ、PBP2'が出現することにより、メチシリンに対して耐性を有している。このPBP2'は *mec A* 遺伝子にコードされているが、この遺伝子は他の薬剤耐性遺伝子とともにDNAカセット染色体上に存在しており、これは種を超えて伝達される。

　MRSAではメチシリンのみならず、ほとんどの抗菌薬が無効であり、現在、入院患者から分離された黄色ブドウ球菌の約半数がMRSAであるといわれている。また、MRSAは、胃切除後症例などで胃液による殺菌能が低下したことにより消化管感染を生じ、大量の水様性下痢をきたすことがある。

　MRSA患者に対しては、院内感染を予防するため患者を隔離し、手洗いの励行や、保菌者や環境の滅菌を行う必要がある。さらに抗菌薬としてはバンコマイシンやアルベカシンなどが用いられている。

□**選択肢考察**　A　MRSAでは、ペニシリン結合蛋白が変化してPBP2'となっているためにメチシリンに対しても耐性があるが、PBP2'は *mec A* 遺伝子にコードされているが、この遺伝子は他の薬剤耐性遺伝子とともにDNAカセット染色体上に存在しており、これは種を超えて伝達される。（○）

B　一般にペニシリンは細菌の細胞壁合成酵素であるペニシリン結合蛋白に結合してその細胞壁の合成を抑制する。MRSAではペニシリンの作用部位であるペニシリン結合蛋白の変化を生じ、PBP2′が出現することにより、メチシリンに対して耐性を有している。(○)

C　MRSA感染は第3世代セフェム系をはじめとするβラクタム系薬の存在下で誘導されることが多く、これは第3世代セフェム系抗菌薬の投与下に菌交代現象で多剤耐性のMRSAが増殖したことによる。特に医療従事者の鼻前庭などに存在しているMRSAが院内感染としてcompromised hostである患者に感染することが多い。(○)

D　ブドウ球菌にはコアグラーゼを産生し、コアグラーゼ陽性の黄色ブドウ球菌(*S. aureus*)と、コアグラーゼ陰性の表皮ブドウ球菌(白色ブドウ球菌、*S. epidermidis*)があるが、病原性が強く、一般のブドウ球菌感染症の原因となるのは黄色ブドウ球菌である。MRSAは黄色ブドウ球菌の一種であるため、コアグラーゼ産生菌である。(×)

E　MRSAはメチシリンを含むペニシリンに対して耐性であるのみならず、そのほか、大部分の抗菌薬に対して耐性を有しており、多剤耐性と考えられる。そのため、有効な抗菌薬が限られており、バンコマイシンやアルベカシンなどの投与が行われている。(○)

解答：D

> **170** 62歳の男性。胃癌で胃全摘術とリンパ節郭清、脾摘術とを受けた。術当日から第3世代セフェム系抗生物質を使用した。術後3日目から1日に7〜10回の緑色調水様便を認め、便培養で球状病原菌が純培養された。この菌はコアグラーゼ産生陽性であった。
> 原因病原体として正しいのはどれか。
> A 緑膿菌　　　　　B 緑連菌　　　　　C A群βレンサ球菌
> D 表皮ブドウ球菌　　E 黄色ブドウ球菌

❏ 解法ガイド　[身体所見]　#1　62歳の男性。胃癌で胃全摘術とリンパ節郭清、脾摘術とを受けた⇒胃全摘術の適応となる胃癌としては胃噴門部の胃癌もしくはBorrmann 4型胃癌があり、胃全摘術には脾摘出術や膵体尾部合併切除が併用術式として行われることが多い。

　　　　　　　　　#2　術当日から第3世代セフェム系抗生物質を使用した⇒これは開腹手術による消化管手術を行ったことに対する感染予防のために、グラム陰性桿菌を中心とする腸内細菌などに対し抗菌作用のある第3世代セフェム系抗生物質を予防的に使用したものと考えられる。

　　　　　　　　　#3　術後3日目から1日に7〜10回の緑色調水様便を認め、便培養で球状病原菌が純培養されたという。

　　　　　　　　　#4　水様性下痢便が出現しており、さらに便培養で球状の病原菌がほとんど純培養された⇒特に嫌気性培養を行ったという記載はないので、好気性菌として考えるとブドウ球菌もしくはレンサ球菌が培養されたものと考えられる。水様性下痢を認めているということなので、黄色ブドウ球菌の産生するエンテロトキシンがその原因となっている可能性が高い。

❏ 診　　　断　　メチシリン耐性黄色ブドウ球菌（MRSA）腸炎。

❏ 解法サプリ　　胃全摘術後3日目から出現してきた、コアグラーゼ産生ブドウ球菌によると考えられる水様性下痢であるので、院内感染であり、第3世代セフェム系抗生物質を予防的に投与されていることも考慮し、MRSAによる感染が最も考えられる。

❏ 選択肢考察　　A　緑膿菌はグラム陰性桿菌であり、便培養で球状病原菌が純培養されたことから否定的である。(×)

　　　　　　　　B　緑連菌は亜急性細菌性心内膜炎の原因として有名なグラム陽性球菌であるが、口腔内の常在菌であり、一般に消化管感染の病原体とはならない。(×)

　　　　　　　　C　A群βレンサ球菌はグラム陽性球菌であるが、一般に消化管感染の病原体とはならない。また、D群の腸球菌以外はペニシリンを含むβラクタム系抗菌薬に感受性が高いので否定的である。(×)

　　　　　　　　D　便培養で球状病原菌が純培養されたことからグラム陽性球菌のブドウ球菌やレンサ球菌が考えられる。コアグラーゼ産生陽性であることから表皮ブドウ球菌は否定的である。(×)

　　　　　　　　E　コアグラーゼ産生陽性であることは、ブドウ球菌であっても表皮ブドウ球菌ではなく黄色ブドウ球菌であることを示している。MRSAは黄色ブドウ球菌の一つであるので、コアグラーゼ産生陽性である。(○)

解答：E

index

A

α溶血　171, **205**
ABPC（アミノベンジルペニシリン）
　66
AIDS　20, **117**, 123, 227, 232
　──関連症候群　117
ALI（急性肺障害）　38
Ara-A　98
ARC（AIDS関連症候群）　117
ARDS（急性呼吸促迫症候群）　8,
　38
ART療法　117, **124**
ASO（抗ストレプトリジンO）
　167, 176
ATL（成人T細胞白血病）　49, **155**
　～ 159
A群レンサ球菌　**167**, 172
　──感染症　167

B

β-D-グルカン　**224**, 270
　──合成阻害薬　62
βラクタマーゼ　**66**, 162
βラクタム薬　**62**, 67, 288
β溶血性レンサ球菌　170
BCG　**74**, 177
Bordetella pertussis　**193**, 200
BSE（牛海綿状脳症）　148
Bリンパ球　4
B型肝炎　74
　──ウイルス　274, **278**
B群レンサ球菌　**209**, 284
　──感染症　209
B細胞　4

C

Campylobacter jejuni　24
Candida albicans　224
CD4抗原　4
CD4陽性Tリンパ球　**117**, 121,
　155, 158, 227

CD8抗原　4
Chlamydia trachomatis　46, **212**,
　214, 215, **274**
Chlamydophila pneumoniae　45,
　212, 214
Chlamydophila psittaci　44, **212**,
　214
CJD（Creutzfeldt-Jakob病）　**148**
　～ 154
Clostridium difficile　16
Clostridium tetani　193
CMV（サイトメガロウイルス）　18,
　22, 49, 68, **135**, 258, **284**
compromised host　**17**, 22, 135,
　261, 284
Corynebacterium diphtheriae　193
Creutzfeldt-Jakob病　**148** ～ 154
CRP　205
Cryptococcus neoformans　261
Cryptosporidium parvum　255
C型肝炎ウイルス　49, 284

D

DIC（播種性血管内凝固）　7
DNAウイルス　47
DNAジャイレース　63
DNA診断法　**50**, 70, 71
DOTS　**177**, 186
DPB（びまん性汎細気管支炎）　205
DPTワクチン　193

E

EAEC（腸管凝集付着性大腸菌）
　188
EBウイルス　49, **142**, 284
EHEC（腸管出血性大腸菌）　188
EIEC（腸管組織侵入性大腸菌）
　188
Entamoeba histolytica　243
EPEC（腸管病原性大腸菌）　188
Epstein-Barr virus　49, **142**, 284
ETEC（腸管毒素原性大腸菌）　188

F

5-FC　**62**, 224, 261
5-FU　276
fungus ball　262

G

γ-グロブリン　4
Gaffky号数　177
Giardia lamblia　**256**, 259
Grocottメテナミン染色　228
Grocott染色　**50**, 261

H

H5N1　76
HAART療法　117, **124**
Haemophilus influenzae　200,
　205, 206
HAM（HTLV-1関連脊髄症）　155
HAU（HTLV-1関連ぶどう膜炎）
　155
HBV（B型肝炎ウイルス）　274,
　278, 284
HCV（C型肝炎ウイルス）　49, 284
HHV（ヒトヘルペスウイルス）
　128
HHV-6　127
HIV（ヒト免疫不全ウイルス）　20,
　117 ～ 126
　────RNA量　117
　──感染症　104, **117**, 274
　──抗体スクリーニング検査法
　123
HPV（ヒトパピローマウイルス）
　71, **108**, 116, **276**
HSV（単純ヘルペスウイルス）
　106, 110, 274, **284**
　────1型　**106**, 274
　────2型　**106**, 274
HTLV-1　49, 68, **155**, 284
　──感染症　**155**, 156, 157
HUS（溶血性尿毒症症候群）　190

I

IFN（インターフェロン） **2**, 62, 155
IgA 2
IgG 50, 167
IgM 50
ITP（特発性血小板減少性紫斑病） **86**, 88

J

Jarisch-Herxheimer 反応 280
Jones の基準 175

K

Kaposi 水痘様発疹 106
Kaposi 肉腫 122
kissing disease 142
Koch の三原則 44
Koplik 斑 **81**, 82, 85

L

Langhans 巨細胞 182
LCR 法 69
Legionella pneumophila 44

M

mec A 遺伝子 288
MHC クラス I 4
MHC クラス II 4
MHC 分子 4
MOF（多臓器不全） 38
Moraxella catarrhalis 200, **205**
MRSA（メチシリン耐性黄色ブドウ球菌） 162, 284, **287**
MTD 法 **69**, 180
Mycobacterium tuberculosis 177
Mycoplasma hominis 274
Mycoplasma pneumoniae 44, 214

N

N95 マスク **177**, 187
Neisseria gonorrhoeae 274
Nikolsky 現象 **162**, 165
NK 細胞 **2**, 4

O

O 111 188
O 157 188
　——感染症 23
Orientia tsutsugamushi 214, **219**

P

PAS 染色 **50**, 261
Paul-Bunnel 反応 142
PBP（ペニシリン結合蛋白） 63, 287
PBP 2′ 68, **287**
PCR 法 51, **69**, 177, 180, 224
PIE 症候群 233
Plasmodium 原虫 241
Pneumocystis jirovecii 22, **228**, 230
PrP（プリオン蛋白） 148, 150
PSD（周期性同期性放電） 148
Pseudomonas aeruginosa 200

Q

Q 熱 46

R

Ramsay Hunt 症候群 101
Reye 症候群 98
RNA ウイルス 48, **155**

S

Salmonella Enteritidis **24**, 28
Schistosoma japonicum 233
SIRS（全身炎症反応症候群） 38
SSPE（亜急性全脳性硬化炎） 81
SSSS（ブドウ球菌性熱傷様皮膚症候群） **162**, 165, 166
Staphylococcus aureus 44, **162**, 287
Staphylococcus epidermidis 162
STD（性感染症、STI） 108, 119, 212, 226, **274**
Streptcoccus pneumoniae 200
Streptococcus agalactiae 284
Streptococcus pyogenes 167
STS（梅毒血清反応） 276, 280
ST 合剤 228, 241

T

TBLB（経気管支肺生検） 228
tetanus 193
TIG（抗破傷風ヒト免疫グロブリン） **193**, 196〜199
TPHA 法 276, 280
Treponema pallidum 44, 276, **280**
Trichomonas vaginalis 276
TSS（毒素性ショック症候群） 162, **164**
T リンパ球 4
T 細胞 4

U

Ureaplasma urealyticum 274

V

VZV（水痘・帯状疱疹ウイルス） **98**, 101

W

warm shock **9**, 11
Wassermann 反応 280
Weil 病 44
whoop 193

Y

Yersinia enterocolitica 26
Yersinia pestis 35

Z

Ziehl-Neelsen 染色 **50**, 177

index

あ

アシクロビル **62**, 98, 105
アシネトバクター 284
アスペルギルス 17, **284**
　　——症 262
　　——肺炎 271
アセトアミノフェン 77
アゾール系真菌薬 62
アテトーゼ 151
アデノウイルス 113, **131**, 284
　　——3型 131
　　——結膜炎 134
アニサキス症 233
アノフェレス（ハマダラカ） 241
アマンタジン 62
アミノ配糖体 **62**, 67
アムホテリシンB **62**, 224, 261, 262
アメーバ赤痢 **243**, 251, 253
アルベカシン 287
アレルギー性気管支肺アスペルギルス症 262
アンピシリン 66
亜急性全脳性硬化炎 81
網目状皮疹 107

い

イソニアジド **177**, 181, 186
イチゴゼリー状粘血便 243
イチゴ舌 167
イトラコナゾール 64
インターフェロン 2, 62, 155
インフルエンザ **76**, 79, 284
インフルエンザウイルス **76**, 78
インフルエンザワクチン 80
インフルエンザ（桿）菌 17, 42, **205**
インフルエンザ（桿）菌症 205
インフルエンザ脳症 77
胃アニサキス症 **233**, 237
易感染性 17
易感染性宿主 17, 22
異型リンパ球 142
異型肺炎 212
異常プリオン蛋白 151
遺伝子診断 51, **69**
一本鎖DNAウイルス 47

う

一本鎖RNAウイルス 47
陰圧管理 187
咽頭結膜熱 128, **131**, 134
咽頭痛 143
咽頭拭い液 59
院内感染 284
　　——の原因 286

う

ウイルス 2, 5, **42**
ウイルス性ゆうぜい 106, 108
ウィンドウ期 117
ウエスタンブロット法 123
ウェステルマン肺吸虫 233, 235
ウエストナイルウイルス 34
ウレアプラズマ 274
牛海綿状脳症 148

え

エキノコックス 260
　　——症 256
エコーウイルス 113
エタンブトール **177**, 186
エボラ出血熱 34
エリスロマイシン 24, **63**, 66, 173, 193, 205, 212, 274
エンテロウイルス71型 108
エンテロウイルス属 108
エンテロトキシン 23
エンテロバクター 284
エンドトキシン **9**, 11
エンドトキシンショック **7**, 9
エンベロープ 47
栄養型アメーバ 251
液性免疫 4
液性免疫不全 17
液体培地 177
嚥下障害 193
炎症反応 52

お

おたふくかぜ 93
オウム病 44, 45, **212**, 214
オーシスト 257
オートクレーブ 148
小川培地 177
汚染菌 61
黄色ブドウ球菌 25, **162**, 287

　　——性食中毒 23
黄熱病 34

か

カクテル療法 117
カタラーゼ 162, 167
カタル期 82, **193**
カタル症状 81
カテーテル感染 10, 12
カナマイシン 66
カプシド 47
カリフラワー状隆起 276
カルジオリピン 280
カルシトニン 155
ガンシクロビル **62**, 135, 141
カンジダ 7, 21, 22, **224**, 284
　　——感染症 21, 224
　　——血症 224
　　——症 **224**, 225, 279
　　——性膣炎 226
　　——肺炎 19
カンピロバクター 35
　　——食中毒 24
化学療法薬 62
化膿性レンサ球菌 172
　　——感染症 66, 173
化膿性髄膜炎 206
牙関緊急 193
鵞口瘡 123, **224**
外陰炎 215
開口障害 **193**, 196
回虫 6
　　——症 233
潰瘍性発疹 108
核酸増幅法（PCR法） 51, **69**, 177, 180, 224
核酸同定法 180
核内封入体 138
喀痰 **53**, 59, 179
喀痰グラム染色標本 55, 57
肝吸虫 239
肝腫瘤 260
肝周囲炎 215
肝膿瘍 277
肝脾腫大 143, 155, **241**
肝包虫症 260
間欠熱 8
間質性肺炎 45

関節炎 175
感染 2
感染型食中毒 25
感染症 69
乾酪壊死 **177**, 179, 182
乾酪性肺炎 177

【き】

キニーネ 241
キャリア 2
寄生虫 5, **42**, **233**
　　──症 233
偽膜 169
偽膜性腸炎 16
逆転写酵素 121
　　──阻害薬 124
急性咽頭扁桃炎 171
急性骨髄炎 164
急性糸球体腎炎 167
急性出血性結膜炎 286
急性腎盂腎炎 130
急性髄膜炎 130
急性中耳炎 130
急性肺障害 38
急性扁桃炎 169
巨細胞封入体症 135
狂牛病 148
狂犬病 35, 36
蟯虫 239
蟯虫症 240
強直性けいれん 193
莢膜 205
胸膜炎 177
菌球 262
菌血症 **7**, 12
菌交代現象 **14**, 16
　　──の原因 15
菌体外神経毒素 193

【く】

クラミジア 42, 45, **212**, 274
　　──感染症 **212**, 276
　　──結膜炎 217
　　──症 279
　　──尿道炎 71
　　──肺炎 212
クラミドフィラ属 212
グラム陰性桿菌 7, 11, **55**

グラム陰性菌 56, 284
グラム染色 **50**, 56
グラム陽性桿菌 193
グラム陽性球菌 **56**, 205, 287
グラム陽性菌 56, 284
グラム陽性通性嫌気性球菌 162
クリオグロブリン血症 49
クリプトコックス 6, 17, **251**
　　──症 **261**, 279
　　──髄膜炎 20, 227, 264
クリプトスポリジウム **255**, 257, 258
クリンダマイシン 67
クレブシエラ 42, 56
クローバー状T細胞 159
クロマチン粒子 247
クロラムフェニコール 66
クロロキン 241
空気感染 177, **285**
空洞性病変 179

【け】

毛ジラミ 274
下痢症 23
痙咳期 201
痙笑 193
蛍光法 50
経産道感染 106, **120**, 212, 284
経胎盤感染 120
経皮感染 **233**, 239
頸部リンパ節腫脹 127
鶏卵 28
稽留熱 8
劇症型A群β溶レン菌感染症 203
血液製剤 119
血液培養 58, 61
血球貪食症候群 49
血小板数減少 88
血清学的診断 50
血友病 119
結核 2, 17, 37, 44, 71, **177**
　　──菌 177
　　──病変 179
結膜炎 216
嫌気性菌 5, 196, 284
　　──感染症 67
顕性感染 2
検体の採取 60

原虫 **42**, **241**, 247, 249, 253, 255
　　──疾患 241

【こ】

コアグラーゼ 162
　　──産生 290
コクサッキーウイルス 17, 113
　　──A16型 108
ゴム腫 276
コリネバクテリウム 61
コレラ 34, 73
小型球形ウイルス 23, 30
呼吸不全 8, 210
枯草菌 61
抗HIV療法 124
抗ウイルス薬 62, 64
抗ストレプトリジンO 167
抗レトロウイルス薬療法 124
抗菌スペクトラム 62
抗菌薬 **62**, 63, 65, 188, 203
抗結核薬 186
抗原 4
抗原検出 51
抗酸菌 180
抗酸菌染色 50
抗腫瘍薬 276
抗真菌薬 62, 64
抗水痘ヒト免疫グロブリン 98
抗生物質 14, **62**
抗体 4
抗体価測定 51
抗毒素 193
抗破傷風ヒト免疫グロブリン **193**, 196〜199
高カルシウム血症 **155**, 159
高病原性鳥インフルエンザ 76
口囲蒼白 167
口腔カンジダ症 20, 117, 123, **224**
口腔内潰瘍 21
口唇ヘルペス 274
広域抗菌薬 15, **62**
広節裂頭条虫 **236**, 239
好気性菌 5
好酸球 5
　　──増加 **5**, 233
好中球 **2**, 52
　　──増加 6, 52

後弓反張　196
後天性免疫不全症候群（AIDS）
　　20, **117**, 123
構語障害　193
喉頭乳頭腫　**108**, 116
酵母状真菌　224
骨髄移植　68
骨髄抑制　135
骨盤内腹膜炎　274

【さ】

サイトカイン　38
サイトメガロウイルス　18, 22, 49,
　　68, **135**, 258, **284**
　　──感染症　**135**, 137, 141
　　──肺炎　140
　　──網膜炎　20
ザナミビル　**62**, 76
サブロー培地　224
サルモネラ　17, 28
　　──食中毒　**24**, 28
サントニン　233
細菌　42
細菌学的診断　50
細菌検査　60
細菌性食中毒　23
細菌性髄膜炎　54
細胞質内封入体　217
細胞傷害性Tリンパ球　4
細胞性免疫　2, 4
細胞性免疫不全　**17**, 123, 159
再興感染症　**34**, 37
殺菌性抗菌薬　62
三叉神経　**98**, 101, 104
産道感染　106, **120**, 212, 284

【し】

ジアルジア　256
　　──感染　259
ジフテリア　2, 35, **193**〜195
耳下腺炎　96
耳下腺腫大　93
子宮外妊娠　212, 274
子宮頸癌　116
子宮頸管炎　**212**, 215, 274
子宮内感染　120
弛張熱　8
止痢薬　23, 188

視力障害　186
失明　233
弱毒生ワクチン　93
灼熱感　274
種痘　73
受動免疫　196
絨毛膜羊膜炎　209
宿主　2
出血傾向　8
出血性皮疹　**167**
出血斑　13
初期変化群　181
猩紅熱　167
常在菌　59
　　──叢　14
小児ウイルス性発疹症　109
小児仮性コレラ　32
食中毒　**23**, 164
　　──原因菌　26
食道カンジダ症　224
心炎　175
心筋炎　195
真菌　5, 7, **42**, **223**, 264, 266, 284
　　──性肺炎　19
真性クループ　195
神経梅毒　276
新興感染症　**34**〜36, 119
進行麻痺　276
深在性カンジダ症　225
深在性真菌症　62, 225
人獣（畜）共通感染症　35
侵襲性肺アスペルギルス症　262
尋常性疣贅　108, 116
新生児B群レンサ球菌感染症　210
新生児髄膜炎　209
新生児敗血症　13, **209**

【す】

すりガラス状陰影　140
スタッカート　193
ステロイド　155
ストレプトキナーゼ　**167**, 172
ストレプトマイシン　181, **186**
ストレプトリジンO　167, 172
スパトニン　233
スピロヘータ　42
スルファメトキサゾール　228
頭蓋内石灰化　138

髄液　59
髄膜　263
髄膜炎　96, 108, **209**, 210
髄膜炎菌　7
膵炎　96
垂直感染　158
水痘　17, 47, **98**
水痘・帯状疱疹ウイルス　**98**, 101
水疱性紅斑　108
水様性下痢　31
水様帯下　212

【せ】

セフェム系抗菌薬　**62**, 66, 162,
　　166, 274
セラチア　284
セルカリア　**233**, 239
性感染症（STD、STI）　108, 119,
　　212, 226, **274**
性器クラミジア　126, **216**
性器ヘルペス　**106**, 274
性行為　119, **274**
静菌性抗菌薬　62
正常細菌叢　224
成人T細胞白血病　49, **155**〜159
精巣炎　96
生体内毒素型食中毒　25
脊髄癆　276
赤沈亢進　177
赤痢アメーバ　42, **243**, 250
赤血球凝集素　78
赤血球破砕症候群　192
咳発作　201
切開排膿　203
接触感染　108, **285**
尖圭コンジローマ　108, 116, **276**
染色　50
全身性炎症反応症候群　38
先天異常　91
先天性サイトメガロウイルス感染症
　　138
先天性トキソプラズマ症　242
先天性風疹症候群　**86**, 92

【そ】

鼠径リンパ肉芽腫症　274
双球菌　274
粟粒結核　52, **177**

た

ダニ 219
唾液 144
多剤耐性 288
多剤併用療法 117, 124, 177, 186
多臓器不全 38
多包虫症 260
体温変動 39
胎児水腫 107
胎内感染 120
帯状疱疹 98, **101**〜104
　──ウイルス 98
大腸バランチジウム 42
大腸菌 42, **188**, 209
卵アレルギー 80
単純ヘルペス感染症 **106**, 284
単純ヘルペスウイルス **106**, 110, 274
単純疱疹 110
胆石 233
丹毒 44, 167

ち

チフス 2
　──様症状 219
腟カンジダ症 **225**, 274
腟トリコモナス症 274
腟炎 276
中間尿 59
中耳炎 205
中心静脈栄養 10
腸アニサキス症 233
腸チフス **58**, 245
腸炎ビブリオ食中毒 24
腸管凝集付着性大腸菌（EAEC）188
腸管出血性大腸菌（EHEC）**188**, 190
　──感染症 23
腸管組織侵入性大腸菌（EIEC）188
腸管毒 162
腸管毒素原性大腸菌（ETEC）188
腸管病原性大腸菌（EPEC）188
腸球菌 68
蝶形紅斑 **107**, 111
聴力障害 138

直接監視下短期化学療法（DOTS）177
鎮痙薬 23, 193

つ

つつが虫病 35, **219**
ツベルクリン反応 177

て

テタノスパスミン 193
テトラサイクリン 24, **62**, 212, 274
テネスムス 243
デブリドマン 203
デング熱 37
手足口病 48, **106**, 115
定期予防接種 **74**, 80
低体温 13
伝染性紅斑 **107**, 112, 128
伝染性単核球症 **142**〜146, 245
伝染性軟属腫 116
伝染性膿痂疹 65, 164
天然痘ウイルス 73

と

トガウイルス群 86
トキソイド 193
トキソプラズマ 17, **42**, **242**, 249
トラコーマ **212**, 218
トリコモナス **42**, 278
　──症 279
トリパノゾーマ 42
トリメトプリム 228
ドレナージ 203
痘瘡 73
毒素型食中毒 **25**, 188
毒素性ショック症候群 162, **164**
特発性血小板減少性紫斑病 **86**, 88
突発性発疹 **127**〜130
鳥インフルエンザ 76

な

ナイアシン 180
生ワクチン **74**, 86, 98
軟性下疳 206, **274**

に

ニューキノロン系 24, **62**, 212, 274
ニューモシスチス 22, **228**
　──肺炎 20, **155**, 227, **228**, 229, 232
二次感染 187
二本鎖DNAウイルス 47, 128
二本鎖RNAウイルス 47
日本住血吸虫 **233**, 239
　──症 36, 233
日本脳炎 74
肉芽腫 183
乳児冬季白色便下痢症 32
尿路カンジダ症 224
任意予防接種 74
妊婦の風疹罹患 86
認知症（HIV脳症）122

ね

熱性けいれん 127
熱帯熱マラリア **241**, 248
粘膜カンジダ症 224

の

ノイラミニダーゼ 76
　──阻害薬 78
ノカルジア 42
　──症 279
ノロウイルス 23, **30**
脳内石灰化 242

は

ハイブリダイゼーション法 51
バクテロイデス 284
パピローマウイルス **108**, 278
ハマダラカ **241**, 246
パモ酸ピランテル 233
パラミクソウイルス 81
バラ疹 **276**, 280
パルボウイルス 113
バンコマイシン 162, 287
破傷風 2, 36, **193**, 196, 197
　──の予防 194
　──トキソイド 196
　──菌 193
肺アスペルギルス症 269

肺カンジダ症　224
肺炎　210
肺炎桿菌　56
肺炎球菌　6, 7, **205**, 207
　　──感染症　205
　　──性肺炎　208
肺吸虫　239
肺結核　**177**, 181, 185
排菌量　179
排尿時痛　274
敗血症　7 〜 13, 210, 245
　　──性ショック　**7**, 9
梅毒　**274**, 280
　　──血清反応　276
　　──性大動脈瘤　276
培養　50
白色下痢便　33
白血球減少　39
発熱　3, 81, 143
　　──を伴う臓器別感染症　3
針刺し事故　119, **284**

【ひ】

ヒアルロニダーゼ　**167**, 172
ピコルナウイルス　108
ビスホスホネート　155
ヒトパピローマウイルス（HPV）　71, **108**, 116, **276**
ヒトパルボウイルスB19　49, **107**, 111
ヒトヘルペスウイルス（HHV）　128
　　──-6型　127
ヒト乳頭腫ウイルス（HPV）　71, **108**, 116, **276**
ヒト免疫不全ウイルス（HIV）　20, **117** 〜 126
ピペラジン　233
ピラジナミド　**177**, 181, 186
非加熱血液凝固因子製剤　119
非結核性抗酸菌性肺炎　227
非淋菌性尿道炎　45, 46, **212**, 274
脾腫　245
皮疹　155
飛沫感染　93, 107, 167, 193, **285**
日和見感染　17
　　──による肺炎　19
日和見真菌感染症　225
人食いバクテリア　203

百日咳　44, **193**, 200, 201
病原性大腸菌　23, 188
　　──感染症　188
病原体　2, 42
　　──に対する生体の反応　4
　　──の分類　43
標準予防策　285
表皮ブドウ球菌　61, **162**
頻脈　39

【ふ】

ぶどう膜炎　155
フクロウの目　135
フソバクテリウム　284
ブドウ球菌　7, 17, 26, 42, **162**
　　──感染症　162
　　──性熱傷様皮膚症候群　165
プリオン　**148** 〜 152
　　──蛋白　148
　　──病　148
プリマキン　241
フルコナゾール　**64**, 224, 261
フルシトシン　62
ブルセラ　2, 17
プール熱　131
フロセミド　155
プロテアーゼ阻害薬　124
プロテウス　284
プロピオバクテリウム　61, 284
不活化ワクチン　80
不顕性感染　2, 137, 195
不随意運動　176
不妊　274
　　──症　212
舞踏病　175
風疹　**86** 〜 91, 284
　　──ウイルス　**86**, 89
封入体　**135**, 140
封入体結膜炎　45, 218
副腎皮質ステロイド薬　155
副鼻腔炎　205
腹部膨満　13
腹膜炎　215
糞便　59
　　──検査　236
分離培養　51

【へ】

ペア血清　106
ベクター　219
ペスト　35, 36, 37, 73
ペニシリン　**63**, 162, 203
　　──G　**62**, 167, 205
　　──系薬　**62**, 172, 193, 274
　　──結合蛋白　63, 287
ペプトコッカス　284
ペプトストレプトコッカス　284
ヘマグルチニン　78
ヘモフィルス　205
ヘルペスウイルス　6, **128**
ヘルペス群　17
ベロ毒素　23, 188
ペンタミジン　228
偏性細胞内寄生細菌　219
扁平コンジローマ　276
鞭毛虫　276

【ほ】

ポックスウイルス　113
ポリオ　**17**, 73
ボレリア　42
母児感染　120
母体免疫　93
母乳感染　120, **155**
補体　2
胞子虫　255
放線菌　42
蜂巣炎　162
包虫症　256
乏尿　8
墨汁染色　**50, 261**, 264
発赤毒　167
発疹　85

【ま】

マイコプラズマ　6, **42**
マクロファージ　2, 4
マクロライド系薬　**63**, 193
マラリア　37, 42, 71, **241** 〜 246
麻疹　17, **81** 〜 85, 284
　　──ウイルス　81
慢性気道感染症　206

み

ミオクローヌス　148
ミクソウイルス群　93
ミヤイリガイ　239
三日ばしか　86
三日熱マラリア　241

む

ムコール　**278**, 284
ムンプス　**93**, 284
　——ウイルス　96
無菌性髄膜炎　95
無呼吸発作　13
無症候性キャリア　117
娘病巣　177

め

メチシリン　63, **162**, 287
メチシリン耐性黄色ブドウ球菌
　11, 68, **287**
　——腸炎　290
メトロニダゾール　243, 256
メベンダゾール　233
免疫グロブリン　**2**, 4, 62

も

モノクロナール抗体　106
網脈絡膜炎　138, 242

ゆ

ゆうぜい　108
輸液　188
輸血後単核球症　49

よ

予防接種　72
溶血性レンサ球菌　174
溶血性尿毒症症候群　23, **188**～192
溶血性貧血　49
葉酸欠乏　228
四日熱マラリア　241

ら

らせん細菌　43, 276, 280
ライノウイルス　284
ライム病　36
ラクトフェリン　2
ランセット型グラム陽性球菌　207
ランブル鞭毛虫　42, **255**, **256**, 259
落屑　167
卵管炎　**212**, 215, 274
卵形マラリア　241

り

リウマチ熱　**167**, 174, 176
　——の診断　175
リケッチア　42, **219**
　——感染症　219
リステリア　2, 17
リゾチーム　2
リピドA　9
リファンピシン　**177**, 181, 186
リングフォーム　247
リンゴ病　**107**, 112
リンパ節腫大　143

リンホカイン　4
流行性角結膜炎　128, 134
流行性耳下腺炎　**93**～97
緑膿菌　22, 54, 61, 284
淋菌　274
　——感染症　276
淋病　274
輪状紅斑　175, 176

れ

レーザー治療　276
レジオネラ　37
レトロウイルス　47, 121, 155
レプトスピラ　42, 258
レプリーゼ　193
レンサ球菌　17, 42, **167**, 171, 172
　——性毒素性ショック症候群　203

ろ

ロタウイルス　31
　——感染症　33

わ

ワクチン　72

●執　筆
　東田　俊彦（ひがしだ・としひこ）

　医師、医学博士。
　慶應義塾大学医学部卒業。
　東京女子医科大学医学部内科系大学院で臨床・研究に携わる。
　細胞間情報理論を応用した研究で、医学博士の称号を得る。
　現在、Medical Academy Corporation（MAC）。

●イラスト
　永井　恒志（ながい・ひさし）

　昭和52年、東京生まれ。
　金沢医科大学医学部卒業後、東京大学、東京女子医科大学を経て
　現在、東京大学大学院医学系研究科・法医学講座に所属。

●イラスト
　泉本　典彦（いずみもと・のりひこ）

　昭和52年、愛知生まれ。
　金沢医科大学医学部卒業後、順天堂大学を経て
　現在、東京医科歯科大学大学院・血流制御内科学分野に所属。

共用試験対策シリーズ
10．感染症【NetCBTアクセス権付】

2007年 3月20日　　第1版
2013年 6月15日　　第2版

著　　者	東田　俊彦
イラスト	永井 恒志、泉本 典彦
発 行 者	稲田　誠二
発 行 所	株式会社 リブロ・サイエンス
	〒163-8510　東京都新宿区西新宿2-3-3
	KDDIビル アネックス2階
	電話（03）5326-9788
印　　刷	株式会社 ルナテック
表紙デザイン	伊藤 康広（松生庵文庫）

ⓒ HIGASHIDA Toshihiko, 2007
ISBN 978-4-902496-45-1
Printed in Japan

落丁・乱丁は小社宛にお送り下さい。
送料小社負担にてお取り替えいたします。
定価はカバーに表示してあります。